STRETCHING
für Senioren

Über 90 Dehnübungen für mehr Beweglichkeit

HEEL

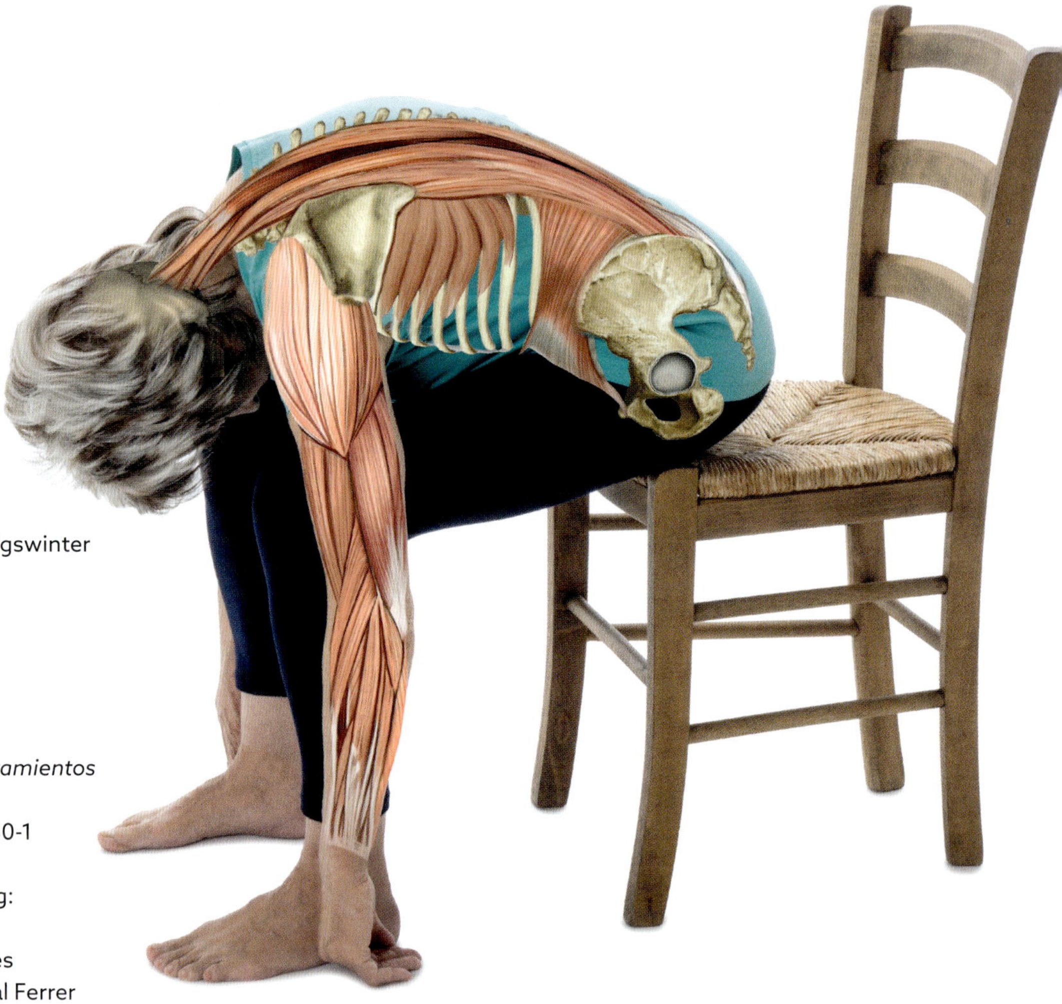

HEEL Verlag GmbH
Gut Pottscheidt
53639 Königswinter
Tel.: 02223 9230-0
Fax: 02223 9230-13
E-Mail: info@heel-verlag.de
www.heel-verlag.de

3. Auflage 2024

Originaltitel: *Anatomía & Estiramientos para la Tercera Edad*
Original-ISBN 978-84-9910-730-1

Projektleitung und Umsetzung:
Editorial Paidotribo
Texte: María José Portal Torices
Physiotherapeutin: Núria Coral Ferrer
Lektorat: Roser Pérez
Graphikdesign: Toni Inglès
Illustrationen: Myriam Ferrón
Fotos: Nos i Soto
Layout: Estudi Toni Inglès
Modelle: Andreu Muñiz, Victoria Morales, Lina Mariño und Josep Gallardo

Deutsche Ausgabe:
Übersetzung aus dem Spanischen:
Birgit Irgang, Marburg
Covergestaltung und Satz: grafikdesign. beyer, Köln, www.grafikdesign-beyer.de
Lektorat und Projektleitung:
Ulrike Reihn-Hamburger

Printed in Latvia

ISBN 978-3-96664-196-8

Beweglichkeit fördern, erhalten und wiederherstellen für mehr Lebensfreude und Wohlbefinden auch im fortgeschrittenen Alter!

Ab einem Alter von 35 bis 40 Jahren verlieren die Muskeln und Gelenke einen Teil ihrer natürlichen Flexibilität, werden steifer und weniger widerstandsfähig. Das führt zu einer Einschränkung der Beweglichkeit, zieht den Körper zusammen und lässt erste Symptome einer Abnutzung auftreten: Verspannungen, Beschwerden, Schmerzen …

Für einen guten Gesundheitszustand ist ein wenig regelmäßiges Training erforderlich. Die in diesem Buch vorgestellten Dehnübungen können die erwähnten negativen Effekte verzögern und verhindern, zur Verbesserung der Beweglichkeit beitragen und sich auch auf die Ausführung von alltäglichen Bewegungen (Schnürsenkel binden, kämmen, anschnallen usw.) positiv auswirken. Diese Übungen sind nicht nur für ältere Menschen nützlich, sondern auch für Personen, die ein maßvolles, nicht überforderndes Training brauchen oder wünschen. Darüber hinaus können sie ein praktischer Leitfaden für Experten aus den Bereichen Gesundheit, Sport und Körperarbeit sein.

Im ersten Teil des Buches wird die Bedeutung einer guten Körperhaltung und richtigen Atmung bei den Dehnübungen erläutert. Art und Phasen der Übungen werden ebenso erklärt wie die anatomischen Abläufe. Ein Abschnitt in diesem Teil widmet sich den verschiedenen Ausgangspositionen, die für die korrekte Durchführung der Übungen erforderlich sind.

Der zweite, umfangreichste Teil ist in Kapitel gegliedert, die die Stretching-Übungen nach den Körperregionen sortieren, die hauptsächlich gedehnt werden sollen: Hals, obere Gliedmaßen, Oberkörper, Hüfte und untere Gliedmaßen. (Obwohl die Hüfte zu den unteren Gliedmaßen gehört, wird ihr aufgrund ihrer Bedeutung und Komplexität ein eigenes Kapitel gewidmet.) Mit dieser Einteilung sollen die Dehnübungen nicht auf einen einzigen Bereich reduziert werden, denn der Körper ist eine Einheit, und die einzelnen Regionen sind miteinander verbunden. Es ist von entscheidender Bedeutung, alle Bereiche zu dehnen – vom Kopf bis zu den Füßen.

Im letzten Teil des Buches geht es um gesunde Gewohnheiten, die in Kombination mit den Dehnübungen zum körperlichen und seelischen Wohlbefinden beitragen und ein erfüllteres Leben ermöglichen.

María José Portal Torices

Yogalehrerin (Mitglied in der Spanischen Yogavereinigung AEPY und im Europäischen Yogaverband UEY)

Krankenpflege-Diplom der „Universitat Autònoma de Barcelona“ (UAB)

Aufbaustudium in Naturheilverfahren (UAB)

Absolventin der Anthropologie (UAB)

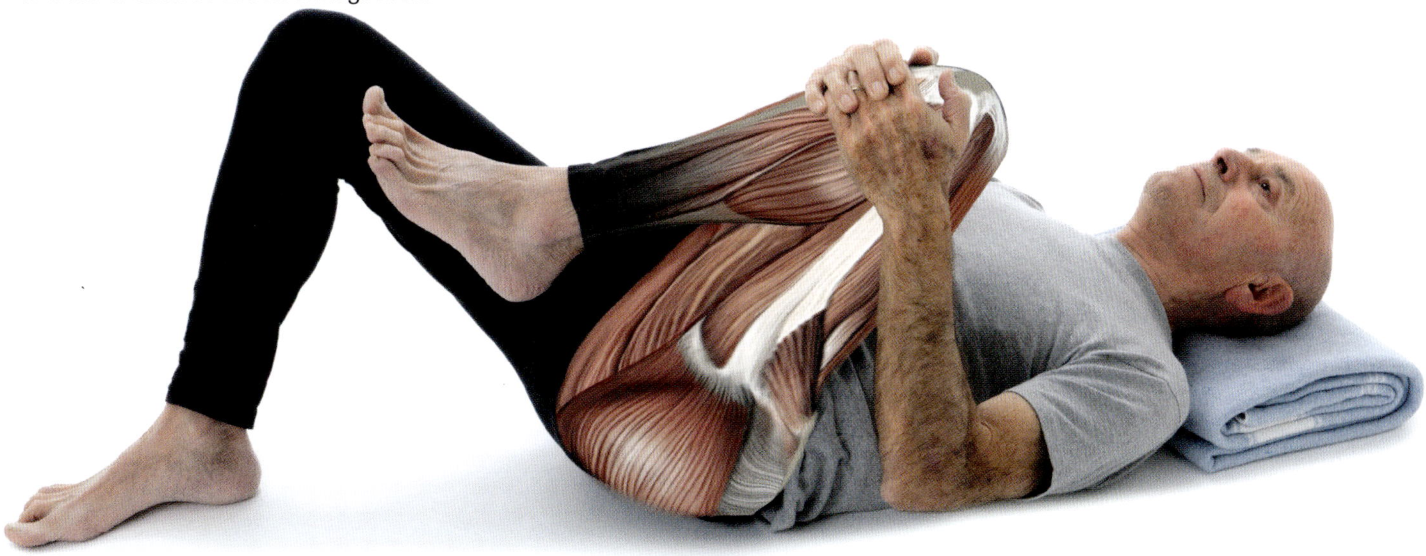

INHALT

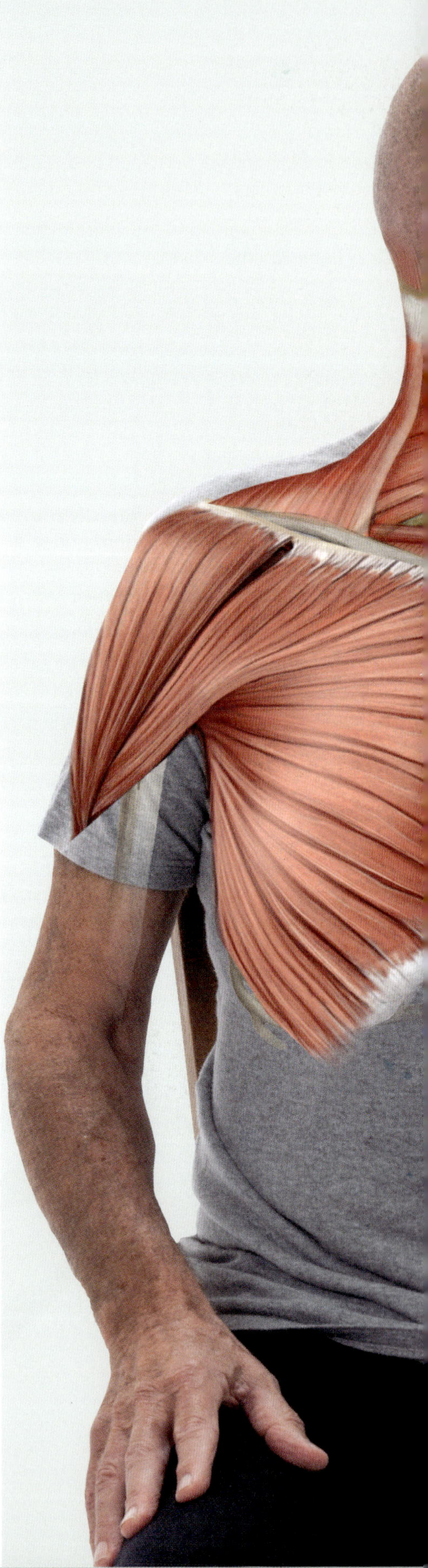

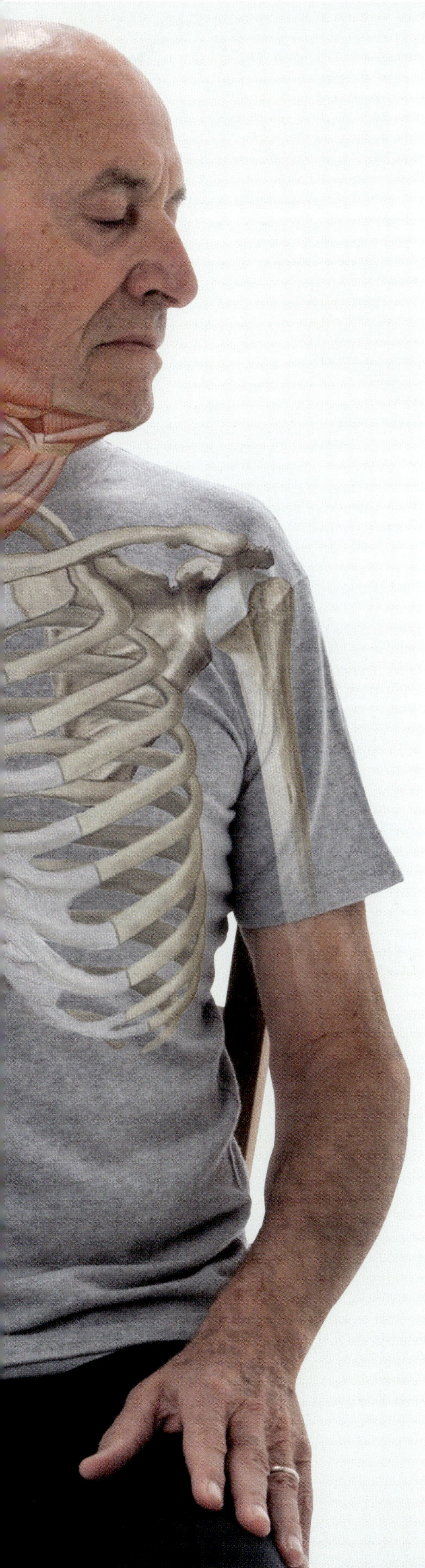

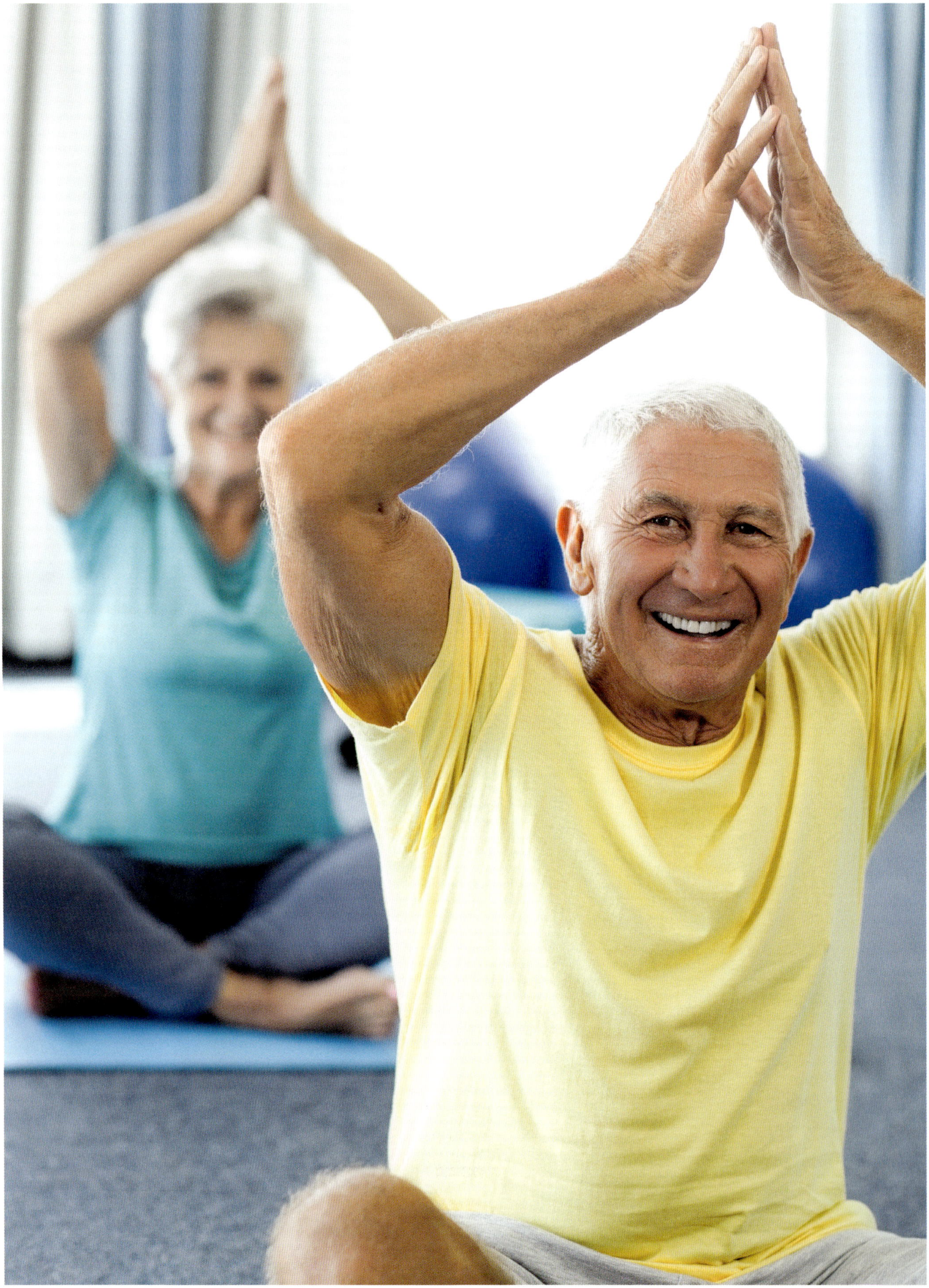

Wie Sie dieses Buch verwenden

AUSFÜHRUNG DER DEHNÜBUNG

Hinweise, die Sie berücksichtigen sollten | Bezeichnung der Dehnübung | Ausgangsposition | Technik der Ausführung | Ausführungshaltung | Bewegungsablauf | Nutzen und Sicherheitshinweise

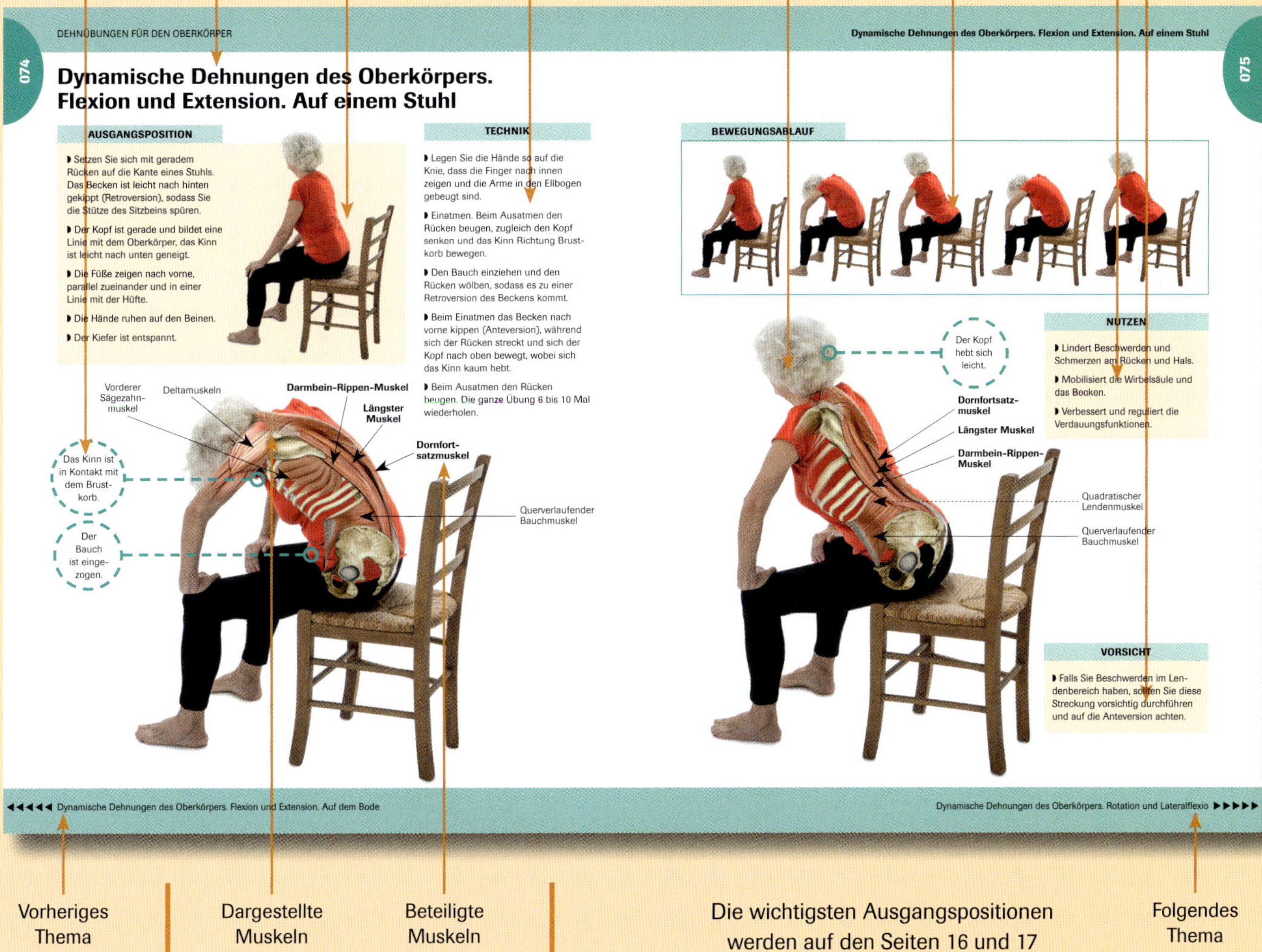
DEHNÜBUNGEN FÜR DEN OBERKÖRPER

074

Dynamische Dehnungen des Oberkörpers. Flexion und Extension. Auf einem Stuhl

075

Dynamische Dehnungen des Oberkörpers. Flexion und Extension. Auf einem Stuhl

AUSGANGSPOSITION

- Setzen Sie sich mit geradem Rücken auf die Kante eines Stuhls. Das Becken ist leicht nach hinten gekippt (Retroversion), sodass Sie die Stütze des Sitzbeins spüren.
- Der Kopf ist gerade und bildet eine Linie mit dem Oberkörper, das Kinn ist leicht nach unten geneigt.
- Die Füße zeigen nach vorne, parallel zueinander und in einer Linie mit der Hüfte.
- Die Hände ruhen auf den Beinen.
- Der Kiefer ist entspannt.

TECHNIK

- Legen Sie die Hände so auf die Knie, dass die Finger nach innen zeigen und die Arme in den Ellbogen gebeugt sind.
- Einatmen. Beim Ausatmen den Rücken beugen, zugleich den Kopf senken und das Kinn Richtung Brustkorb bewegen.
- Den Bauch einziehen und den Rücken wölben, sodass es zu einer Retroversion des Beckens kommt.
- Beim Einatmen das Becken nach vorne kippen (Anteversion), während sich der Rücken streckt und sich der Kopf nach oben bewegt, wobei sich das Kinn kaum hebt.
- Beim Ausatmen den Rücken beugen. Die ganze Übung 6 bis 10 Mal wiederholen.

BEWEGUNGSABLAUF

NUTZEN

- Lindert Beschwerden und Schmerzen am Rücken und Hals.
- Mobilisiert die Wirbelsäule und das Becken.
- Verbessert und reguliert die Verdauungsfunktionen.

VORSICHT

- Falls Sie Beschwerden im Lendenbereich haben, sollten Sie diese Streckung vorsichtig durchführen und auf die Anteversion achten.

◀◀◀◀◀ Dynamische Dehnungen des Oberkörpers. Flexion und Extension. Auf dem Bode

Dynamische Dehnungen des Oberkörpers. Rotation und Lateralflexio ▶▶▶▶▶

Vorheriges Thema | Dargestellte Muskeln | Beteiligte Muskeln | Folgendes Thema

NENNUNG DER MUSKELN

Sichtbare Muskeln

Verborgene Muskeln

Die wichtigsten Ausgangspositionen werden auf den Seiten 16 und 17 beschrieben.

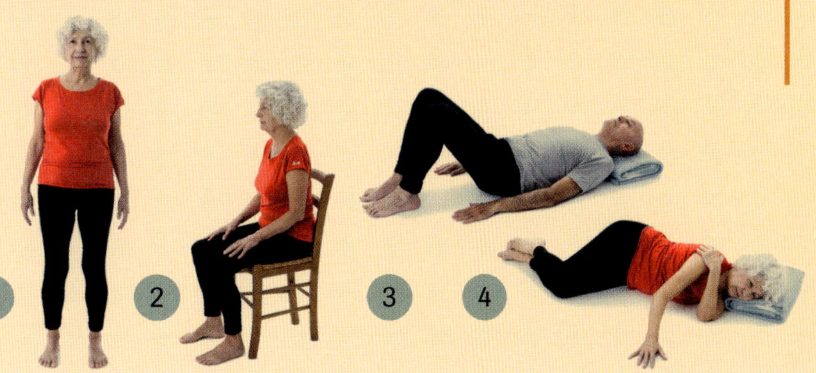

Anatomie-Atlas. Das Skelett

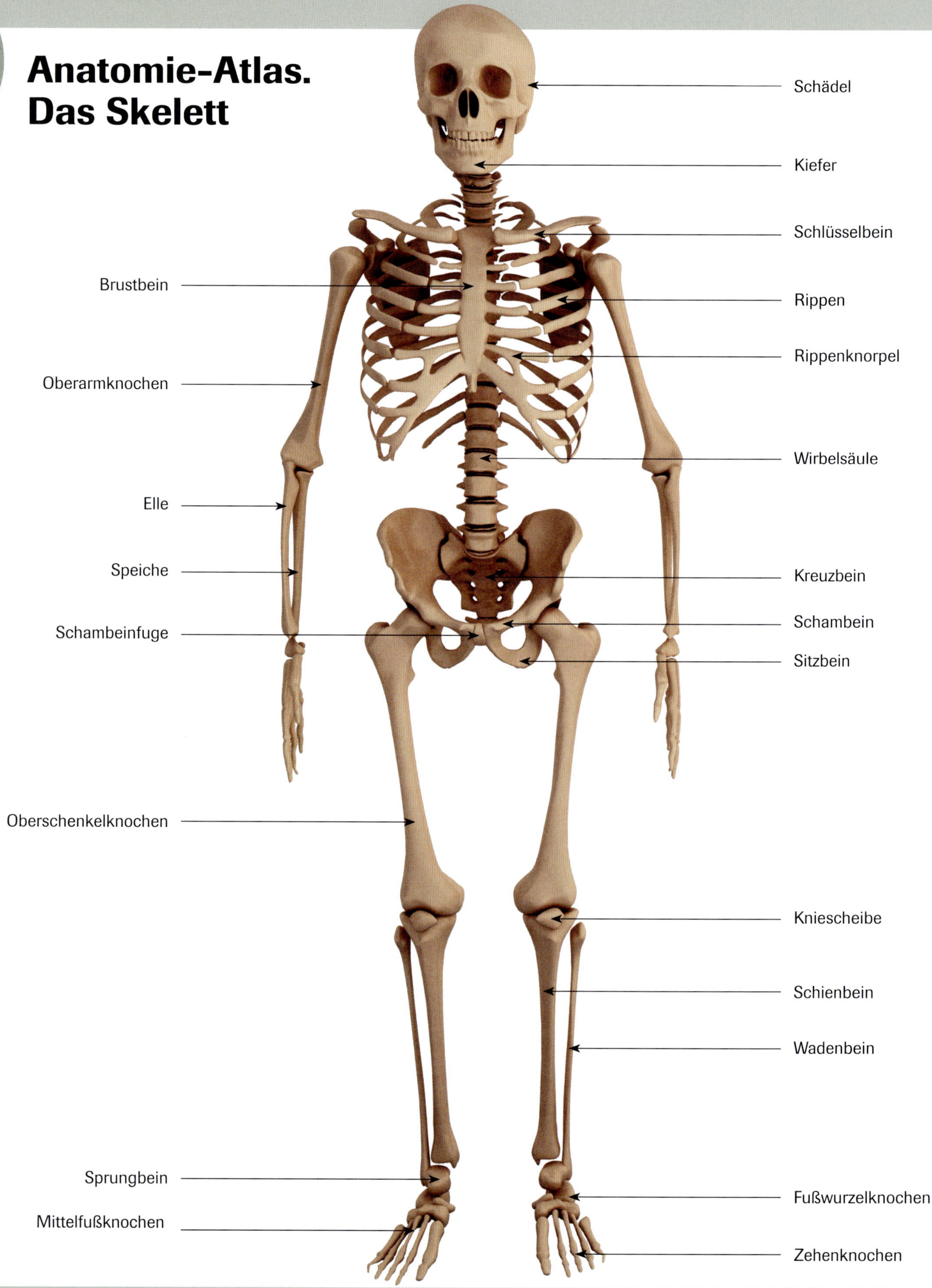

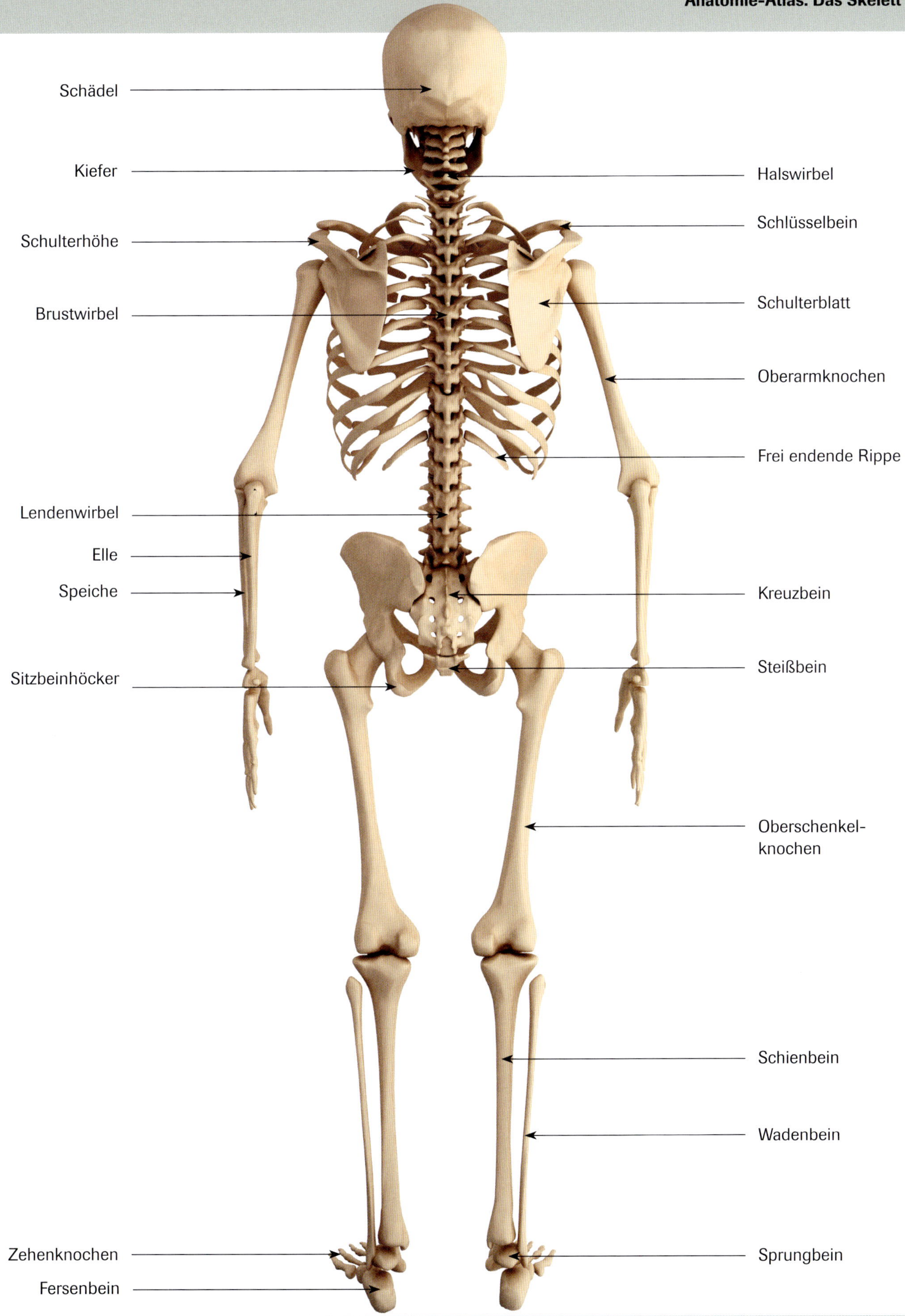
Schädel
Kiefer
Schulterhöhe
Brustwirbel
Lendenwirbel
Elle
Speiche
Sitzbeinhöcker
Zehenknochen
Fersenbein
Halswirbel
Schlüsselbein
Schulterblatt
Oberarmknochen
Frei endende Rippe
Kreuzbein
Steißbein
Oberschenkel-
knochen
Schienbein
Wadenbein
Sprungbein

Anatomie-Atlas. Die Muskeln

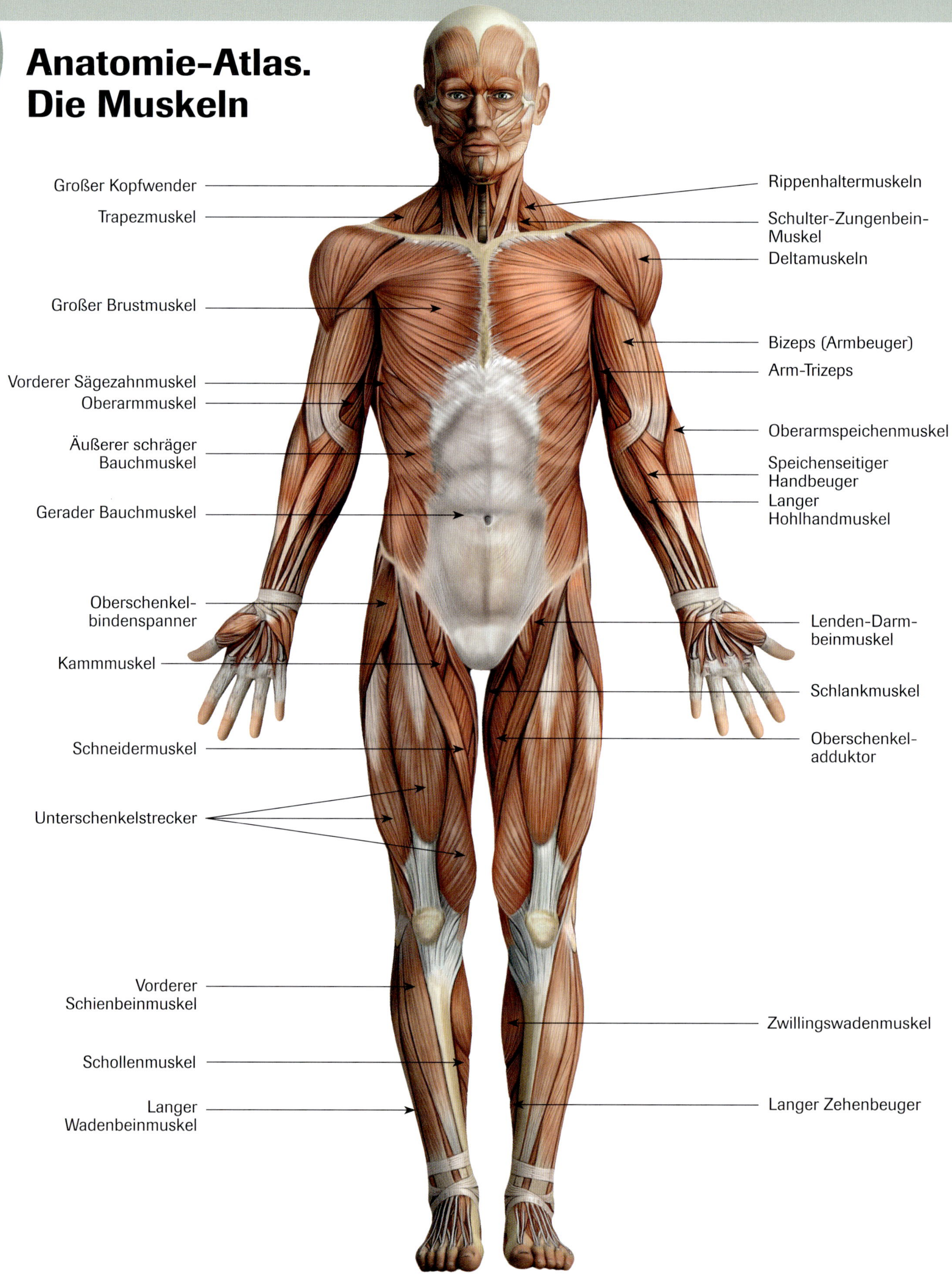

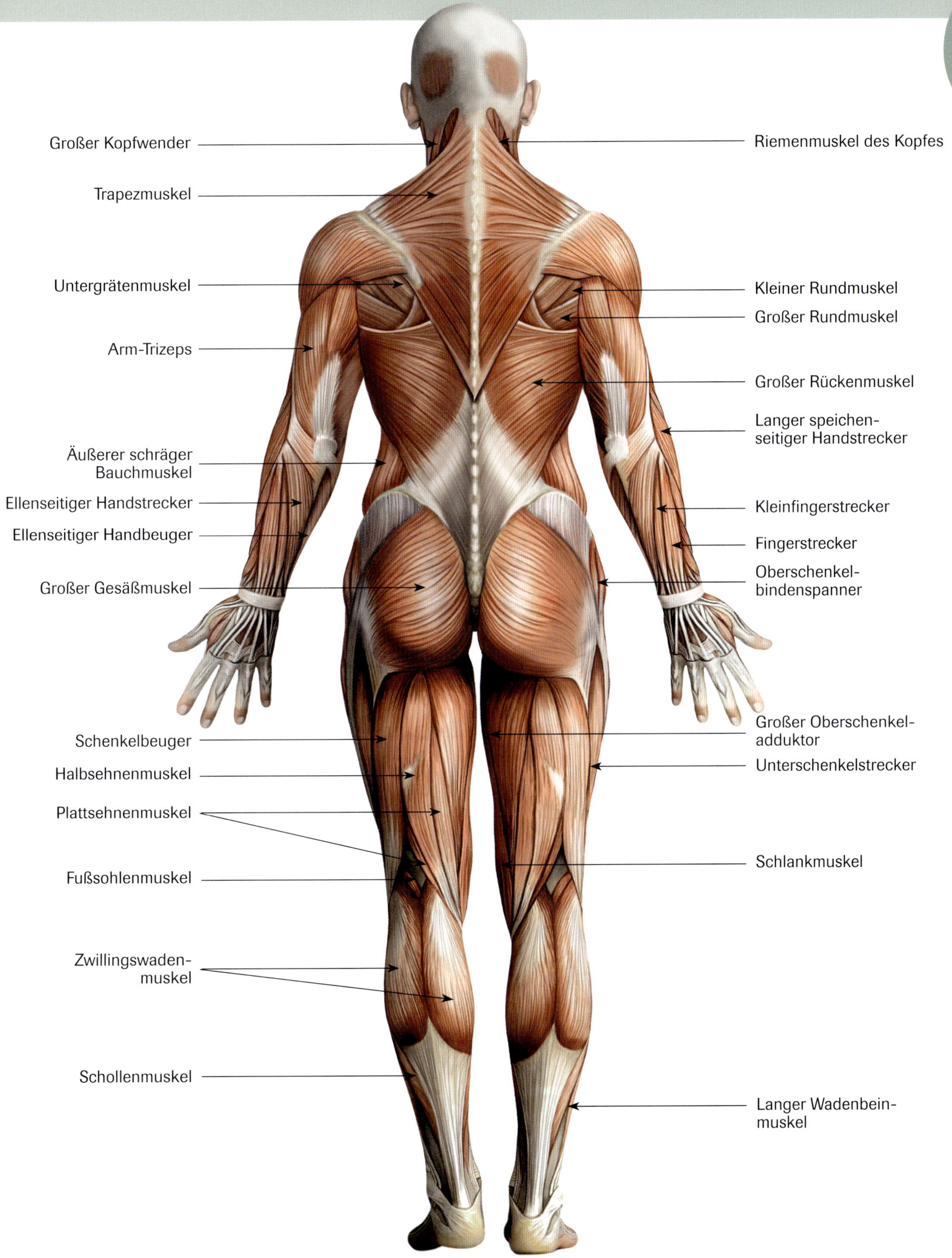
Großer Kopfwender
Trapezmuskel
Untergrätenmuskel
Arm-Trizeps
Äußerer schräger Bauchmuskel
Ellenseitiger Handstrecker
Ellenseitiger Handbeuger
Großer Gesäßmuskel
Schenkelbeuger
Halbsehnenmuskel
Plattsehnenmuskel
Fußsohlenmuskel
Zwillingswaden-muskel
Schollenmuskel
Riemenmuskel des Kopfes
Kleiner Rundmuskel
Großer Rundmuskel
Großer Rückenmuskel
Langer speichen-seitiger Handstrecker
Kleinfingerstrecker
Fingerstrecker
Oberschenkel-bindenspanner
Großer Oberschenkel-adduktor
Unterschenkelstrecker
Schlankmuskel
Langer Wadenbein-muskel

Anatomische Körperebenen und Bewegungen

DIE KÖRPEREBENE

Mithilfe der neutralen Grundposition können die Raumbezüge, Achsen und Ebenen des menschlichen Körpers erklärt werden. Sie zeigt den Körper stehend, die Beine schulterbreit auseinander, nach vorne ausgerichtet, mit aufgerichtetem Kopf geradeaus blickend, den Armen neben dem Körper hängend und so gedreht, dass die Handflächen nach vorne zeigen.

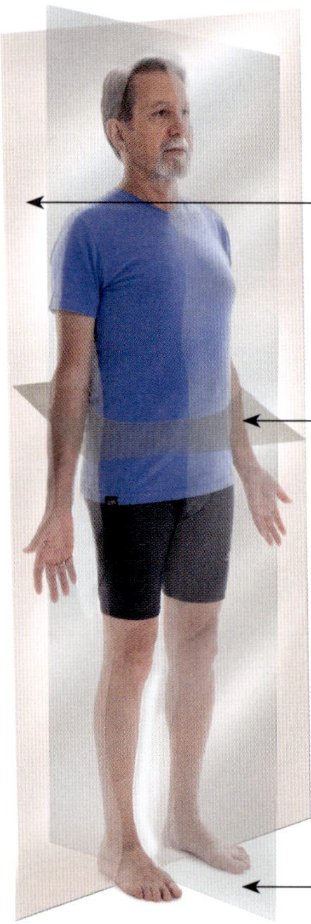

EBENEN

Der menschliche Körper ist dreidimensional und kann in drei Hauptebenen unterteilt werden, die der Zuordnung der verschiedenen Körperstrukturen und der Beschreibung seiner unterschiedlichen Bewegungen dienen.
Sagittalebene. Sie teilt den Körper in zwei symmetrische Hälften: die rechte und die linke Seite.
Frontalebene. Sie teilt den Körper in zwei Bereiche: vorne (ventral) und hinten (dorsal).
Transversalebene. Sie teilt den Körper in zwei Teile: oben und unten.

ANATOMISCHE RICHTUNGS-BEZEICHNUNGEN

Die verschiedenen Körperbewegungen lassen sich jeweils einer der drei Ebenen zuordnen.

FRONTALEBENE

In dieser Ebene finden die Bewegungen statt, die von vorne zu sehen sind.
Abduktion. Ein Körperteil entfernt sich von der Mittellinie des Körpers, sodass sich der Winkel zwischen den beiden Teilen vergrößert.
Adduktion. Ein Körperteil nähert sich der Mittellinie des Körpers an, sodass sich der Winkel zwischen den beiden Teilen verkleinert.
Lateralflexion. Der Kopf und der Hals oder der Oberkörper werden zur Seite gebeugt, nach links oder rechts.
Elevation und Depression. Bei der Elevation hebt sich die Schulter nach oben, bei der Depression senkt sie sich nach unten. Aus der neutralen Grundposition heraus ist keine Depression möglich.

SAGITTALEBENE

In dieser Ebene finden die Bewegungen statt, die im Profil zu sehen sind.
Flexion. Eine Körperregion wird aus der neutralen Grundposition heraus nach vorne gebeugt.
Extension. Ein Körperteil wird aus der neutralen Grundposition heraus nach hinten gestreckt.
Propulsion. Das Beugen (Flexion) der Schulter, wenn sie sich nach vorne bewegt.
Retropulsion. Das Strecken (Extension) der Schulter, wenn sie sich nach hinten bewegt.
Dorsalflexion. Sie entsteht, wenn der Fuß nach oben bewegt wird. Dadurch wird der Knöchel (Sprunggelenk) gebeugt.
Plantarflexion. Sie entsteht, wenn der Fuß nach unten Richtung Fußsohle bewegt wird. Dadurch wird der Knöchel gestreckt.
Anteversion des Beckens. Das Becken ist nach vorne gekippt, sodass das Hohlkreuz verstärkt wird.

BEWEGUNGEN DER FRONTALEBENE

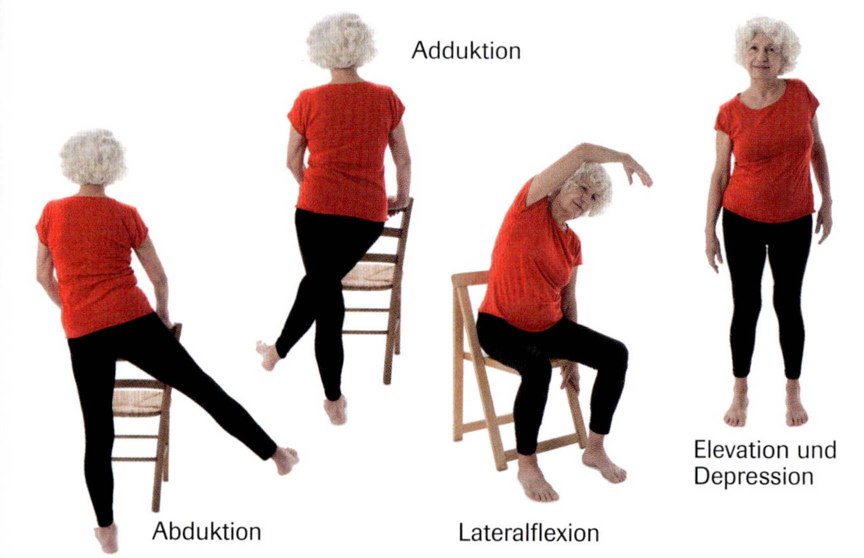

BEWEGUNGEN DER SAGITTALEBENE

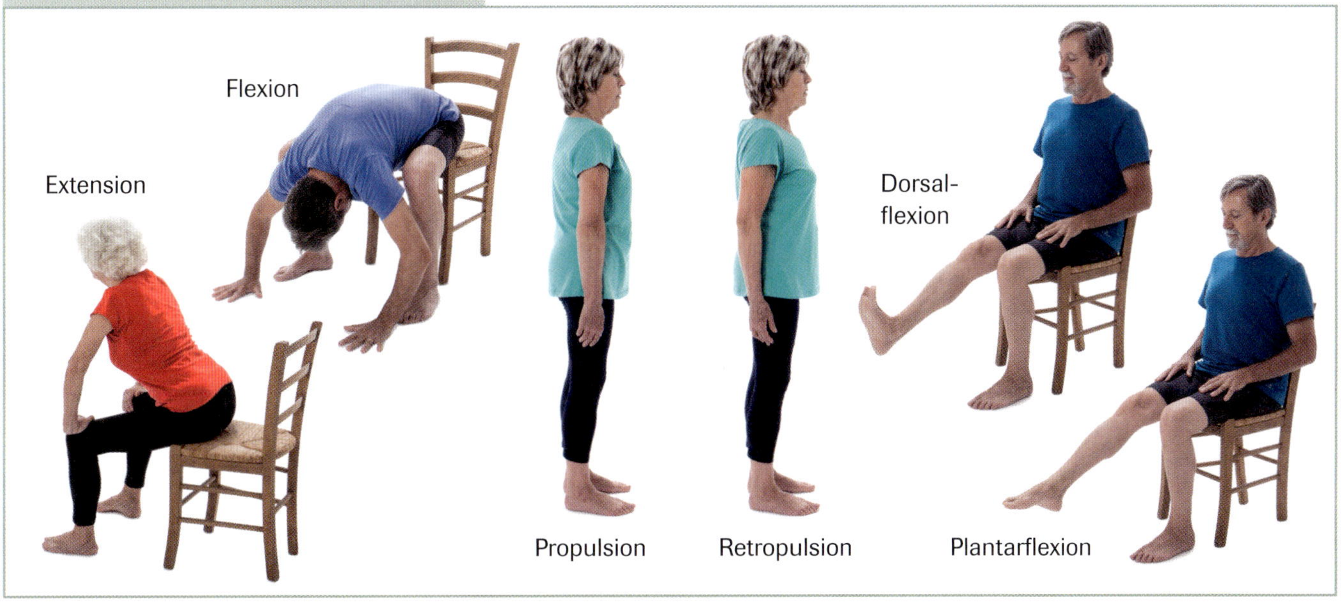

Retroversion des Beckens. Das Becken ist nach hinten gekippt, sodass das Hohlkreuz verringert wird.

TRANSVERSALEBENE

Die Bewegungen sind am besten von oben oder von unten wahrzunehmen.
Außenrotation. Ein Körperteil führt eine Drehung nach außen um die eigene Achse durch.
Innenrotation. Ein Körperteil führt eine Drehung nach innen um die eigene Achse durch.
Pronation. Die Unterarme drehen sich nach innen, sodass die Handflächen nach unten und die Handrücken nach oben zeigen und eine Innenrotation entsteht.
Supination. Die Unterarme drehen sich nach außen, sodass die Handflächen nach oben und die Handrücken nach unten zeigen und eine Außenrotation entsteht.

FRONTAL- UND SAGITALLEBENE

Zirkumduktion. Kreisbewegung eines Körperteils, die Flexion, Extension, Abduktion und Adduktion kombiniert.

BEWEGUNGEN DER TRANSVERSALEBENE

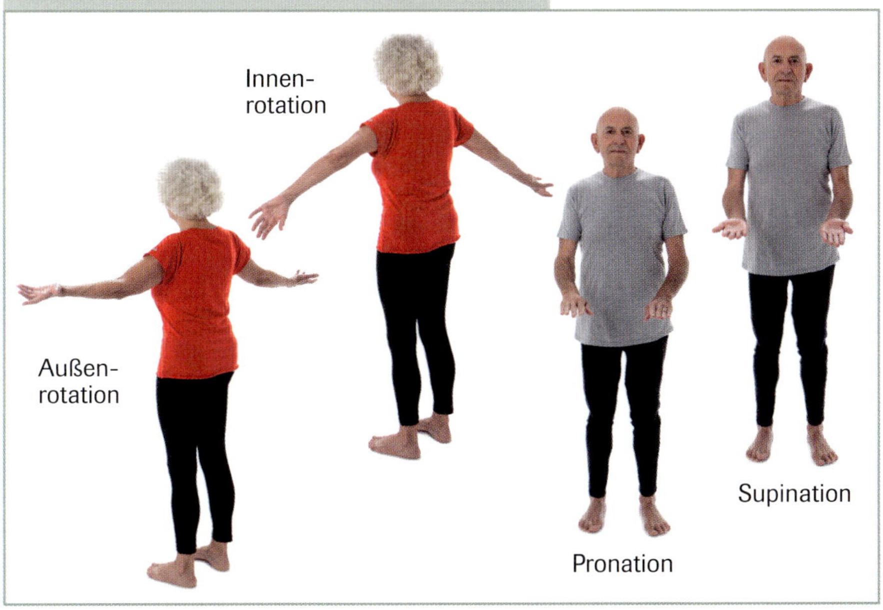

BEWEGUNGEN DER FRONTAL- UND SAGITTALEBENE

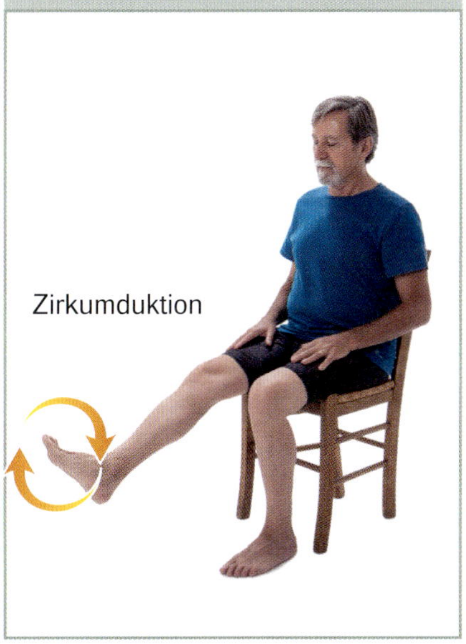

Die Bedeutung der richtigen Körperhaltung

Im Laufe der Zeit nehmen die Menschen für gewöhnlich eine schlechte Körperhaltung ein, die zunehmend auch die Bewegungsmöglichkeiten und Vitalität einschränkt. Eine falsche Haltung nimmt man bereits in der Kindheit an, wenn man beginnt, sitzende Tätigkeiten auszuführen und sich weniger körperlich zu betätigen. Der Körper beginnt, sich zu beugen, der Rücken krümmt sich, die Brust sinkt ein, der Kopf bewegt sich nach vorne, etc. All diese Veränderungen haben Folgen: Das Lungenvolumen nimmt ab, die Verdauungsprozesse verlangsamen sich, auf einige Bandscheiben und Nerven wird Druck ausgeübt, die ersten Beschwerden und Schmerzen treten auf …

DIE WIRBELSÄULE

Bei der Körperhaltung kommt der Wirbelsäule eine Schlüsselrolle zu. Sie erfüllt zwei wichtige Funktionen: sie dient als Stütze und schützt das Rückenmark. Die Wirbelsäule reicht vom Schädel bis zum Becken und besteht aus 33 Knochen, die Wirbel genannt werden. Sie ist in vier Zonen unterteilt: sieben Halswirbel, zwölf Brustwirbel, fünf Lendenwirbel sowie das Kreuzbein mit fünf Kreuzwirbeln und das Steißbein mit vier Steißwirbeln. Mit Ausnahme der miteinander verschmolzenen Kreuz- und Steißwirbel befinden sich zwischen den Wirbeln Bandscheiben. Die Bandscheiben sind wie kleine Kissen, welche die Wirbel verbinden, ihnen leichte Bewegungen ermöglichen und wie Puffer wirken.

Die Wirbel haben knochige Erhebungen, die als Dornfortsätze bezeichnet werden und dem Schutz des Rückenmarks sowie als Ansatzpunkte wichtiger Muskeln dienen. Die Wirbelsäule weist drei natürliche Kurven auf, ist also nicht gerade. Im Bereich der Hals- und der Lendenwirbelsäule ist eine Krümmung nach vorne (Lordose) zu beobachten, im Brustbereich eine Krümmung nach hinten (Kyphose). Man sollte nicht versuchen, diese Krümmungen zu verringern oder zu beheben, sofern sie nicht zu stark ausgeprägt sind und einen Buckel beziehungsweise ein starkes, schädliches Hohlkreuz bilden.

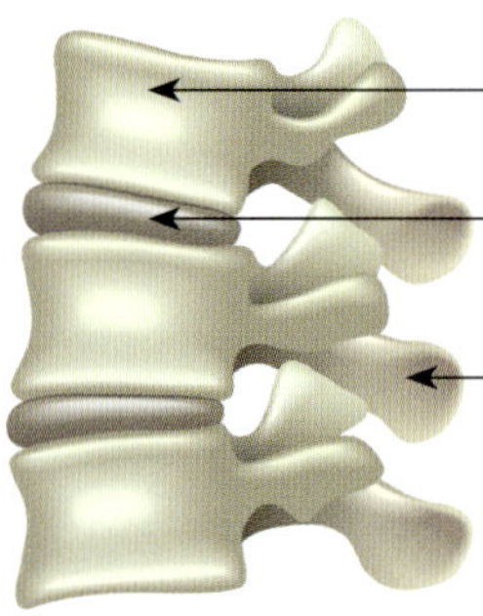

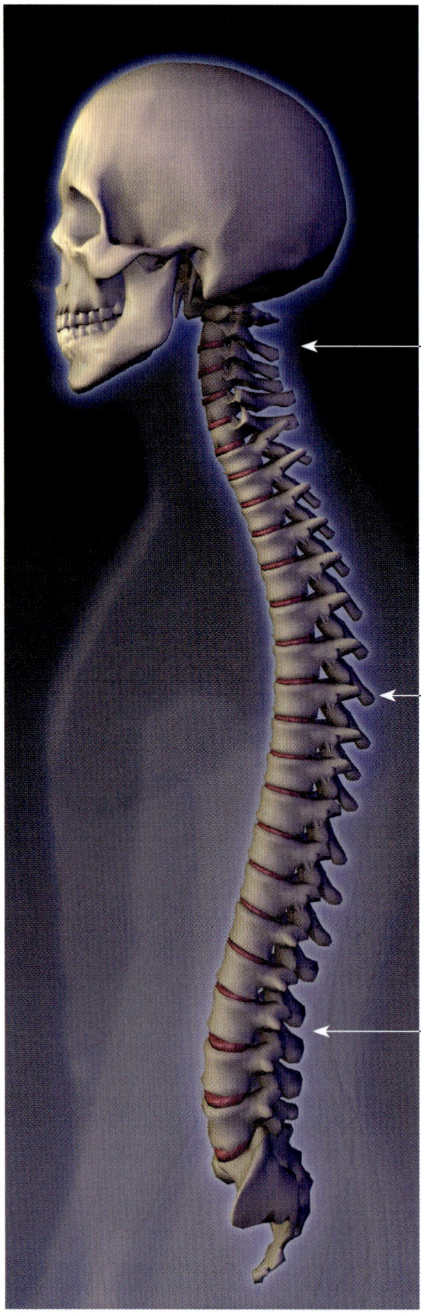

DIE RICHTIGE HALTUNG DES RÜCKENS

Der Körper hat seinen eigenen Schwerpunkt, der es ihm ermöglicht, sich im Gleichgewicht zu halten. Bei den meisten Menschen ist eine Korrektur erforderlich, damit sie die richtige natürliche Haltung wiedererlangen.

In der korrekten Stellung des Körpers richten sich die verschiedenen Teile in Relation zum Schwerpunkt aus.

Zunächst muss man sich durch Beobachtung die eigene Körperhaltung bewusst machen; doch häufig ist die Hilfe einer anderen Person erforderlich, die von außen schaut und Hinweise darauf gibt, was korrigiert werden sollte.

DAS BECKEN

Es besteht aus Hüftknochen, Kreuzbein und Steißbein. Das Becken ist durch Gelenke mit der Wirbelsäule und den unteren Gliedmaßen verbunden. Für die richtige Körperhaltung spielt es eine zentrale Rolle: Es muss sich in einer neutralen Position befinden und leicht nach hinten gekippt sein.

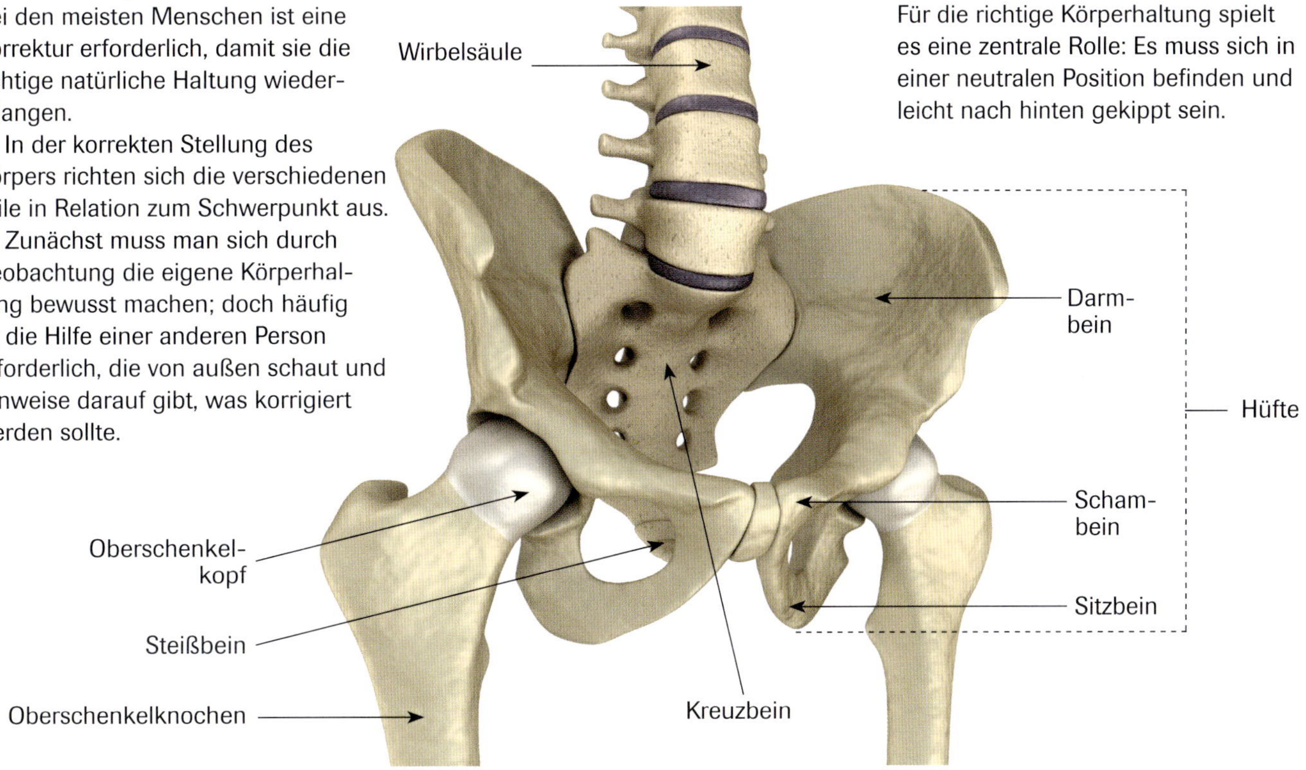

RICHTIGE HALTUNG

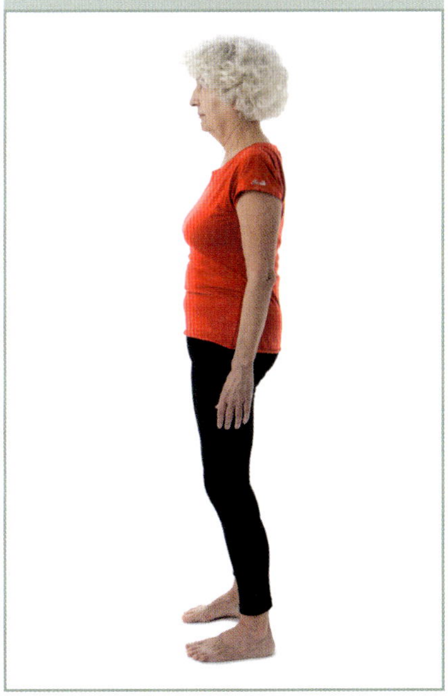

FALSCHE HALTUNGEN

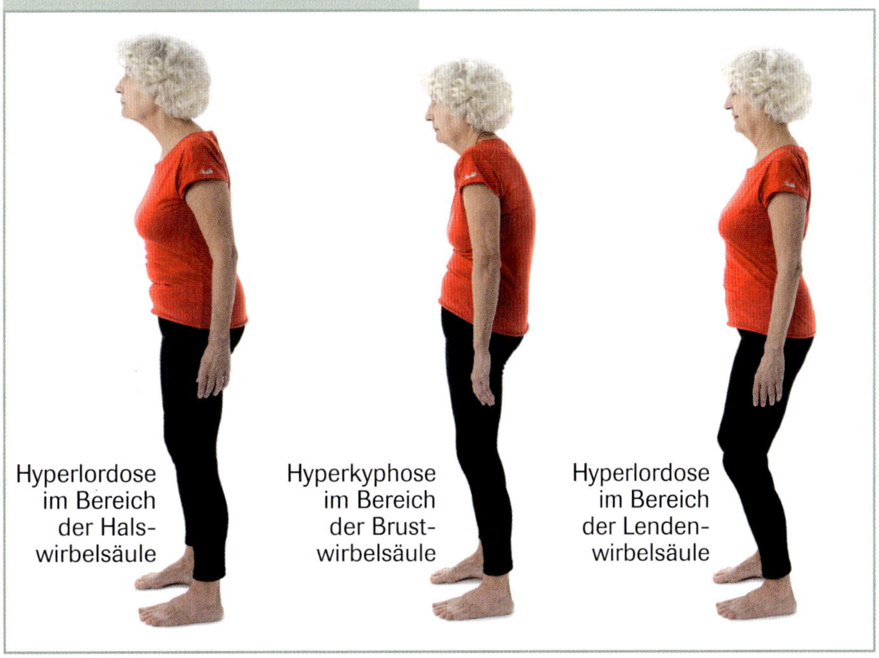
Hyperlordose im Bereich der Halswirbelsäule
Hyperkyphose im Bereich der Brustwirbelsäule
Hyperlordose im Bereich der Lendenwirbelsäule

Ausgangspositionen für die Dehnungen

Eine richtige Körperhaltung gibt es nicht nur im Stehen, sondern auch im Sitzen und Liegen. Bei der Durchführung von Dehnübungen ist die richtige Ausgangsposition wichtig, damit das Stretching wirksam ist und mögliche Schäden vermieden werden.

1

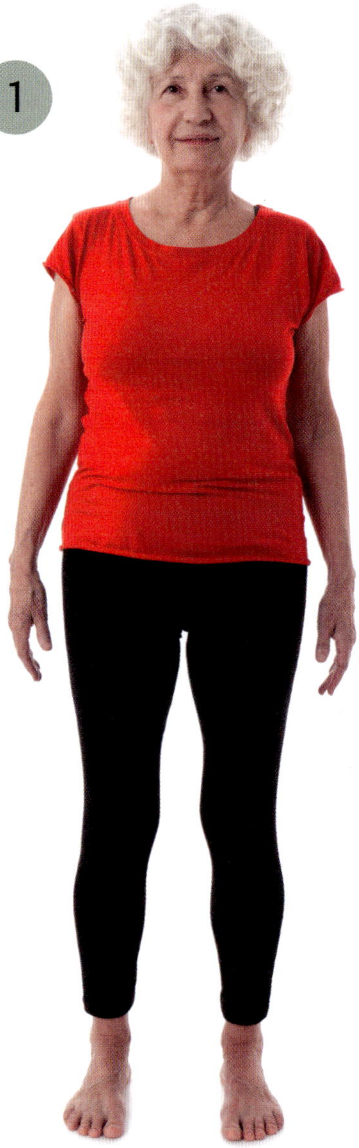

1. AUSGANGSPOSITION FÜR DEHNUNGEN IM STEHEN

◗ Der Kopf spielt eine entscheidende Rolle bei der aufrechten Haltung des Körpers. Beginnen Sie damit, Ihre Haltung zu beobachten. Sie sollten sich in Ihrer Mitte halten, weder nach vorne noch nach hinten oder zur Seite geneigt sein, während das Kinn stets leicht nach unten zeigt. Die Lippen sind ein wenig geöffnet, der Kiefer locker, der Hals und das Gesicht entspannt.

◗ Anschließend achten Sie darauf, dass Ihre Füße hüftbreit auseinander stehen, parallel sind und nach vorne zeigen.

◗ Danach beobachten Sie Ihr Becken: Das ist der wichtigste Bereich, der den Oberkörper mit dem Unterkörper verbindet. Es sollte sich in einer neutralen Position befinden und leicht nach hinten gekippt sein, während die Hüften gerade und die Knie leicht gebeugt sind.

◗ Zum Schluss hängen die Arme entspannt links und rechts vom Körper, während die Hände sich in der Nähe der Mittellinie der Beine befinden und die Schultern gerade sind.

3. AUSGANGSPOSITION FÜR DEHNUNGEN IN RÜCKENLAGE

◗ Eine Matte oder Decke auf den Boden legen und in Rückenlage darauflegen. Gegebenenfalls ein Kissen oder eine Stütze unter den Kopf legen.

◗ Die Beine in den Knien anwinkeln, sodass der Lendenbereich unterstützt ist und besser auf dem Boden ruht.

◗ Die Füße und Knie hüftbreit auseinander halten, wobei die Füße nach vorne zeigen und parallel zueinander sind.

◗ Die Arme ruhen seitlich neben dem Körper.

◗ Das Kinn zeigt leicht nach unten, der Kiefer ist entspannt und die Lippen sind ein wenig geöffnet.

3

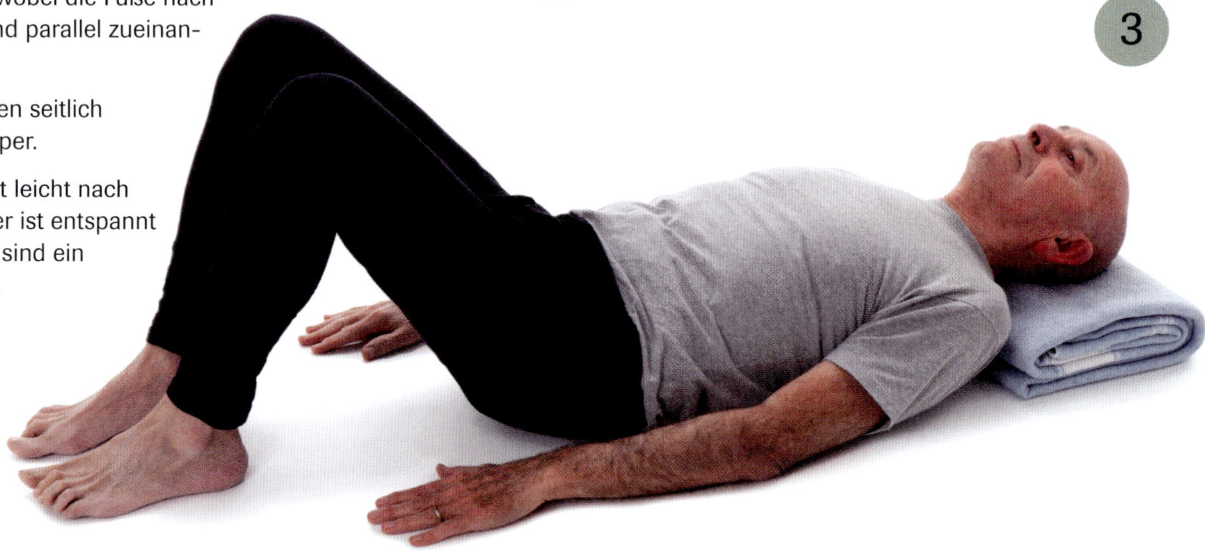

2. AUSGANGSPOSITION FÜR DEHNUNGEN IM SITZEN (AUF EINEM STUHL)

◗ Setzen Sie sich mit geradem Rücken auf einen Stuhl, an die Lehne angelehnt, das Becken leicht nach hinten gekippt, sodass Sie gut auf dem Sitzbein Halt finden.

◗ Der Kopf ist aufrecht, in gerader Linie mit dem Oberkörper, das Kinn zeigt leicht nach unten.

◗ Die Füße zeigen nach vorne, stehen parallel zueinander und leicht auseinander. Falls die Füße den Boden nicht erreichen, empfiehlt es sich, eine feste Decke unterzulegen.

◗ Die Hände ruhen auf den Oberschenkeln.

◗ Die Lippen sind leicht geöffnet, der Kiefer ist entspannt.

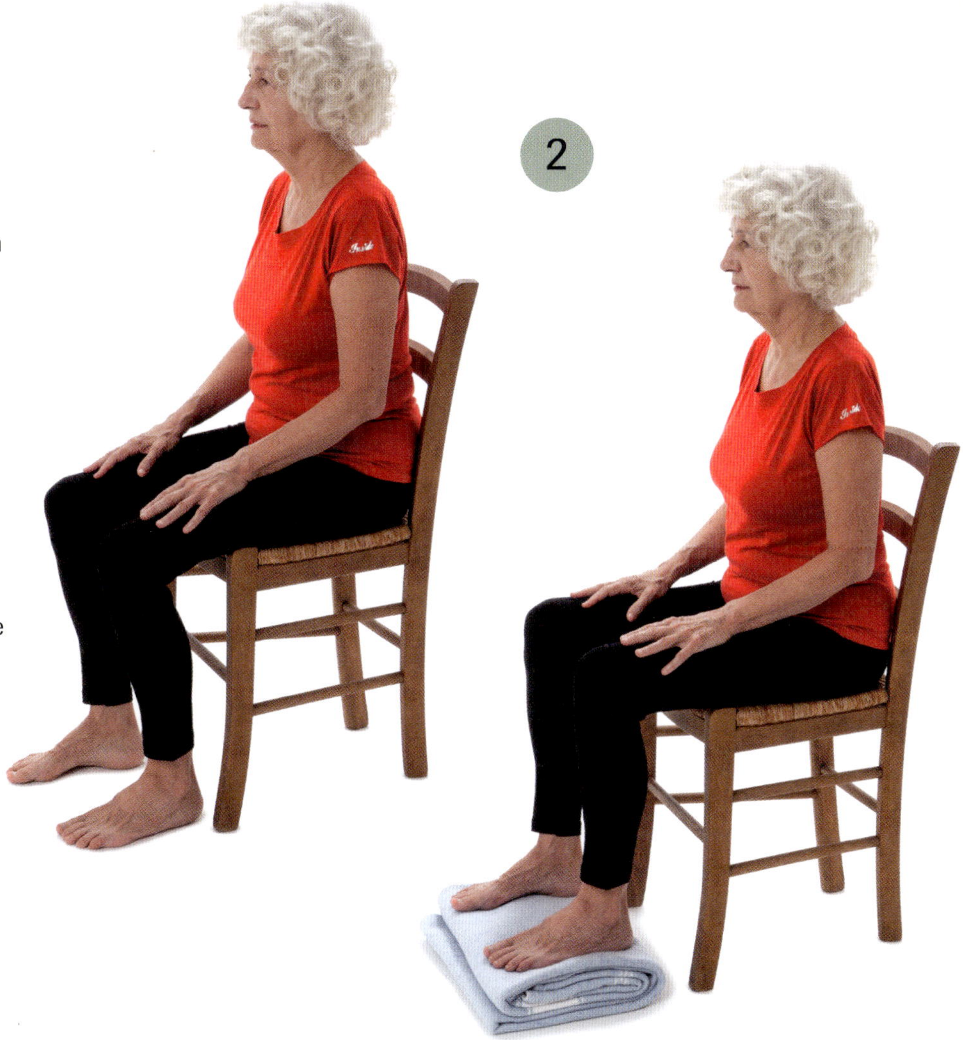

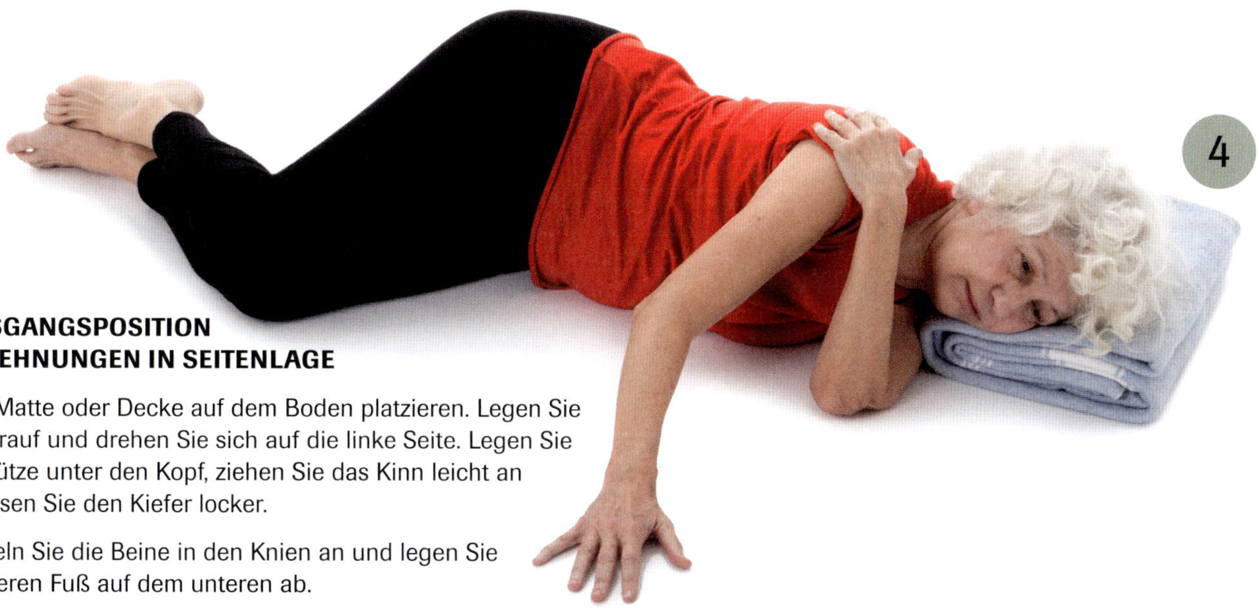

4. AUSGANGSPOSITION FÜR DEHNUNGEN IN SEITENLAGE

◗ Eine Matte oder Decke auf dem Boden platzieren. Legen Sie sich darauf und drehen Sie sich auf die linke Seite. Legen Sie eine Stütze unter den Kopf, ziehen Sie das Kinn leicht an und lassen Sie den Kiefer locker.

◗ Winkeln Sie die Beine in den Knien an und legen Sie den oberen Fuß auf dem unteren ab.

◗ Stützen Sie die rechte Hand vor dem Brustkorb auf den Boden.

Die Dehnungen

Ein Körper ist gelenkig, wenn er sich mit Leichtigkeit bewegen, beugen und verschiedene Haltungen ohne Schwierigkeiten und Verletzungen einnehmen kann.

Die Dehnung ist eine Bewegung, die mit einem Körperteil durchgeführt wird und dessen Gelenkigkeit verbessert. Dieser Vorgang hängt von verschiedenen Faktoren ab – in erster Linie von der Elastizität der Muskeln, ihrer Fähigkeit, sich zu strecken und zusammenzuziehen, und dem Ausmaß der Bewegungen, die ein Gelenk ausführen kann.

Die Muskeln sind durch Sehnen mit den Knochen verbunden. Das Muskelgewebe ist von einer faserigen Bindegewebsmembran umhüllt: Das sind die Faszien. Diese spielen bei den Dehnungen eine entscheidende Rolle, da sie das Erste sind, was sich dehnt.

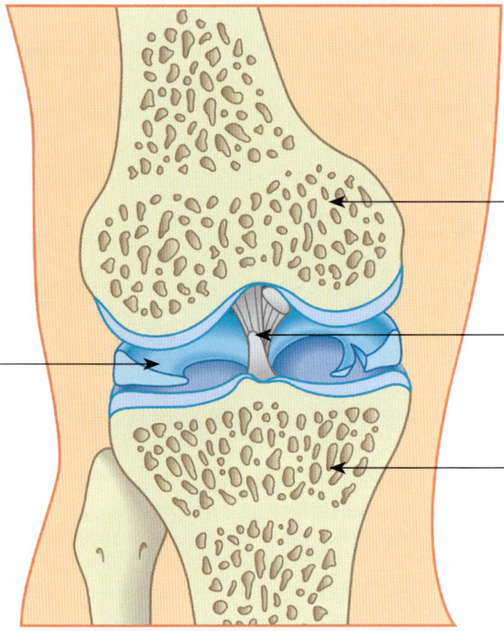

Gelenke sind aus zwei Knochen zusammengesetzt, die so miteinander verbunden sind, dass sie Bewegung ermöglichen. Bei den meisten Bewegungen spielt der Knorpel eine entscheidende Rolle. Er ist semiflexibel und schützt die Knochen, deren Enden er bedeckt. Die Gelenkkapsel umhüllt das Gelenk und umschließt es mit der Gelenkflüssigkeit, die das Gelenk schmiert und die Bewegung erleichtert. Eine wichtige Funktion erfüllen bei den Dehnungen auch die Bänder – faserartige Stränge, welche die Knochen miteinander verbinden: Sie ermöglichen die Ausführung der Gelenkbewegungen und schränken Bewegungen ein, die schädlich sein könnten.

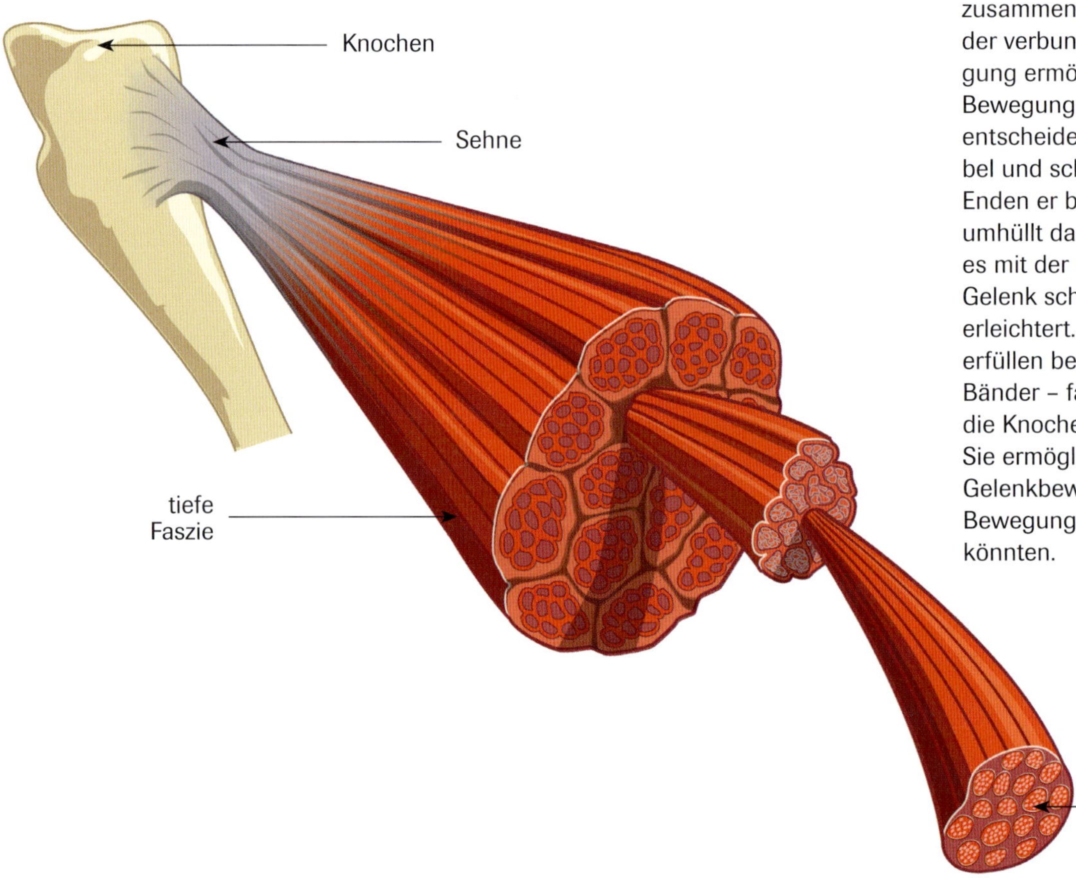

DIE DURCHFÜHRUNG DER DEHNUNGEN

Die Übungen sollten sanft und langsam durchgeführt werden, da es schädlich ist, sich über die eigenen Grenzen hinaus zu dehnen.

Dabei ist es beim Stretching besonders wichtig, auf die Signale des Körpers zu achten. Es sollte kein Schmerz auftreten, und falls dies doch der Fall ist, bedeutet das, dass Sie etwas nicht richtig machen oder ein individuelles Problem in Bezug auf diese Dehnung vorliegt. Dann müssen Sie sanfter weitermachen, die Übung variieren oder wechseln.

Es ist wichtig, dass Sie Ihren Körper und die eigene Atmung bewusst wahrnehmen, so wird das Stretching effektiver.

Jede Dehnung hat ihren Ablauf: einen Anfang, eine Durchführung und einen Abschluss. Keiner dieser drei Schritte sollte ausgelassen werden. Achten Sie bitte außerdem darauf, wie lange die Dehnung gehalten und wie oft die Übung wiederholt werden soll.

Es empfiehlt sich, zunächst dynamische Dehnungen durchzuführen, um den Körper zu lockern und vorzubereiten, bevor es mit den statischen Übungen weitergeht.

ERFORDERLICHES MATERIAL

- Bequeme Kleidung und Socken, die nicht einschnüren (besser: barfuß)
- Matte, Decke oder Isomatte (die Unterlage muss fest sein)
- Kissen
- Stabiler, harter Stuhl mit Rückenlehne

POSITIVE EFFEKTE

- Steigerung der Gelenkigkeit und Beweglichkeit
- Reduktion von Beschwerden und Muskelschmerzen
- Versorgung der Muskeln, Gelenke und Gewebe
- Förderung der Durchblutung
- Vergrößerung des Lungenvolumens
- Erleichterung der Darmtätigkeit und der Darmentleerung
- Entspannung des Nervensystems
- Verbesserung der Stimmungslage
- Steigerung der Vitalität und Verbesserung der Lebensqualität

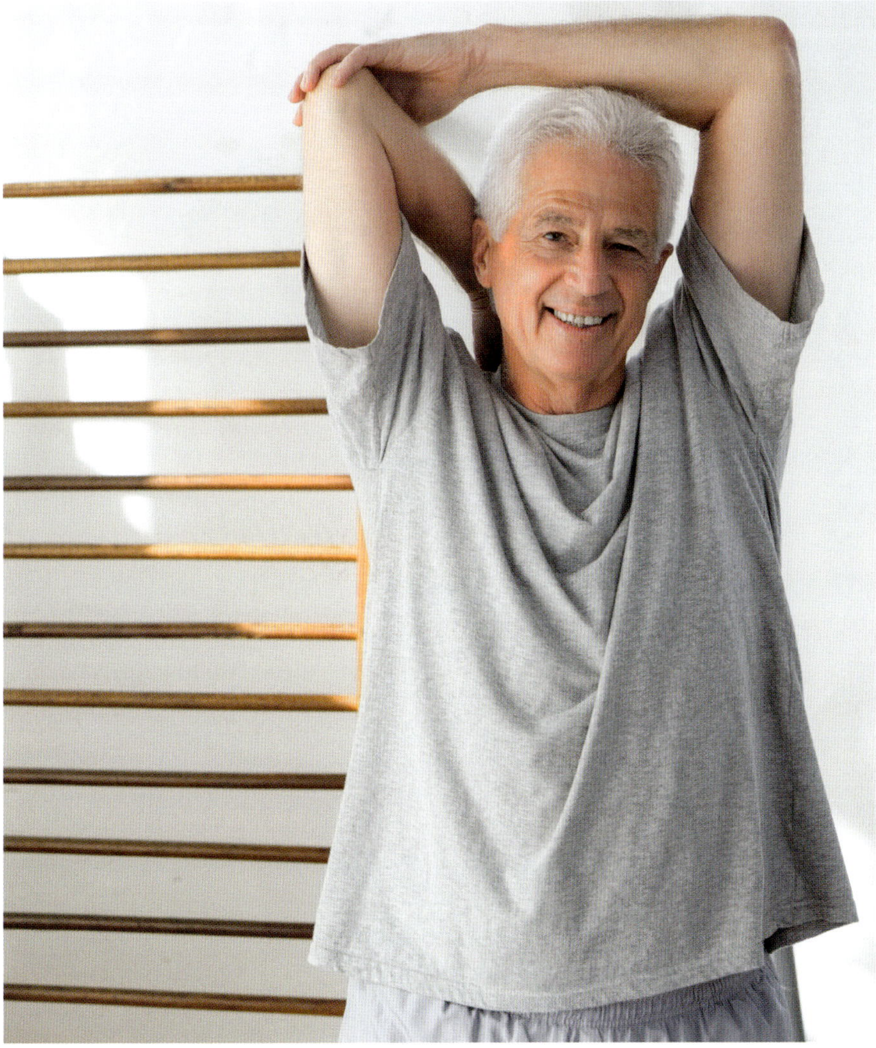

Mit dem Stretching sind zahlreiche Vorteile verbunden: Die Übungen verbessern die Beweglichkeit sowie das körperliche und emotionale Wohlbefinden.

Dehnungsarten

In diesem Buch werden zwei verschiedene Dehnungsarten vorgestellt: dynamische und statische Dehnungen.

In den Kapiteln, die sich den unterschiedlichen Körperregionen widmen, werden zuerst die dynamischen und danach die statischen Dehnungen erläutert, da erstere als Aufwärmung für letztere dienen können.

Zunächst werden die oberen Gliedmaßen gedehnt, dann geht es mit dem Oberkörper, der Hüfte und den unteren Gliedmaßen weiter. Die Kapitel für die Gliedmaßen enden mit Übungen für Hände, Füße und Zehen.

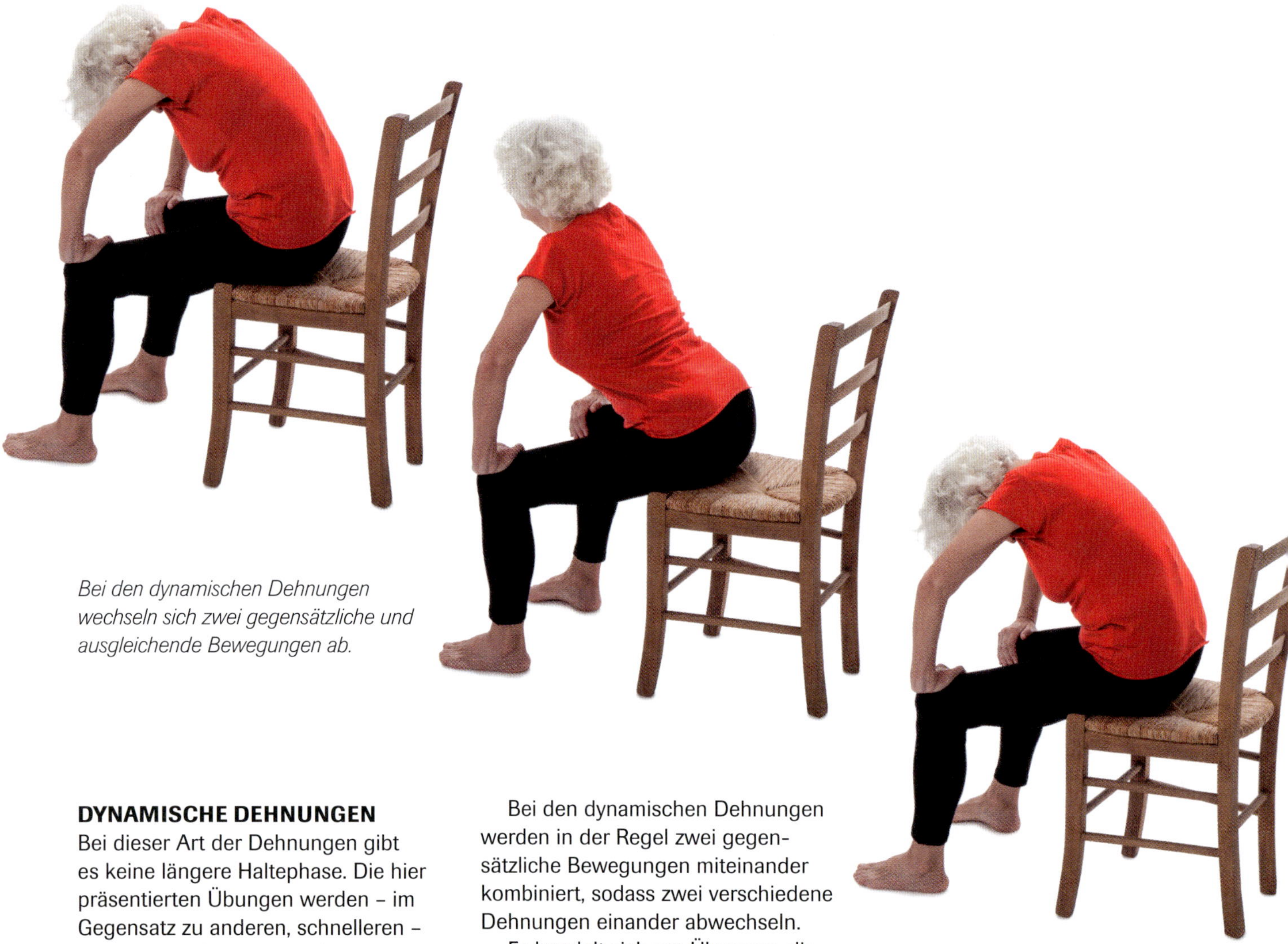

Bei den dynamischen Dehnungen wechseln sich zwei gegensätzliche und ausgleichende Bewegungen ab.

DYNAMISCHE DEHNUNGEN

Bei dieser Art der Dehnungen gibt es keine längere Haltephase. Die hier präsentierten Übungen werden – im Gegensatz zu anderen, schnelleren – jedoch sanft, langsam und kontinuierlich durchgeführt. Trotzdem gibt es zwischen den einzelnen Übungen eine kurze Pause, damit die Dehnung bewusster und mit mehr Ruhe erfolgt; dadurch wird auch die Verbindung mit der Atmung erleichtert.

Bei den dynamischen Dehnungen werden in der Regel zwei gegensätzliche Bewegungen miteinander kombiniert, sodass zwei verschiedene Dehnungen einander abwechseln.

Es handelt sich um Übungen, die leicht durchzuführen sind und keiner Anstrengung bedürfen. Sie wärmen den Körper auf und bereiten ihn auf anspruchsvollere Dehnungen vor, die eine Haltephase erfordern.

STATISCHE DEHNUNGEN

Ebenso wie die dynamischen Dehnungen werden die statischen Übungen in drei Phasen ausgeführt: Hier gibt es einen Anfang, eine Haltephase und einen Abschluss. Der wichtige Abschnitt ist das Halten, denn in dieser Phase bleiben Sie für eine bestimmte Zeit in einer Position. Die Dauer variiert je nach Intensität der Dehnung und reicht von einigen Sekunden bis zu einer halben Minute. In der ersten und letzten Phase wird die Bewegung langsam und sanft vollzogen.

Die Dehnung wird aus der Ruhe heraus vollzogen, der Körper ist nicht angespannt. Die Entspannung hilft dem Muskel, sich auf angenehmere Weise kaum wahrnehmbar zu dehnen.

Es empfiehlt sich, die komplette Dehnübung drei weitere Male durchzuführen. Allerdings hängt die Anzahl der Wiederholungen auch davon ab, wie erfahren und gesund Sie sind.

Man sollte daran denken, dass sich durch die Dehnung eines Muskels dessen Antagonist gleichzeitig verkürzt.

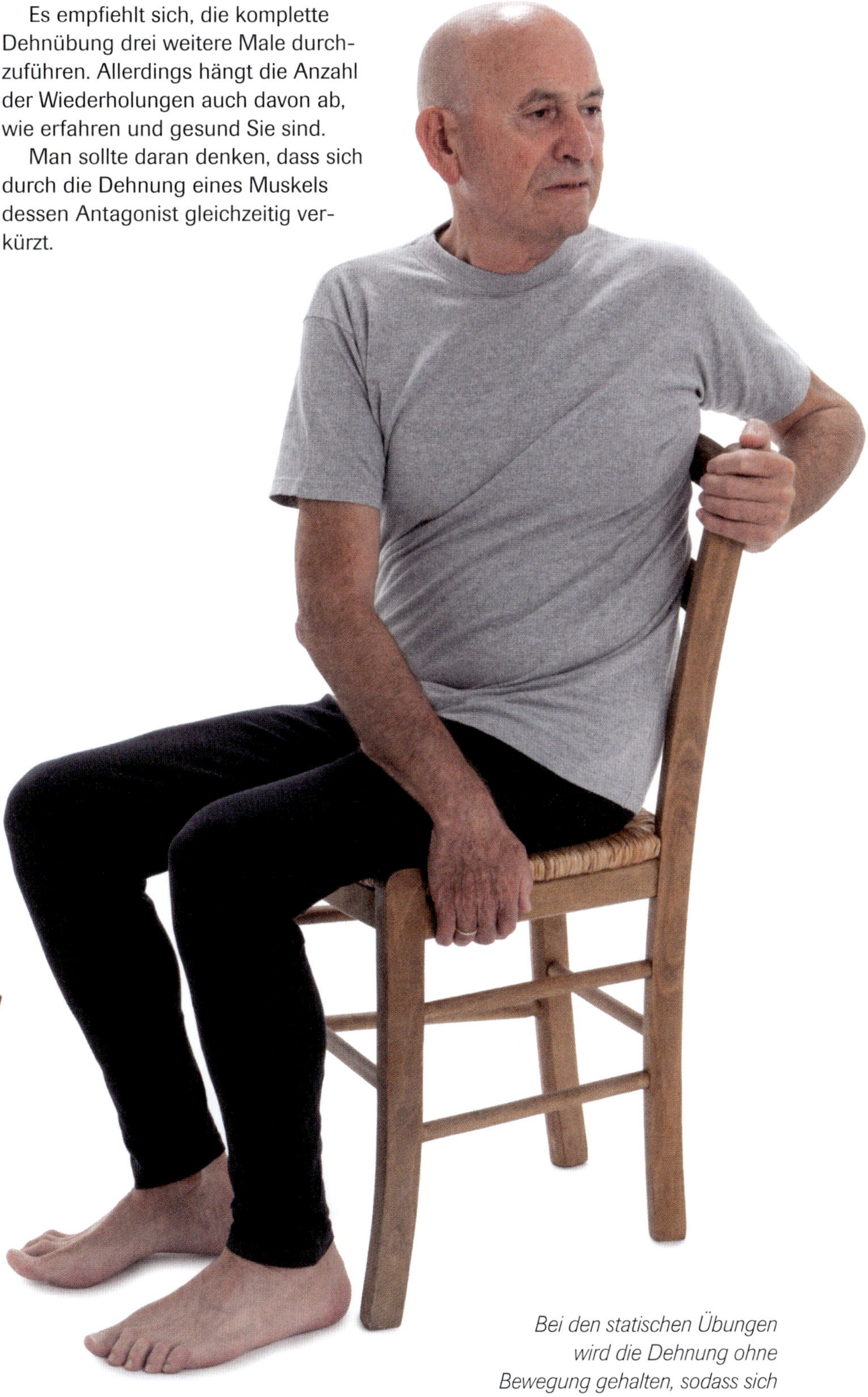

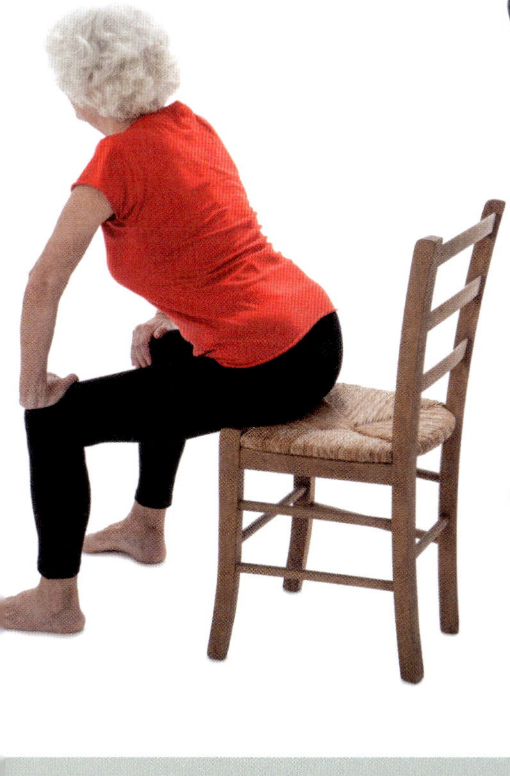

Bei den statischen Übungen wird die Dehnung ohne Bewegung gehalten, sodass sich die Wirkung intensiviert.

Stretching und Atmung

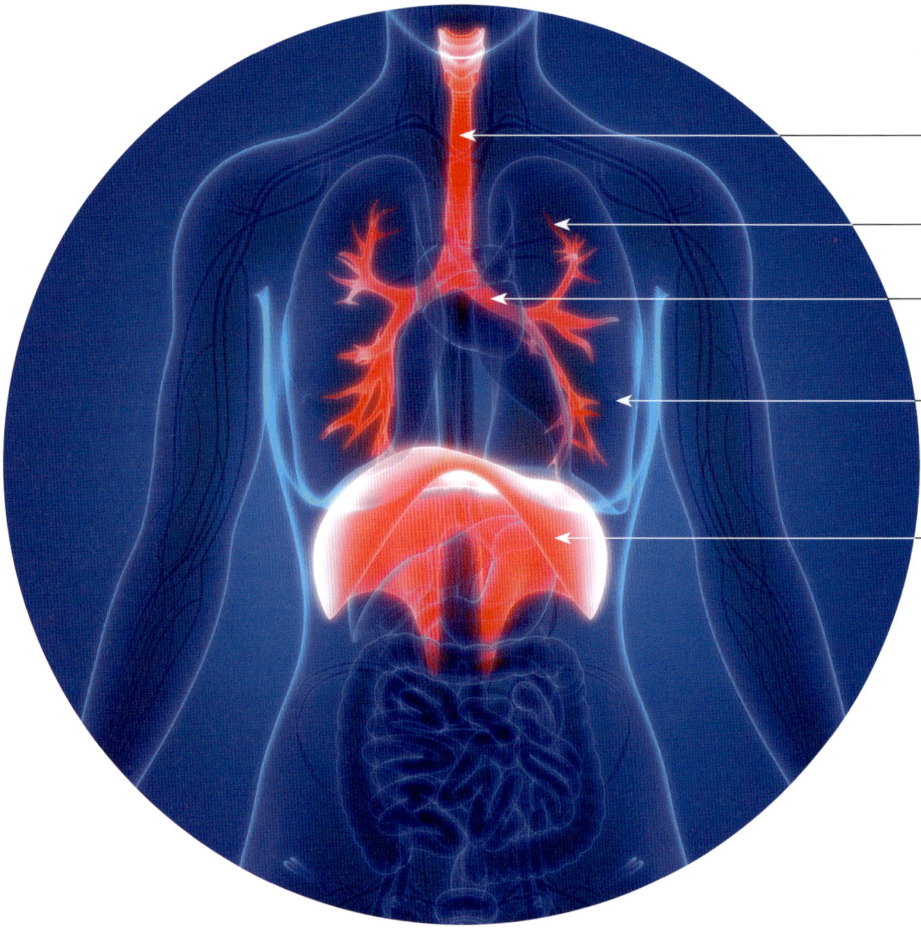

DIE DYNAMIK DER ATMUNG

Die Atmung des Menschen geht automatisch vonstatten. Sie besteht aus zwei Phasen:

1. Einatmen: Die Luft strömt in die Lunge ein, es wird Sauerstoff eingeatmet.

2. Ausatmen: Die Luft strömt aus der Lunge aus, es wird Kohlendioxid ausgeatmet.

Die Luft gelangt über die Atemwege in unseren Körper, fließt zunächst durch die Nasenhöhlen, gelangt dann in den Rachenraum, von dort in die Luftröhre und die Bronchien, bis sie in der Lunge ankommt.

Das Zwerchfell

Das Zwerchfell ist ein großer, kuppelförmiger Muskel, der den Brustkorb von den Organen im Bauchraum trennt. Es unterstützt die Lunge und bedeckt zugleich die Eingeweide. Die Sauerstoffmenge hängt von der Dauer des Einatmens ab, die wiederum hauptsächlich durch das Lungenvolumen und die Position des Zwerchfells bestimmt wird. Dieses ist ein Schlüsselelement der Atmung.

DIE BEDEUTUNG DER ATMUNG

Damit eine Dehnübung wirkungsvoll ausgeführt werden kann, ist es wichtig, die eigene Atmung zu beobachten. Ein schneller, stoßweiser Atem führt zur Anspannung der Muskeln und zur Blockade der Gelenke, wodurch der Körper steif und die Dehnung erschwert wird. Eine bedächtige und tiefe Atmung lädt den Körper zum Loslassen und Entspannen ein, sodass die Muskeln gelockert werden und ein besseres Stretching möglich ist. Die eingenommene Körperhaltung beeinflusst die Entspannung. Ein aufgerichteter Körper begünstigt die richtige Position des Zwerchfells und verbessert so die Atemleistung.
Beobachten Sie während der gesamten Dehnübung Ihre Atmung und nutzen Sie je nach Bewegung individuell die eine oder andere Atemphase – zum Beispiel: Während der Oberkörper gebeugt wird, atmen Sie langsam und sanft aus und unterstützen dadurch die Flexion. Bei der Beugung des Brustkorbs lässt es sich leichter ausatmen, denn umgekehrt gilt: Wenn der Oberkörper sich aufrichtet, atmen Sie ein, da durch die Erweiterung des Brustkorbs die Luft besser einströmt. Die Koordination der Körperbewegungen mit der Atmung erleichtert das Stretching. Bei anderen Bewegungen, insbesondere wenn der Oberkörper nicht beteiligt ist, reicht es, wenn Sie auf eine sanfte und rhythmische Atmung achten.

ZWERCHFELLATMUNG

Die Zwerchfellatmung ist die natürlichste Art der Atmung, da sie ohne Blockade beim gesamten Atemvorgang den vollen Einsatz des Zwerchfells erlaubt. Dabei ist das Zwerchfell der Hauptmuskel, der an der Atmung beteiligt ist. Konzentrieren Sie Ihre Aufmerksamkeit auf die Bewegung des Bauches, ohne die Beobachtung des sich hebenden und senkenden Brustkorbs außer Acht zu lassen.

Die Bewegung des Zwerchfells nehmen Sie durch die Bewegung des Bauches wahr, weshalb diese Art der Atmung auch als Bauchatmung bezeichnet wird. Bei einer normalen, nicht tiefen Atmung ist die Bewegung des Bauches kaum wahrnehmbar. Bei der Durchführung tiefer, vollständiger Atemzüge sind die Ausdehnung und das Einsinken des Bauches deutlicher zu erkennen.

Manche Menschen begehen den Fehler, bei der Atmung bewusst dieses Auf und Ab provozieren zu wollen, indem sie die Bauchmuskeln nach außen drücken und nach innen ziehen – doch damit wird lediglich eine noch größere Blockade der Atmung erreicht. Falls bei der Zwerchfellatmung versucht wird, nur den Bauch zu bewegen, wird der Atemvorgang behindert, denn die Bewegung des Bauchs hängt mit der Bewegung des Brustkorbs zusammen, und es ist die Lunge, die sich ausdehnt und zusammenzieht.

Phasen der Zwerchfellatmung

Beim Einatmen zieht sich das Zwerchfell zusammen und sinkt herunter, sodass sich die im Bauchraum befindlichen Organe verlagern; dieser dehnt sich ein wenig aus, ebenso wie der Brustkorb, und die Luft gelangt in die Lunge. In dieser Position lässt das Zwerchfell der Lunge mehr Platz, um sich auszudehnen.

Beim Ausatmen entspannt sich das Zwerchfell und hebt sich, während sich die Lunge zusammenzieht, die Luft ausströmt und sich der Bauch nach innen zieht.

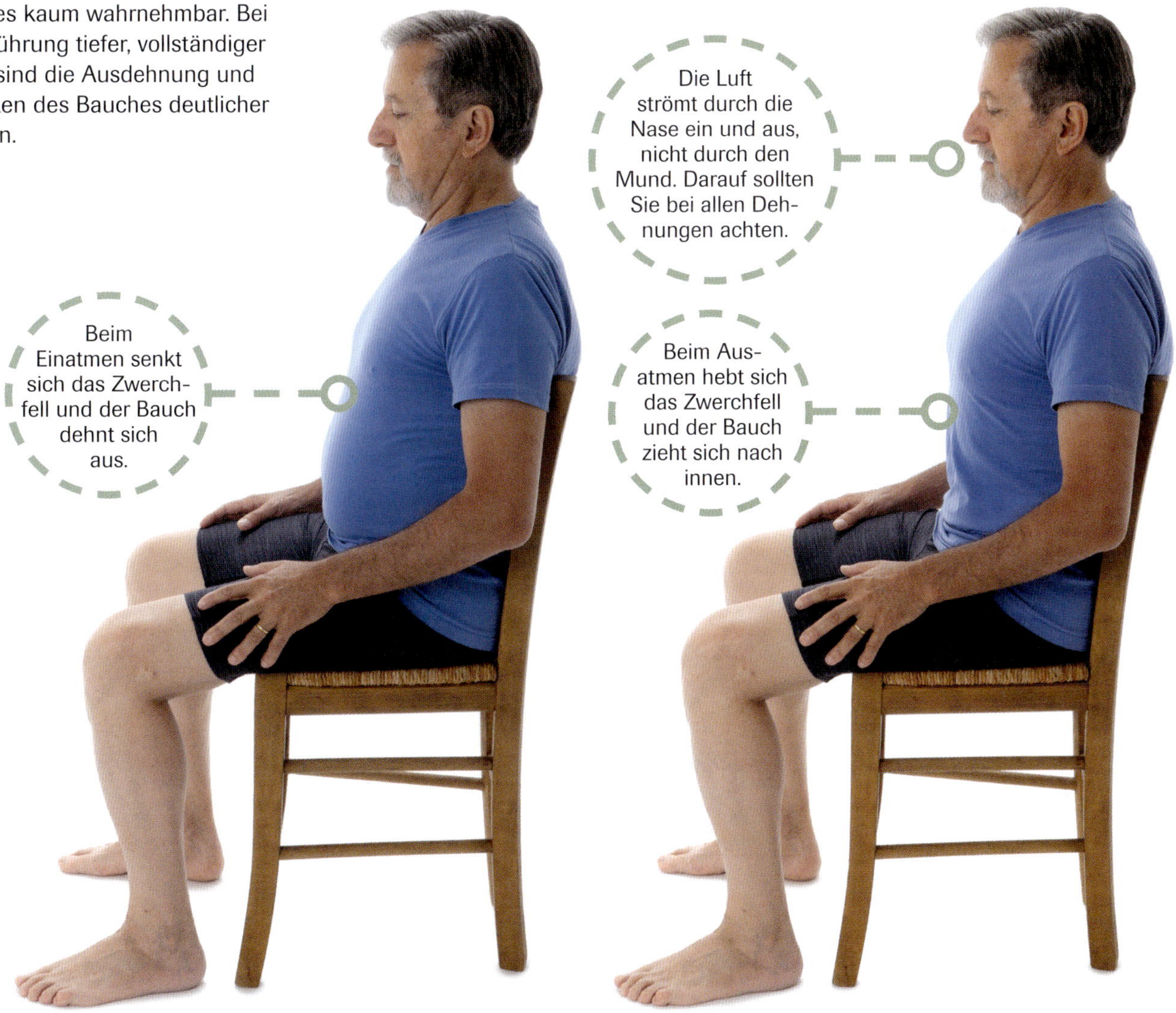

Phasen der Dehnungen ▶▶▶

Phasen der Dehnungen

Stretching erfolgt langsam und schrittweise: Es erfordert einen Anfang, eine Durchführung und einen Abschluss.

1. ANFANG

Bevor Sie mit der Dehnung beginnen, sollten Sie darauf achten, eine richtige Position einzunehmen, die dem Körper guttut und die Übung erleichtert: Das ist die Ausgangsposition.

Beobachten Sie Ihre Atmung, achten Sie auf die Zwerchfellatmung und kommen Sie zur Ruhe.

Beginnen Sie langsam mit den Bewegungen, die zur gewünschten Dehnung führen. (Bei den dynamischen Dehnungen werden Sie diese einige Sekunden, bei den statischen Dehnungen länger halten.) Achten Sie auf die entsprechende Atemphase (Einatmung oder Ausatmung), sofern diese Information angegeben ist.

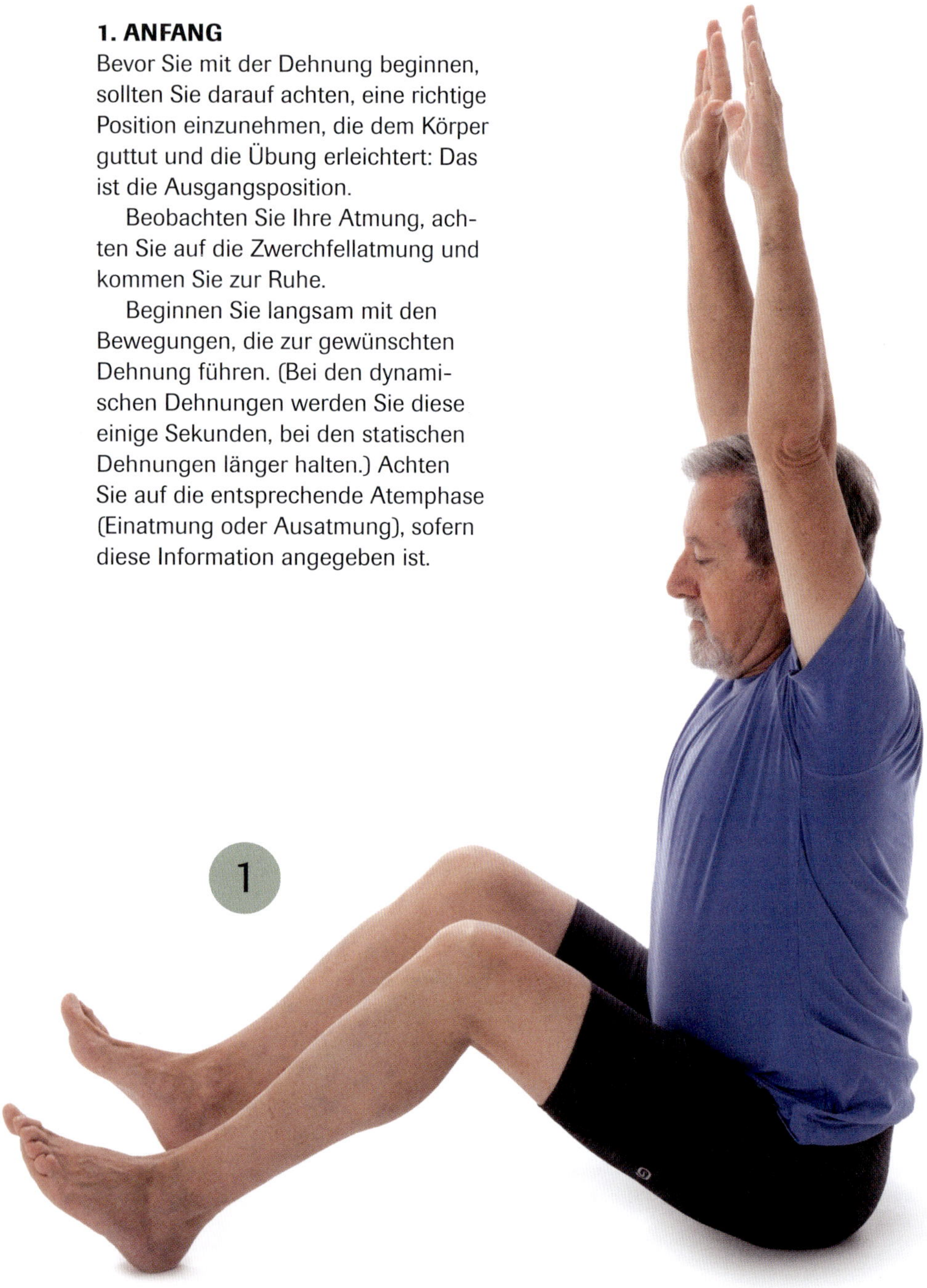

1

2. DURCHFÜHRUNG

Diese Phase entspricht dem Halten der Dehnung und ist vor allem bei den statischen Dehnungen wichtig.

Beobachten Sie während des Haltens die Atmung, ohne sie zu beeinflussen. Atmen Sie spontan und ruhig ein und aus. Dadurch helfen Sie dem Körper, sich zu entspannen und zugleich die Spannung durch die Dehnung zu halten.

Die Haltephase kann von einigen Sekunden bis zu einer halben Minute oder länger dauern; bei dynamischen Dehnungen ist sie sehr kurz, während die Position bei den statischen Übungen tatsächlich eine Weile gehalten wird, sodass man von einer echten Dehnung sprechen kann.

Es ist empfehlenswert, anfangs bei den statischen Dehnungen im Stillen die Sekunden der Haltephase zu zählen; nach und nach wird es nicht mehr nötig sein, dies zu tun, da Sie gelernt haben, die Dauer zu schätzen.

Mit der Zeit kann die Haltedauer verlängert werden.

2

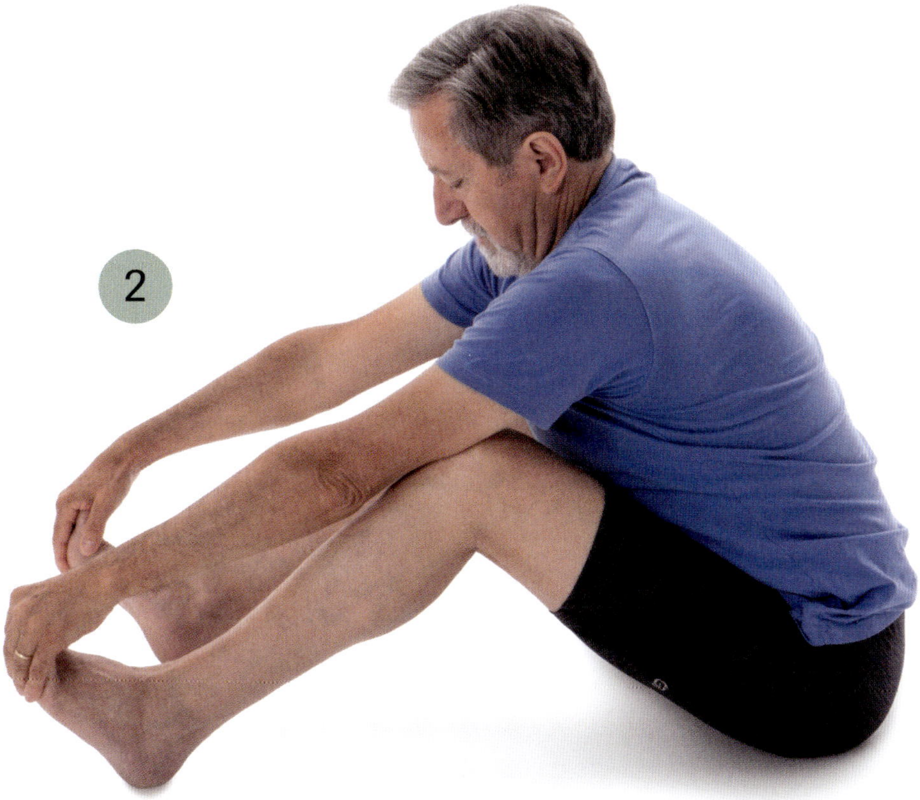

3. ABSCHLUSS

Nach der Haltephase wird bei den statischen Dehnungen die Position wieder aufgelöst. Dazu vollziehen Sie die Bewegungen, die zu dieser Position geführt haben, rückwärts, bis Sie wieder die Ausgangsposition erreicht haben. Danach wiederholen Sie die gesamte Übung dreimal.

Bei den dynamischen Dehnungen kehren Sie in der Regel nicht zur Ausgangsposition zurück, bevor Sie die Wiederholungen der Übung durchgeführt haben. Die Haltephase ist sehr kurz. Es handelt sich normalerweise um zwei gegensätzliche Bewegungen, die einander – mit einer kurzen Pause dazwischen – abwechseln und 10 bis 20 Mal wiederholt werden.

3

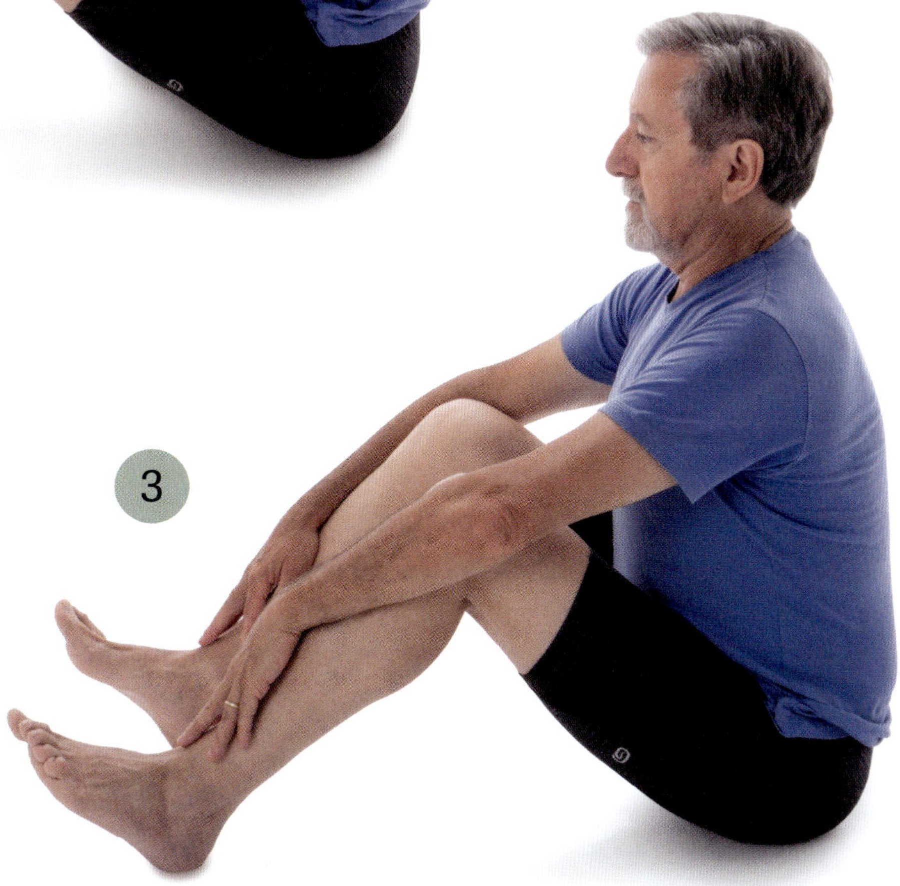

Besonderheiten des Stretchings für Senioren

Mit fortschreitendem Alter stellen Senioren eine Reihe von Aktivitäten ein und verbringen mehr Zeit sitzend, sodass sich die Ursachen verstärken, die zu dieser Inaktivität geführt haben.

Es gibt kein konkretes Alter, in dem der Alterungsprozess beginnt: Das ist individuell unterschiedlich und hängt beispielsweise auch von der Genetik, dem Lebensstil und der körperlichen Betätigung ab.

Der Körper kann schon früh beginnen, Verfallserscheinungen zu zeigen. Ab einem Alter von 35 bis 40 Jahren verlieren die Muskeln und Gelenke einen Teil ihrer natürlichen Flexibilität, werden steifer und weniger widerstandsfähig. Das führt zu einer Einschränkung der Bewegung, zieht den Körper zusammen und lässt erste Symptome einer Abnutzung auftreten: Verspannungen, Beschwerden, Schmerzen ... Jeder Mensch hat es selbst in der Hand, wie er damit umgeht. Man kann die Veränderungen und Einschränkungen hinnehmen, die mit dem Alter einhergehen, oder mit seiner Einstellung, einigen Übungen und der Gestaltung des Lebensstils zu deren Verzögerung beitragen.

Wie alle Lebensabschnitte hat auch das Alter seine Besonderheiten. In der westlichen Kultur und Gesellschaft wird diese Phase in der Regel als etwas nicht Wünschenswertes betrachtet, das es möglichst zu vermeiden gilt, da lediglich die negativen Aspekte gesehen werden und alles, was mit der Jugend zusammenhängt, überbewertet wird.

Aber der Eintritt in das Seniorenalter kann einer der schönsten und erfüllendsten Momente im Leben sein, wenn man richtig damit umgehen und es mit allen Veränderungen und Herausforderungen akzeptieren kann, die dazugehören. Die Mühen und Sorgen des Arbeitslebens nehmen ab, man muss niemandem mehr etwas beweisen und hat mehr Zeit zur Verfügung, um auf das eigene Leben zurückzublicken und aus den erlebten Lektionen zu lernen. In dieser Phase kann man auch beginnen, Aktivitäten aufzunehmen, für die zuvor keine Zeit gewesen ist.

Eine maßvolle körperliche Betätigung ist unerlässlich für ein gesundes Leben. Dabei stellt Stretching eine hervorragende Unterstützung dar und kann wesentlich dazu beitragen, die negativen Folgen der Alterung zu verlangsamen.

Die hier für Senioren präsentierten Dehnungen eignen sich aufgrund ihrer Eigenschaften ideal für ältere Menschen, aber auch für jede andere Person, die sorgsam mit ihrem Körper umgehen möchte und sanfte Übungen bevorzugt.

Eine der Auswirkungen des Älterwerdens ist der Verlust an Beweglichkeit: Das Gewebe verliert seine Fähigkeit, sich zu dehnen, wird schwächer und weniger widerstandsfähig. Die Knorpel beginnen, Verschleißerscheinungen aufzuweisen und trockener zu werden, sodass es zu mikroskopisch kleinen Rissen kommt.

Bei der Durchführung der Dehnungen ist es wichtig, dies im Hinterkopf zu behalten – wie bei einem Zweig: ein junger Zweig ist biegsamer, ein älterer jedoch bricht leichter. Um Verletzungen zu vermeiden, ist es wichtig, an die Hauptmerkmale zu denken, die das Stretching bei älteren Menschen erfüllen soll.

DIE HAUPTMERKMALE

- Nehmen Sie Rücksicht auf die Bedürfnisse Ihres Körpers, indem Sie Schwachpunkte und die verletzlichsten Stellen schützen.
- Die Übungen können an die verschiedenen Erfordernisse angepasst werden.
- Gehen Sie nicht über Ihre individuellen Grenzen: Sie müssen keinen Wettbewerb gewinnen.
- Beobachten Sie die Atmung und berücksichtigen Sie die Atemphasen.
- Die Dehnungen sollten sanft und langsam sein.

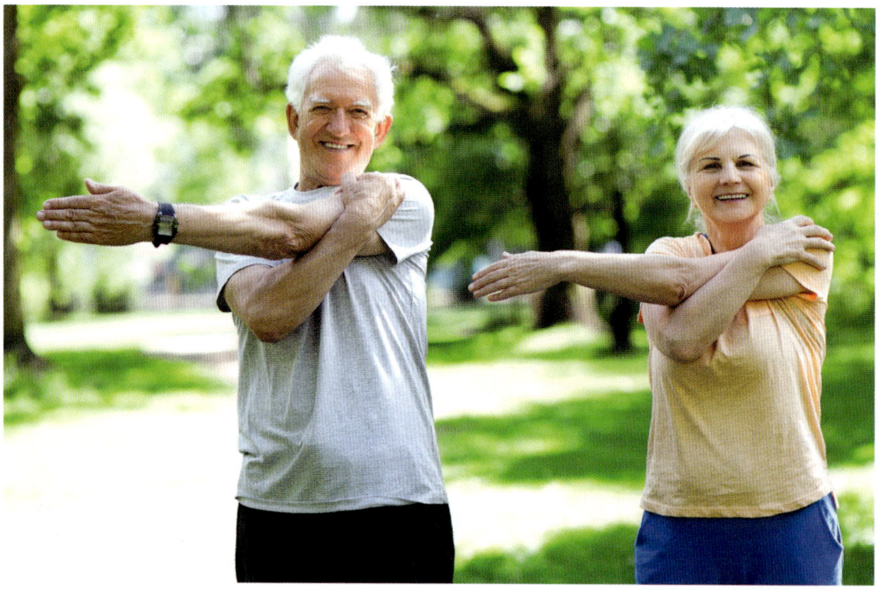

Dehnübungen für Senioren nehmen Rücksicht auf individuelle Einschränkungen.

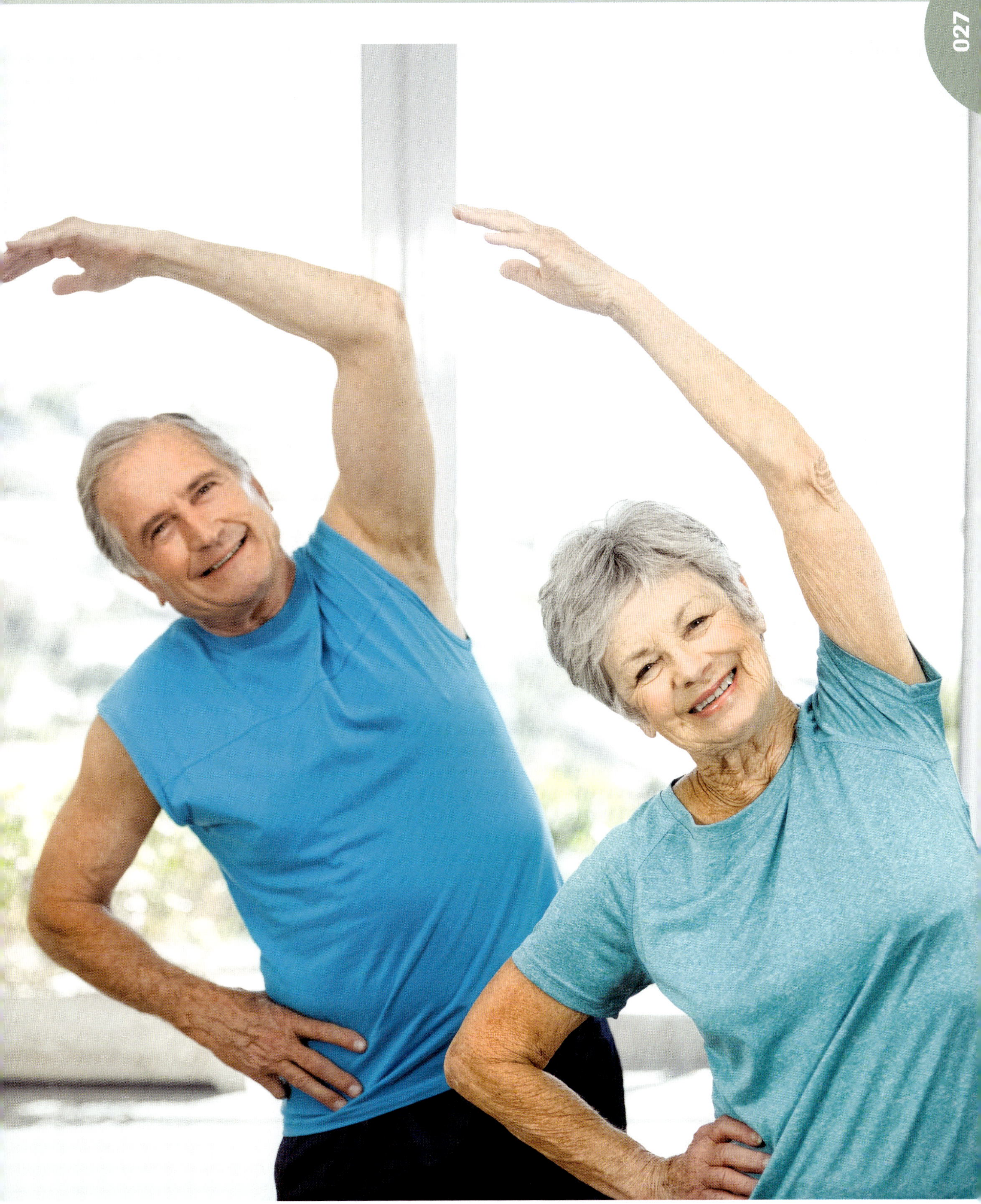

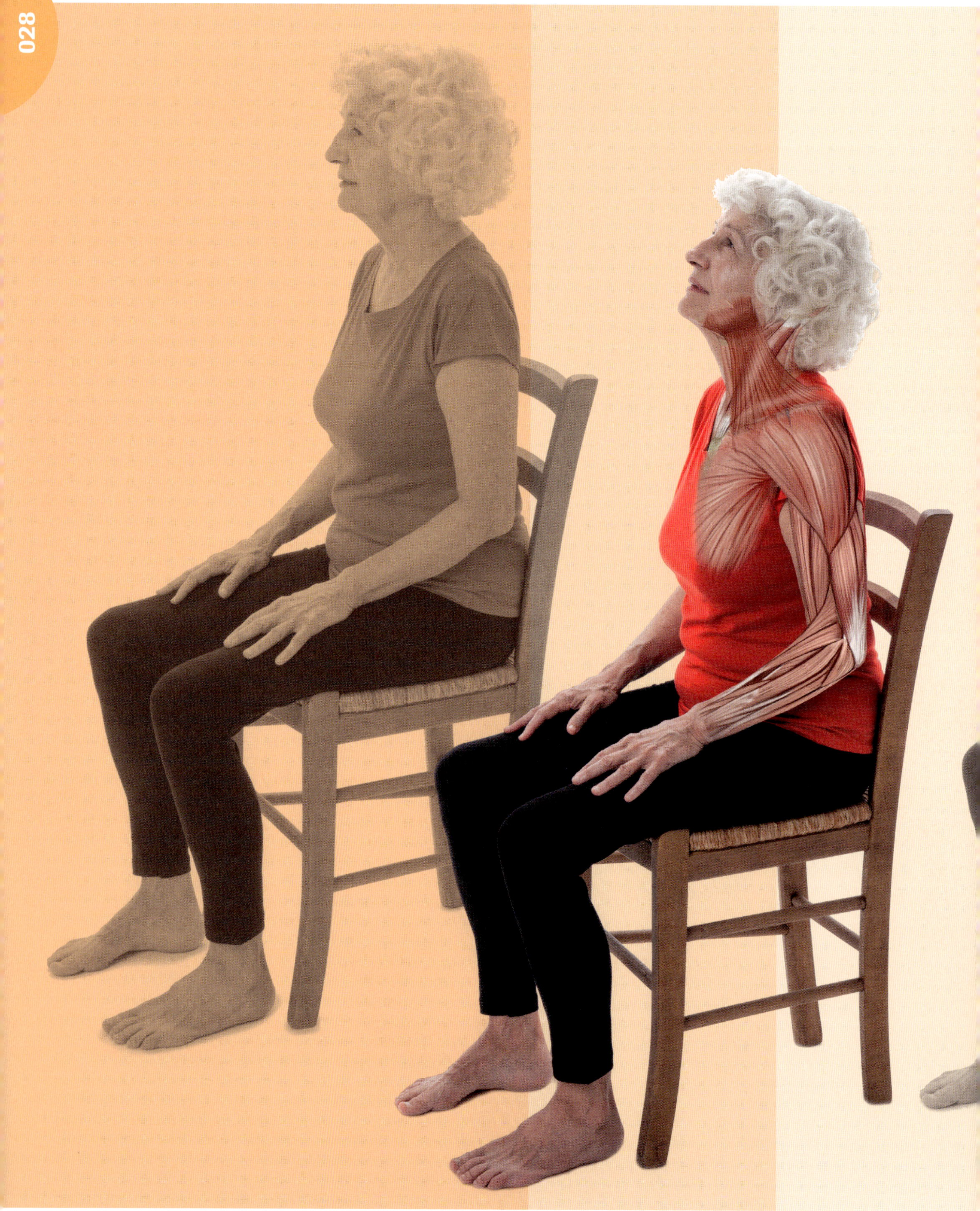

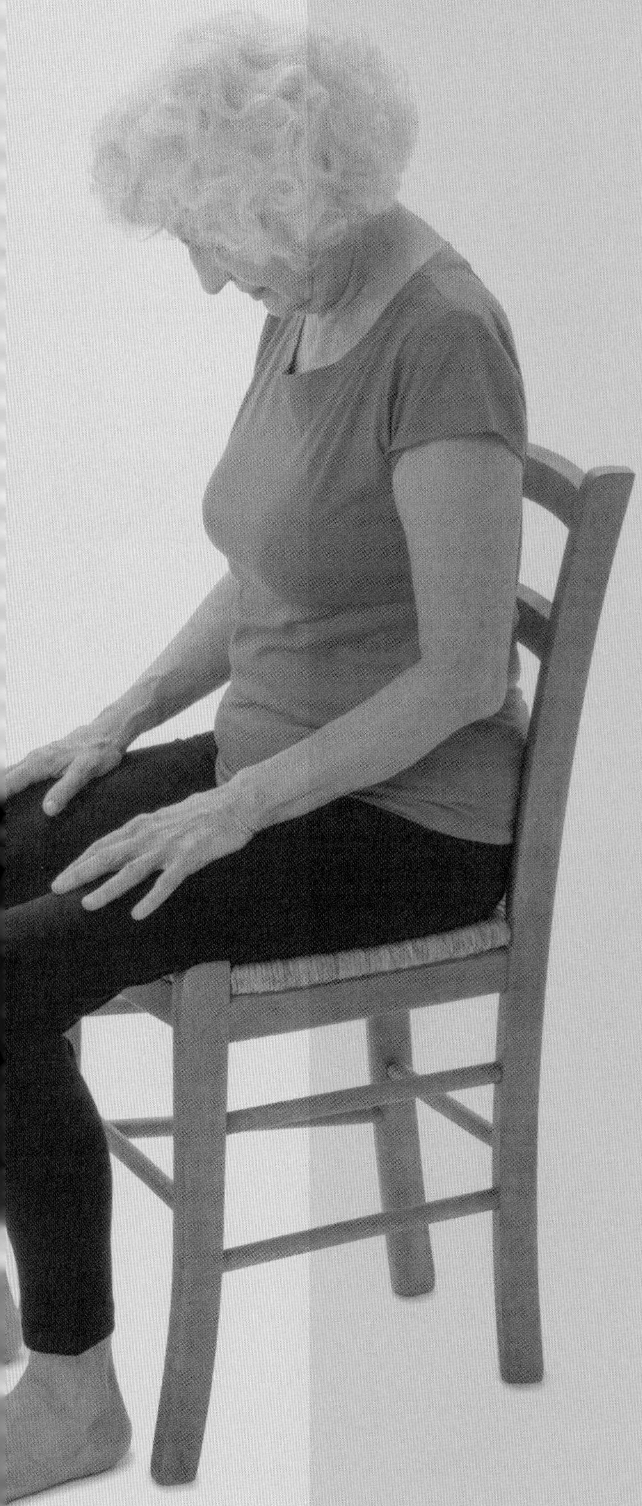

Dehnungen des Halses

Die Position des Kopfes entscheidet über die Körperhaltung. Deshalb ist seine Ausrichtung in Bezug auf den Oberkörper besonders wichtig für eine erfolgreiche Korrektur der Haltung. Ein steifer, unbeweglicher Hals und ein Kopf, der sich lange Zeit in derselben Position befindet, können auf lange Sicht verschiedene Probleme an den Halswirbeln und an der Muskulatur des Halses verursachen.

Die folgenden Dehnübungen tragen dazu bei, Verspannungen des Halses zu lösen, seine Beweglichkeit zu fördern und den Hals zu kräftigen.

Dieses Kapitel enthält Übungen mit isometrischen Kontraktionen. Sie tragen entscheidend zur Verbesserung des Muskeltonus am Hals bei und helfen, mögliche Verletzungen in diesem Bereich zu vermeiden oder zu lindern.

Dynamische Dehnungen des Halses. Flexion und Extension

AUSGANGSPOSITION

- Ausgangsposition 2 einnehmen.

TECHNIK

- Einatmen. Beim Ausatmen den Kopf nach unten neigen, ohne den Rücken zu bewegen, sodass sich das Kinn zum Brustkorb senkt.
- Beim nächsten Einatmen den Kopf heben und so weit nach hinten bewegen, wie es angenehm ist, ohne etwas zu forcieren.
- Beim Ausatmen den Kopf wieder zum Brustkorb senken. Die ganze Übung 6 bis 10 Mal wiederholen.

NUTZEN

Gilt für alle Dehnungen des Halses

- Lindert Schmerzen im Bereich von Hals und Halswirbelsäule. Baut Verspannungen in dieser Region ab, indem deren Muskulatur gelockert und gekräftigt wird.
- Entspannt den Kiefer und beugt Kopfschmerzen vor.

VORSICHT

- Falls das Risiko von Schwindel oder Übelkeit besteht, sollte diese Dehnübung mit geschlossenen Augen durchgeführt werden.
- Die Dehnung darf nie erzwungen werden. Bei Problemen mit der Halswirbelsäule wird die Übung sanfter ausgeführt, ohne den Punkt der maximalen Dehnung zu erreichen.

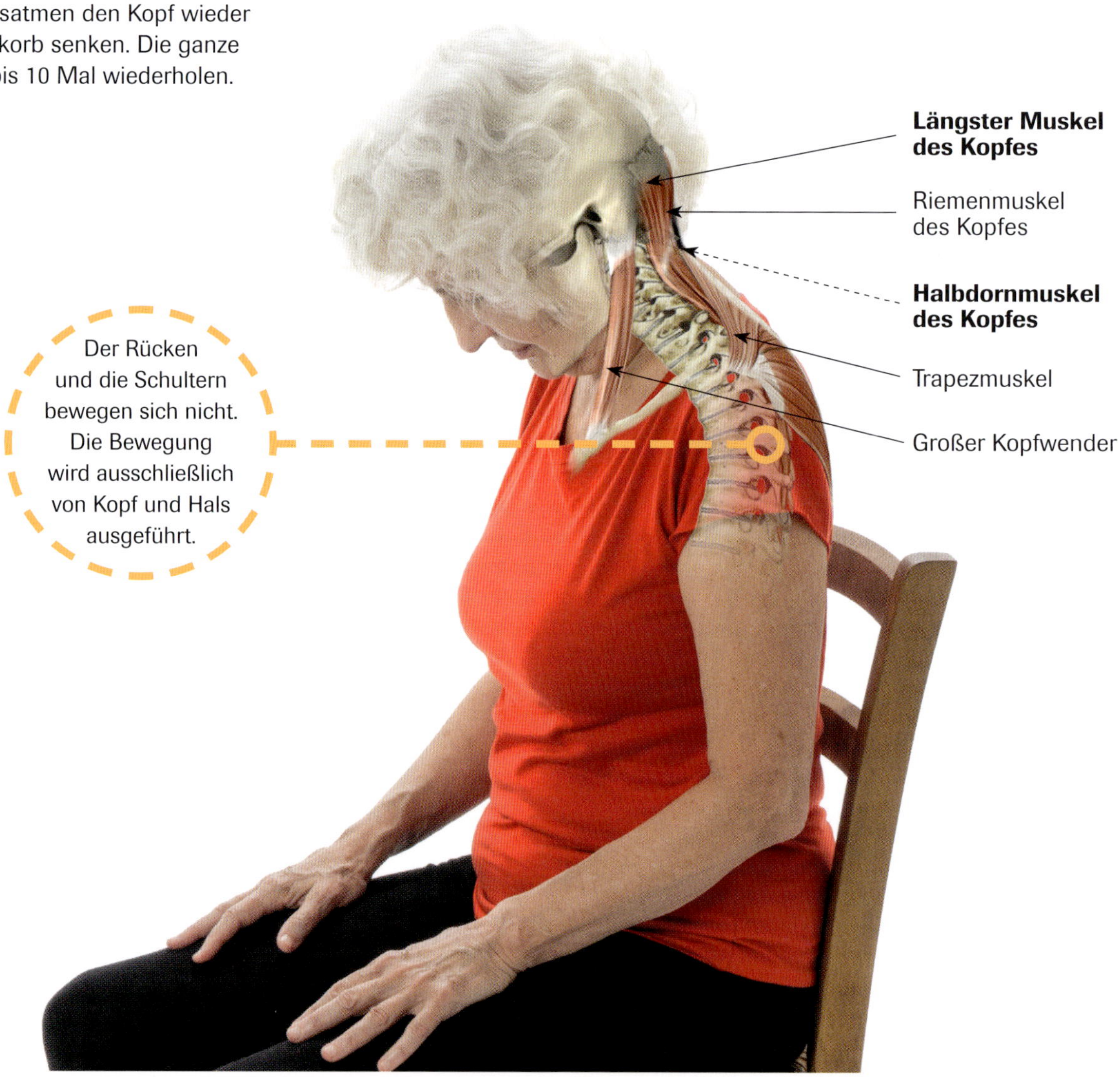

BEWEGUNGSABLAUF

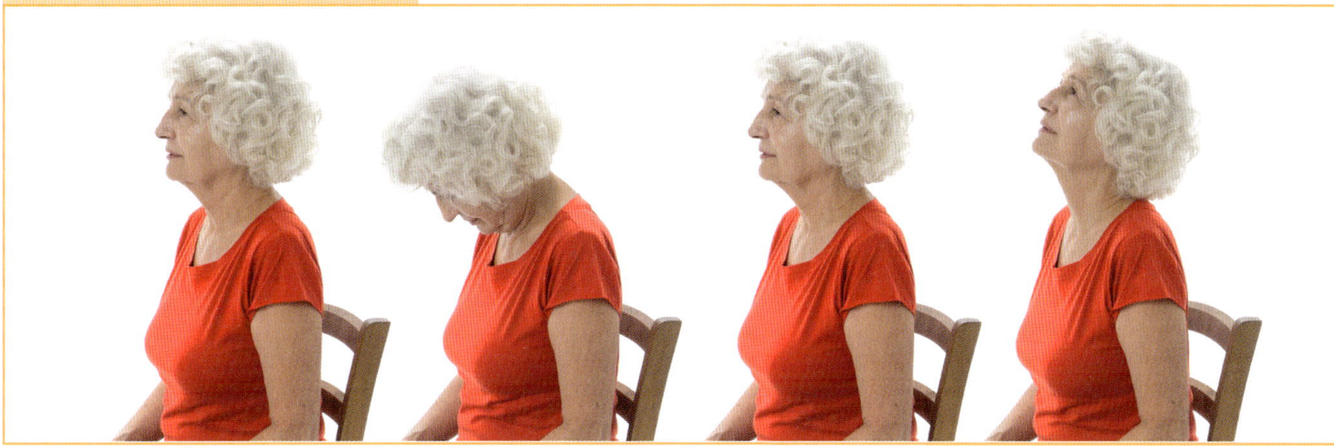

◗ Die gesamte Übung wird mit langsamen und gleichmäßigen Bewegungen mehrfach wiederholt. Der Rhythmus von Einatmen und Ausatmen markiert den Wechsel zwischen den Bewegungen.

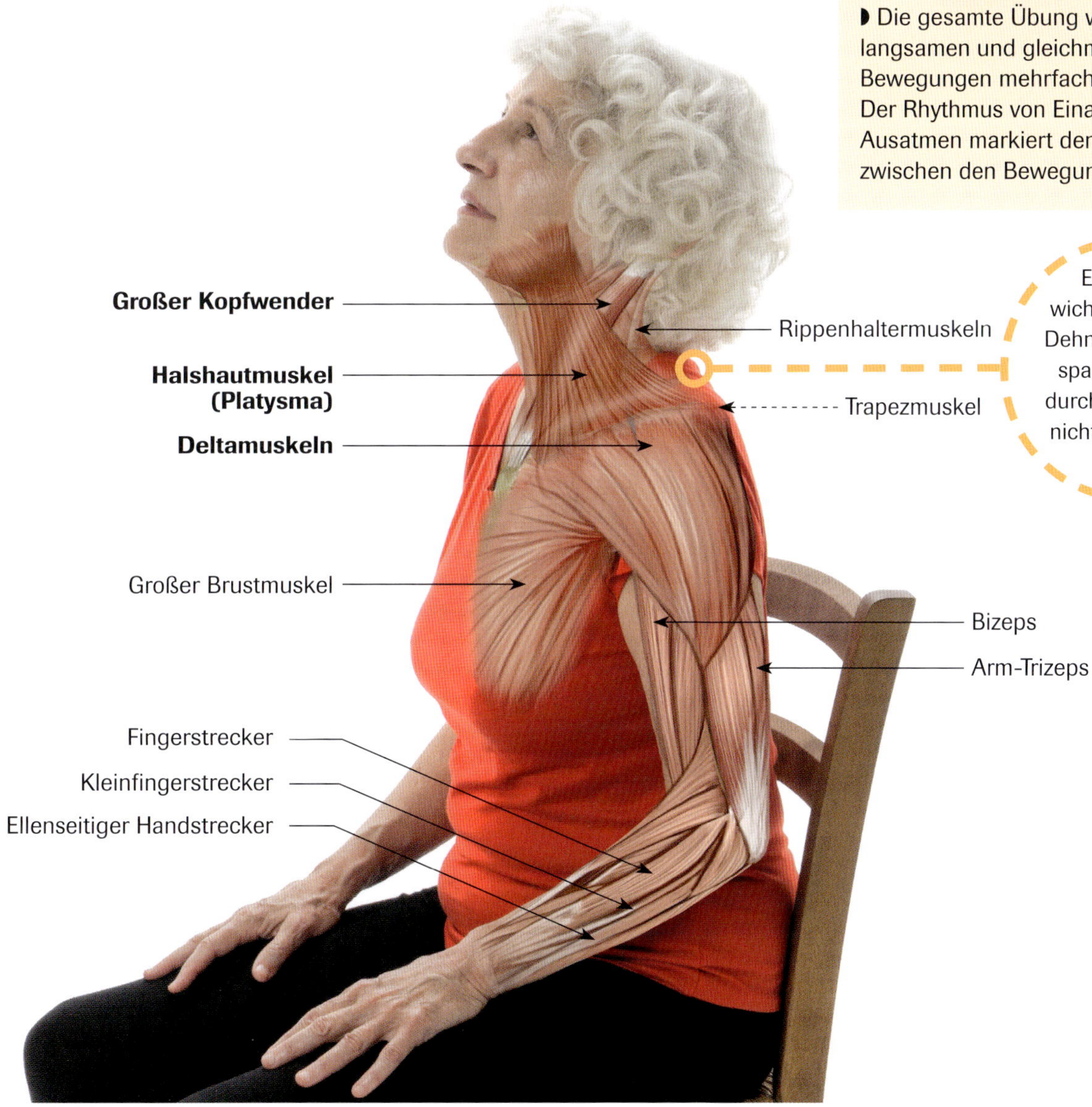

Es ist sehr wichtig, dass die Dehnung mit entspanntem Hals durchgeführt und nicht erzwungen wird.

Dynamische Dehnungen des Halses. Lateralflexion

AUSGANGSPOSITION

- Ausgangsposition 2 einnehmen.

TECHNIK

- Den Kopf nach links beugen, dabei vorne halten und verhindern, dass er nach vorne oder hinten fällt. Den Hals seitlich beugen, sodass sich das Ohr Richtung Schulter bewegt. Rücken und Schultern bewegen sich nicht und bleiben entspannt.
- Nach einigen Sekunden den Kopf heben, bis er sich wieder in der Mitte befindet. Von dieser Position aus den Kopf nach rechts beugen – auf dieselbe Weise wie zuvor nach links – und danach zur Ausgangsposition zurückkehren.
- Die Atmung ist ruhig und langsam.
- Die ganze Übung 6 bis 10 Mal wiederholen.

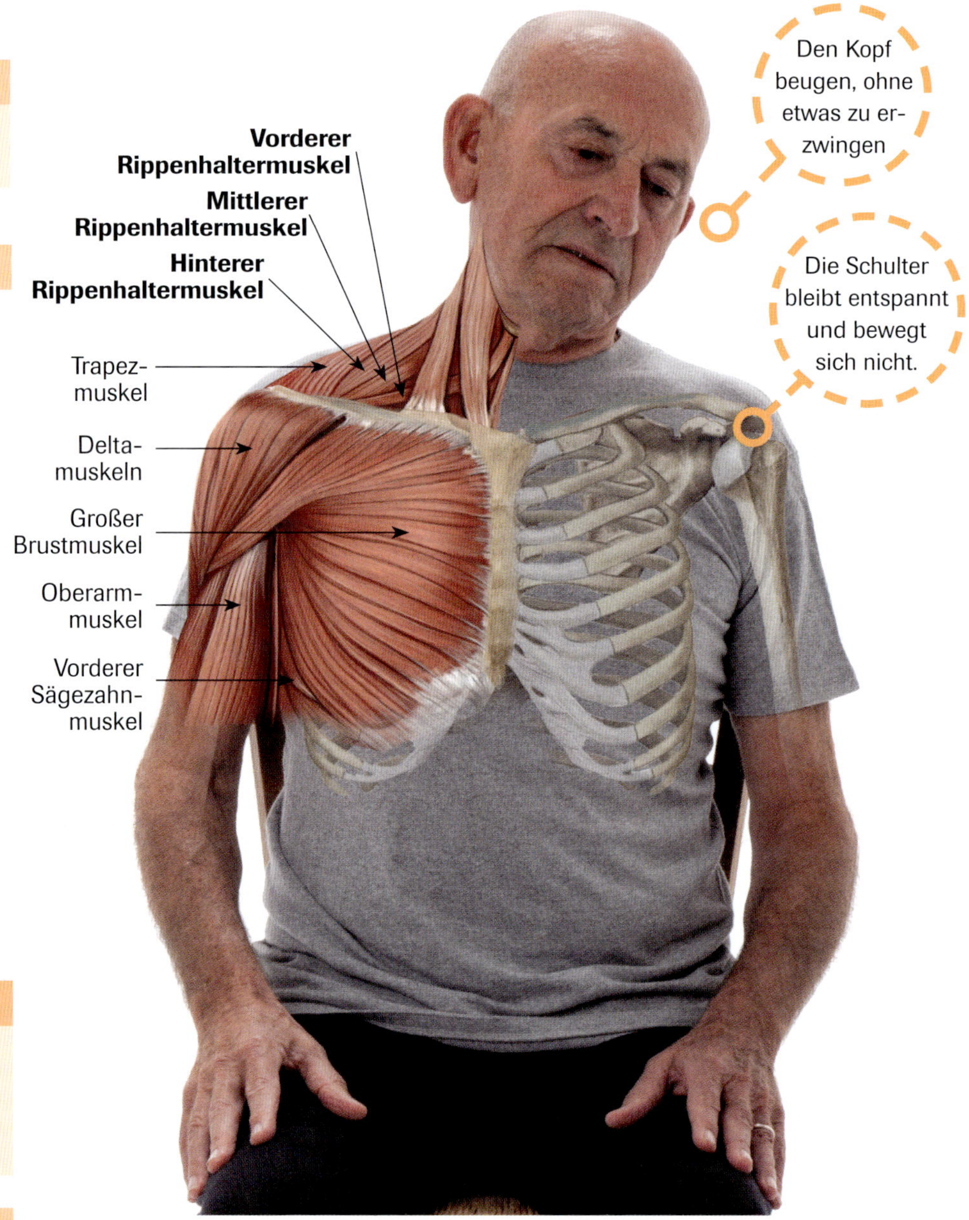

VORSICHT

- Falls Sie eine Spannung im Hals spüren, lassen Sie den Kopf nicht ganz tief zur Seite sinken.

BEWEGUNGSABLAUF

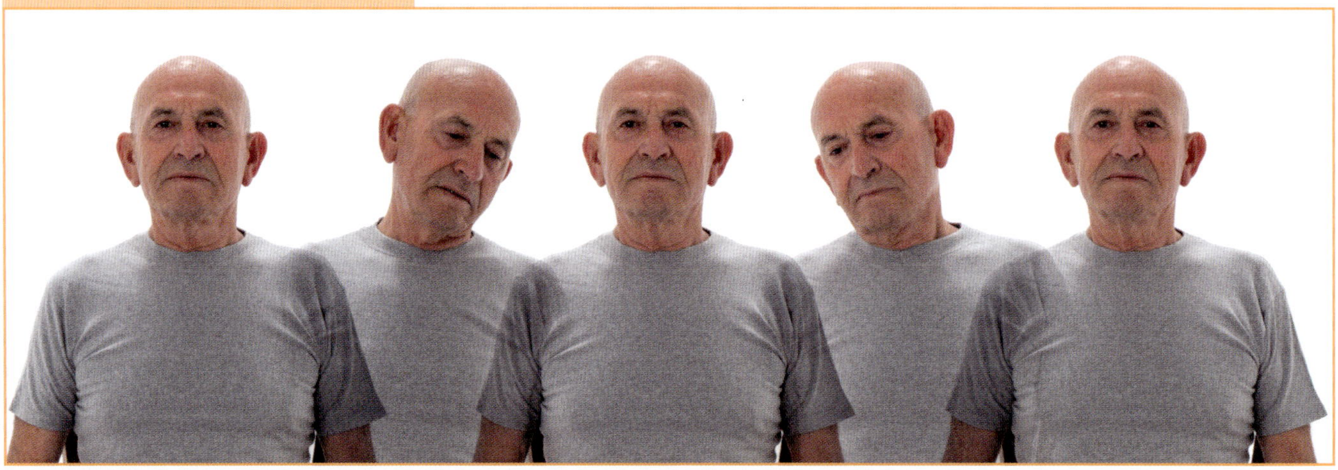

Dynamische Dehnungen des Halses. Rotation

AUSGANGSPOSITION

- Ausgangsposition 2 einnehmen.

TECHNIK

- Den Kopf nach links drehen, ohne dass er nach vorne oder hinten fällt. Rücken und Schultern bewegen sich nicht.
- Nach einigen Sekunden den Kopf nach vorne und von dort aus nach rechts drehen, auf dieselbe Weise wie zuvor. Anschließend wieder zur Ausgangsposition zurückkehren.
- Die Atmung ist ruhig und langsam.
- Die ganze Übung 6 bis 10 Mal wiederholen.

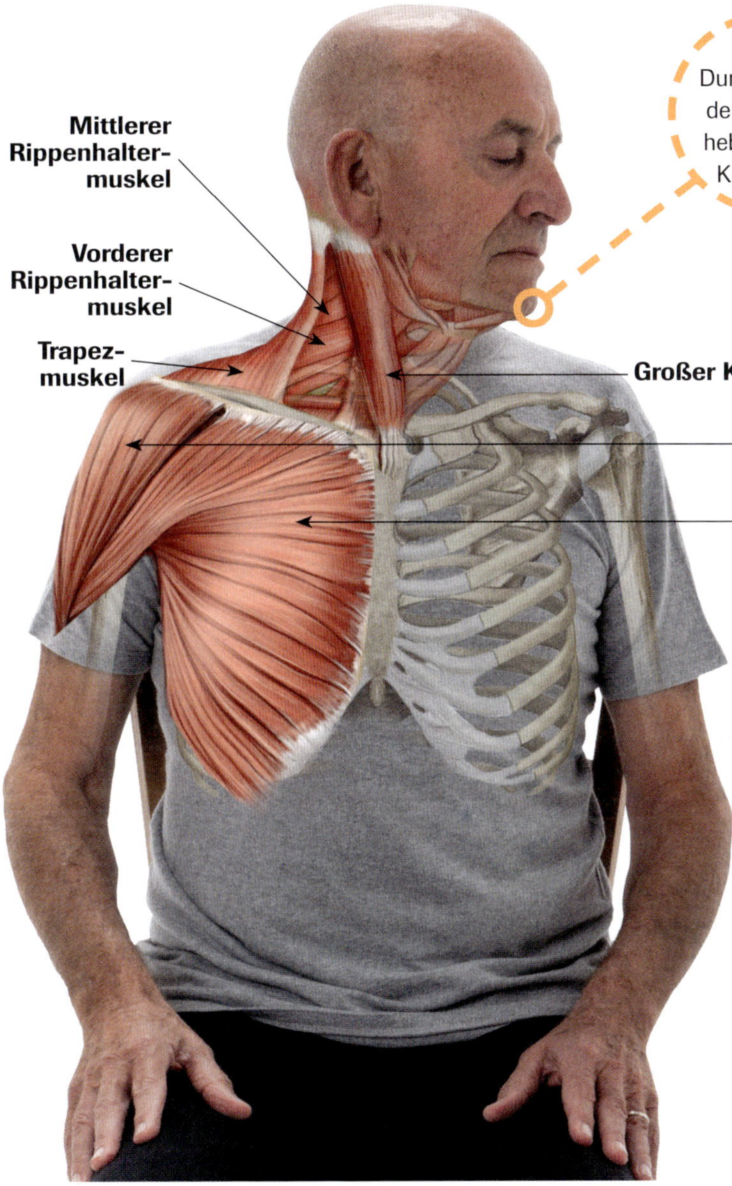

VORSICHT

- Falls Beschwerden auftreten, führen Sie die Rotation nur in die Richtung durch, die Ihnen angenehm ist.

BEWEGUNGSABLAUF

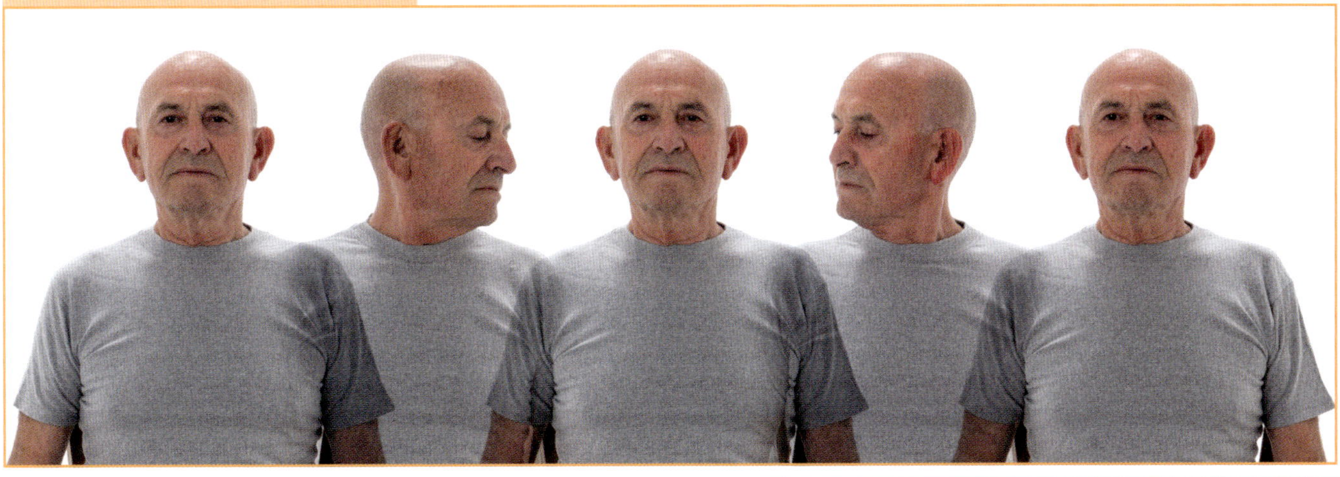

Isometrische Kontraktionen des Halses

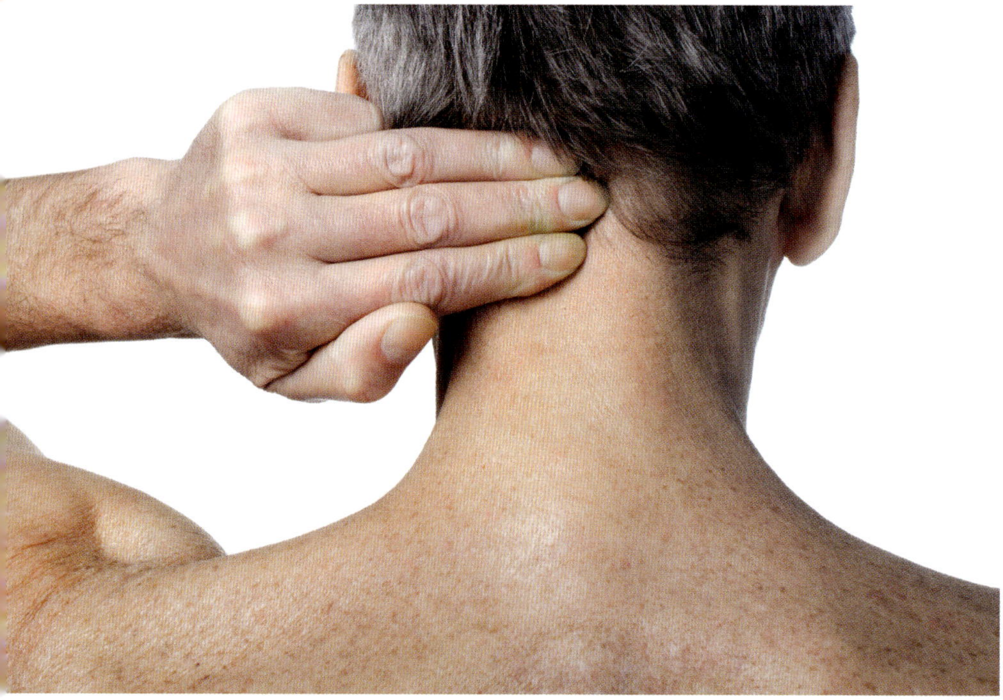

ISOMETRISCHE KONTRAKTIONEN

Die isometrischen Kontraktionen sind Übungen, bei denen es weder zu einer Veränderung der Muskellänge noch zu einer Gelenkbewegung kommt. Es sind zwei Kräfte beteiligt: die Muskelkraft und die von außen durch Sie ausgeübte Kraft. Bei den in diesem Abschnitt präsentierten Übungen wird diese Kraft durch die Hände und Arme angewendet. Während sich einige Muskeln verkürzen, tun dies gleichzeitig auch ihre Antagonisten.

Bei den isometrischen Übungen ist die Entspannung nach der Muskelverkürzung wichtig, da sie bei der Linderung von Problemen helfen kann, die mit Muskeln und Knochen zusammenhängen.

VORSICHT

Gilt für die drei Übungen mit isometrischen Kontraktionen des Halses

- Üben Sie mit den Händen moderaten Druck aus, ohne etwas zu forcieren, damit sich keine Verspannung einstellt, die bei einem empfindlichen Hals zur Verkrampfung führen könnte.
- Bei größeren Beschwerden ist es besser, mit dem Kopf keinen Druck auszuüben und die Übungen ausschließlich mit dem Druck durch die Hände durchzuführen.
- Beobachten Sie während der Kontraktionen Ihre Atmung: Atmen Sie immer gleichmäßig und ruhig, ohne die Luft anzuhalten. Das ist insbesondere bei Personen wichtig, die unter Bluthochdruck oder Gefäßerkrankungen leiden.

NUTZEN

Gilt für die drei Übungen mit isometrischen Kontraktionen des Halses

- Diese Übungen sind ideal, wenn Sie unter starken Schmerzen aufgrund von Arthritis, Arthrose, Muskelkrämpfen und/oder Muskelentzündungen leiden, aufgrund derer es weh tut, den Hals zu bewegen. Sie können Linderung bringen und durch die Entspannung nach der Kontraktion vorteilhaft sein.
- Durch die Verbesserung des Muskeltonus tragen diese Übungen zur Linderung von Problemen mit der Halswirbelsäule und Halsmuskulatur bei.

◀◀◀ Dynamische Dehnungen des Halses. Rotation

Isometrische Kontraktionen. Hand an der Schläfe

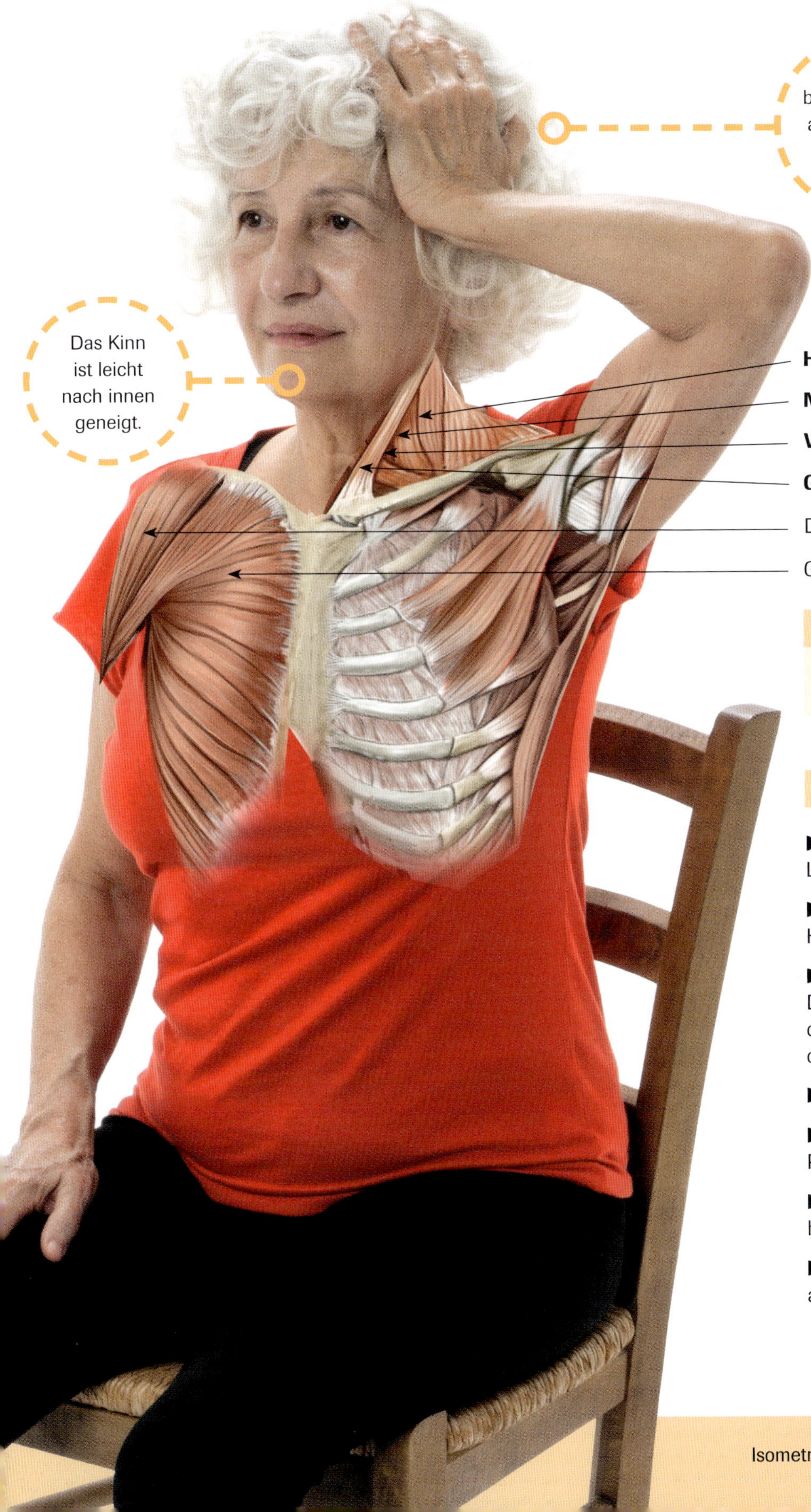

AUSGANGSPOSITION

- Ausgangsposition 2 einnehmen.

TECHNIK

- Ruhig ein- und ausatmen, ohne die Luft anzuhalten.
- Legen Sie die Innenfläche der linken Hand an die linke Schläfe.
- Üben Sie mit der Handfläche leichten Druck auf die Schläfe aus, während der Kopf sanft gegen die Hand drückt, ohne seine Position zu verändern.
- Den Druck 6 Sekunden halten.
- Hals und Hand entspannen, ohne die Position zu verändern.
- Die ganze Übung zweimal wiederholen.
- Anschließend den kompletten Ablauf auf der rechten Seite wiederholen.

Isometrische Kontraktionen. Hände auf der Stirn ▶▶▶

Isometrische Kontraktionen. Hände auf der Stirn

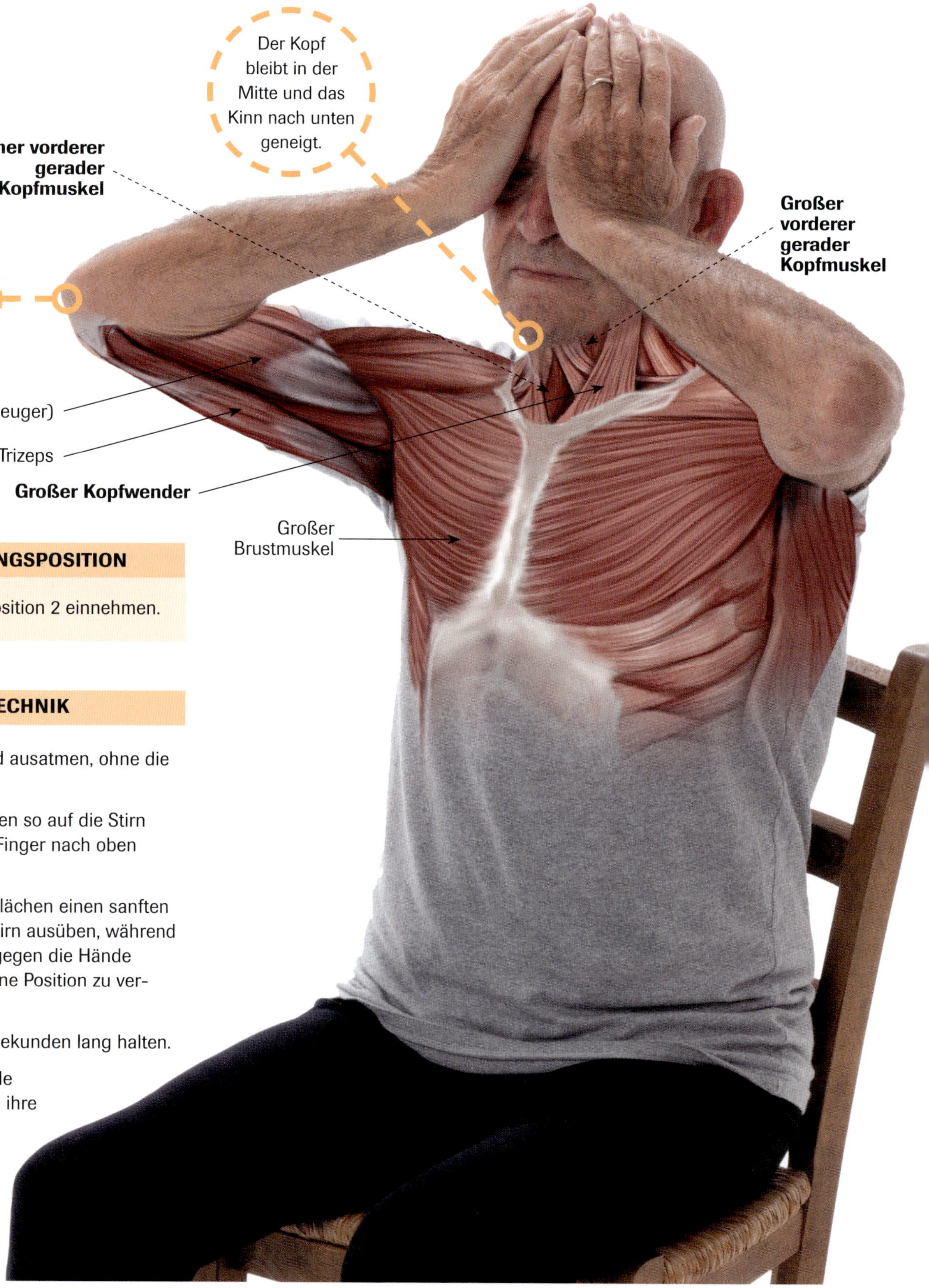

AUSGANGSPOSITION

- Ausgangsposition 2 einnehmen.

TECHNIK

- Ruhig ein- und ausatmen, ohne die Luft anzuhalten.
- Die Handflächen so auf die Stirn legen, dass die Finger nach oben zeigen.
- Mit den Handflächen einen sanften Druck auf die Stirn ausüben, während der Kopf leicht gegen die Hände drückt, ohne seine Position zu verändern.
- Den Druck 6 Sekunden lang halten.
- Hals und Hände entspannen und ihre Position nicht verändern.
- Die ganze Übung zweimal wiederholen.

Isometrische Kontraktionen. Hände hinter dem Kopf

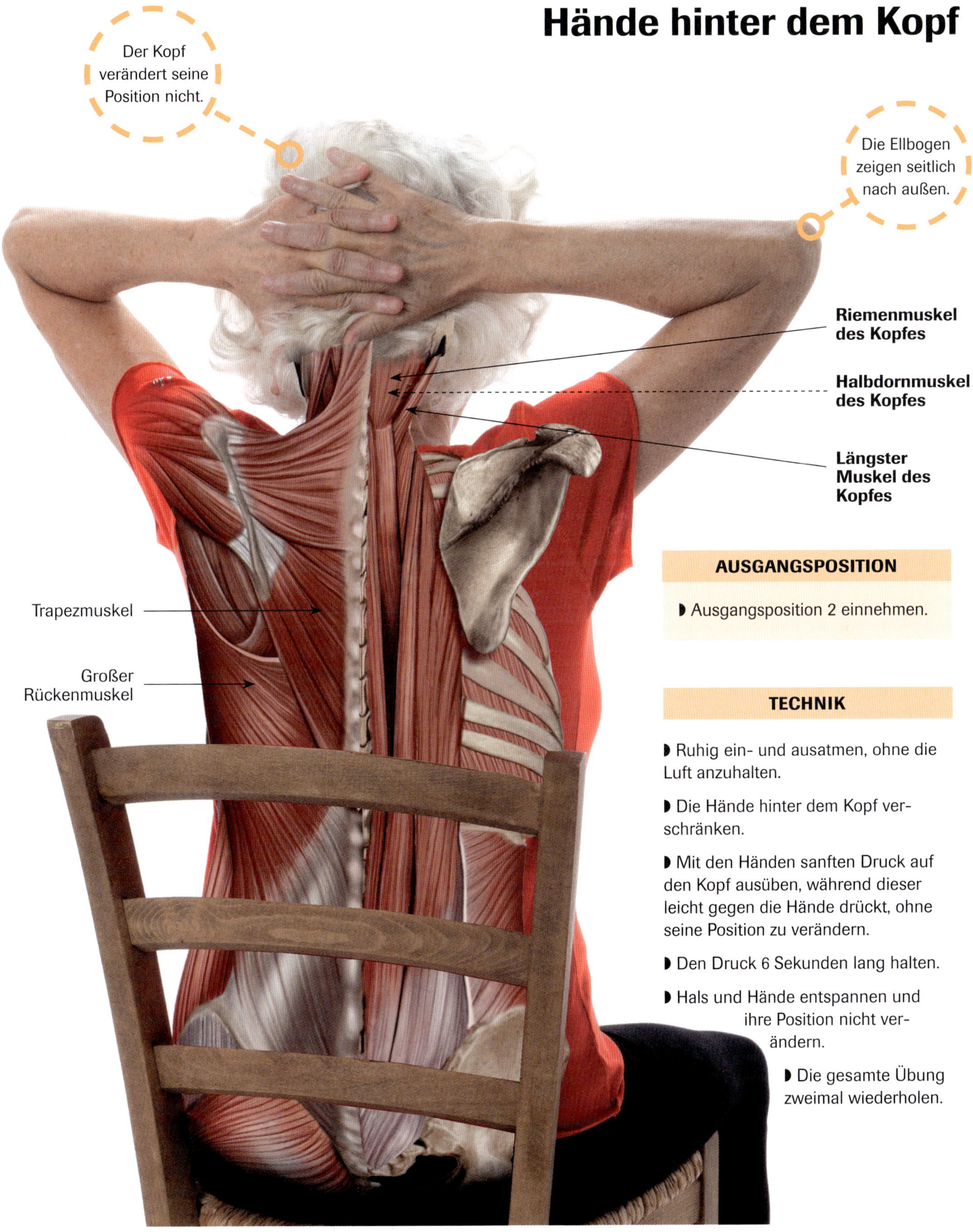

AUSGANGSPOSITION

- Ausgangsposition 2 einnehmen.

TECHNIK

- Ruhig ein- und ausatmen, ohne die Luft anzuhalten.
- Die Hände hinter dem Kopf verschränken.
- Mit den Händen sanften Druck auf den Kopf ausüben, während dieser leicht gegen die Hände drückt, ohne seine Position zu verändern.
- Den Druck 6 Sekunden lang halten.
- Hals und Hände entspannen und ihre Position nicht verändern.
- Die gesamte Übung zweimal wiederholen.

Statische Dehnungen des Halses. Flexion

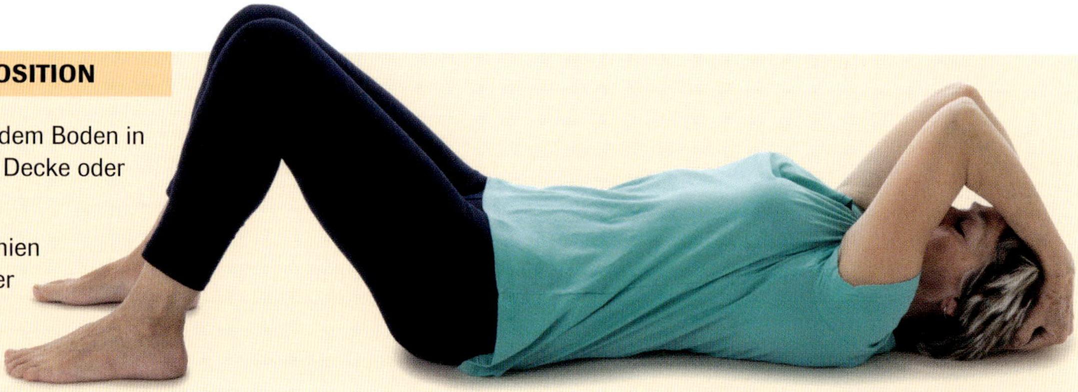

AUSGANGSPOSITION

- Legen Sie sich auf dem Boden in Rückenlage auf eine Decke oder Matte.
- Die Beine in den Knien anwinkeln, sodass der Bereich der Lendenwirbelsäule gestützt ist und auf dem Boden ruht.
- Die Füße und Knie hüftbreit auseinander aufstellen, während die Füße nach vorne zeigen und parallel zueinander sind.
- Den Kopf auf der Höhe des Scheitels mit den Händen umfassen, die Ellbogen, Unterarme und äußere Kante der Hände so weit wie möglich einander annähern. Falls es Ihnen schwerfällt, diese Position einzunehmen, können Sie auch die Hände mit auf Höhe des Scheitels verschränkten Fingern hinter den Kopf legen.
- Die Lippen sind leicht geöffnet, der Kiefer ist entspannt.

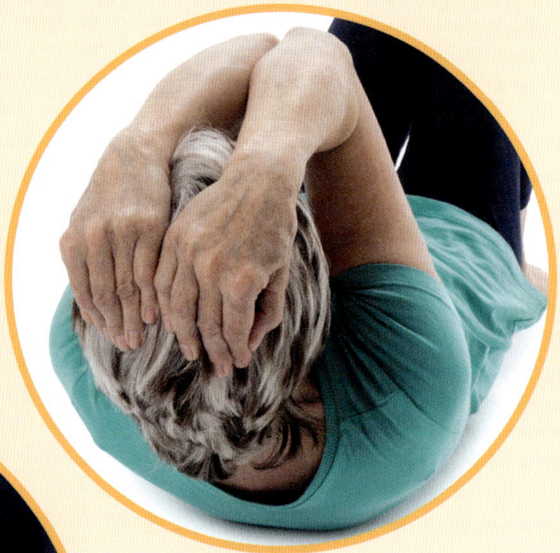

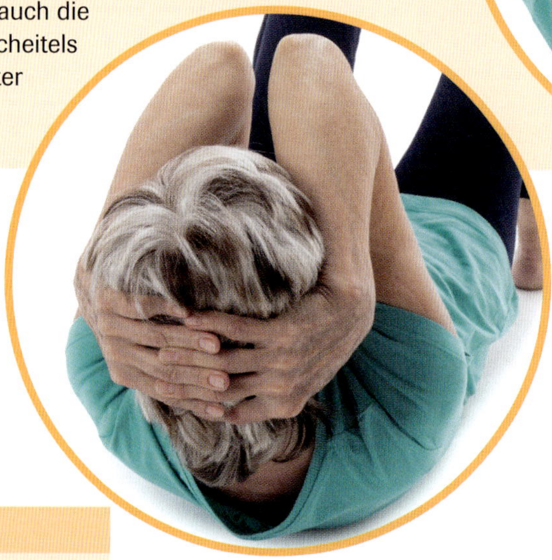

NUTZEN

- Diese Übung korrigiert die Hyperlordose im Bereich der Halswirbelsäule, indem die richtige Positionierung der Wirbel unterstützt und mögliche Einklemmungen aufgehoben werden.
- Verringert Verspannungen und Beschwerden im Bereich des Halses durch eine Kräftigung seiner Muskulatur.

VORSICHT

- Dosieren Sie sehr vorsichtig den Zug, den Sie mit Ihren Händen ausüben, während Sie den Kopf heben und senken, und achten Sie darauf, die Übung sanft und langsam durchzuführen.
- Falls der Bereich Ihrer Halswirbelsäule empfindlich ist, üben Sie während der Haltephase der Dehnung keinen Zug aus: Die Hände halten dann lediglich den Kopf.

◀◀◀ Isometrische Kontraktionen. Hände auf der Stirn und Hände hinter dem Kopf

TECHNIK

- Atmen Sie in der Ausgangsposition ein. Beim Ausatmen heben Sie langsam den Kopf, indem Sie mit den Händen ziehen. Dadurch beugen Sie den Kopf nach vorne und senken das Kinn in Richtung Brustkorb.
- Brustkorb und der Bereich der Lendenwirbelsäule heben sich nicht vom Boden, lediglich der Bereich der Halswirbelsäule wird angehoben.
- Halten Sie die Dehnung, während Sie 5 bis 10 Sekunden gleichmäßig ein- und ausatmen.
- Beim Einatmen senkt sich der Kopf allmählich wieder zum Boden. Die Hände stützen den Kopf dabei weiterhin und üben einen Zug aus, der dazu beiträgt, dass die Halswirbelsäule gestreckt und das Kinn nach vorne geneigt wird, bis die Wirbel wieder auf dem Boden ruhen.
- Die gesamte Übung dreimal wiederholen.

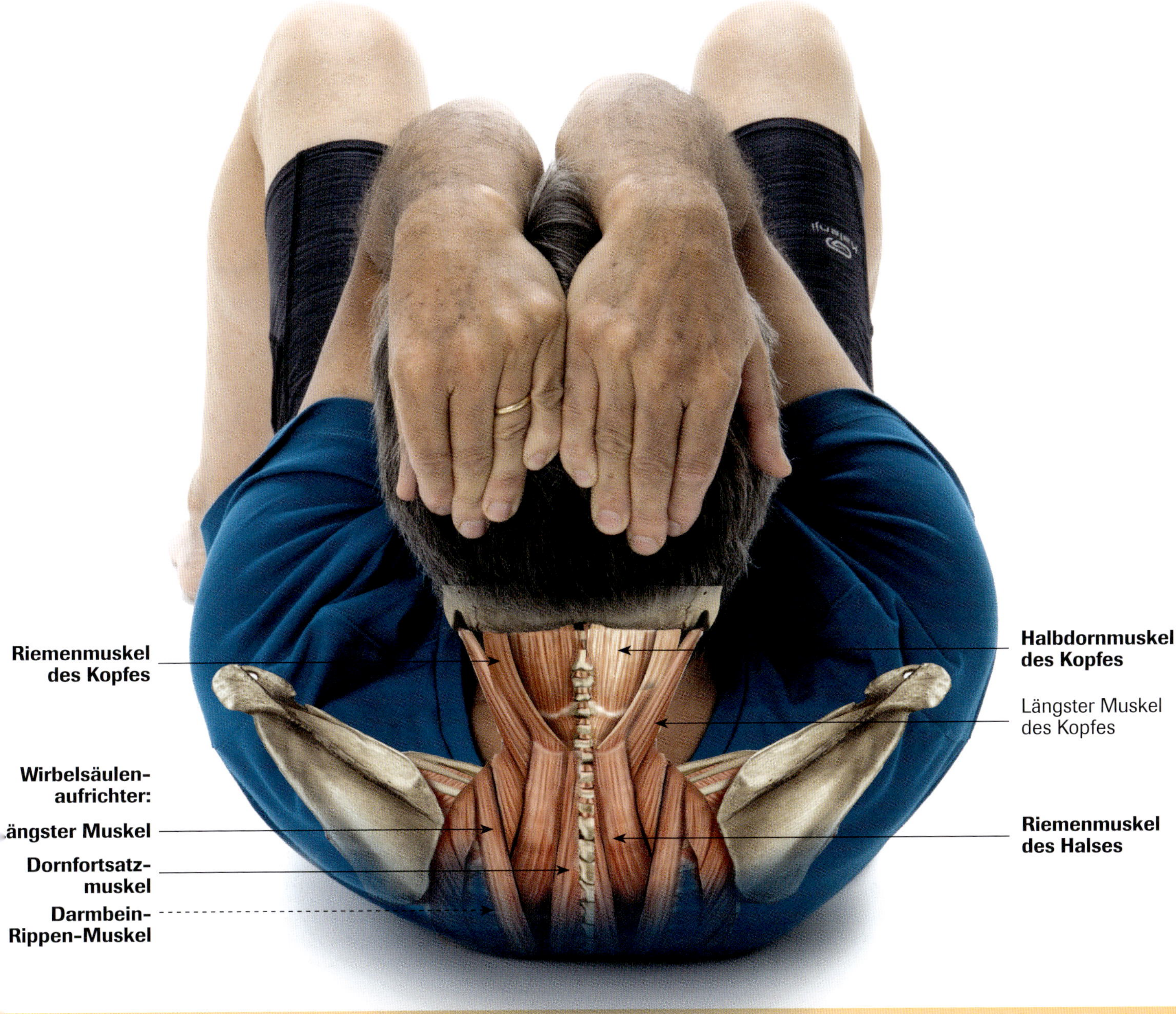

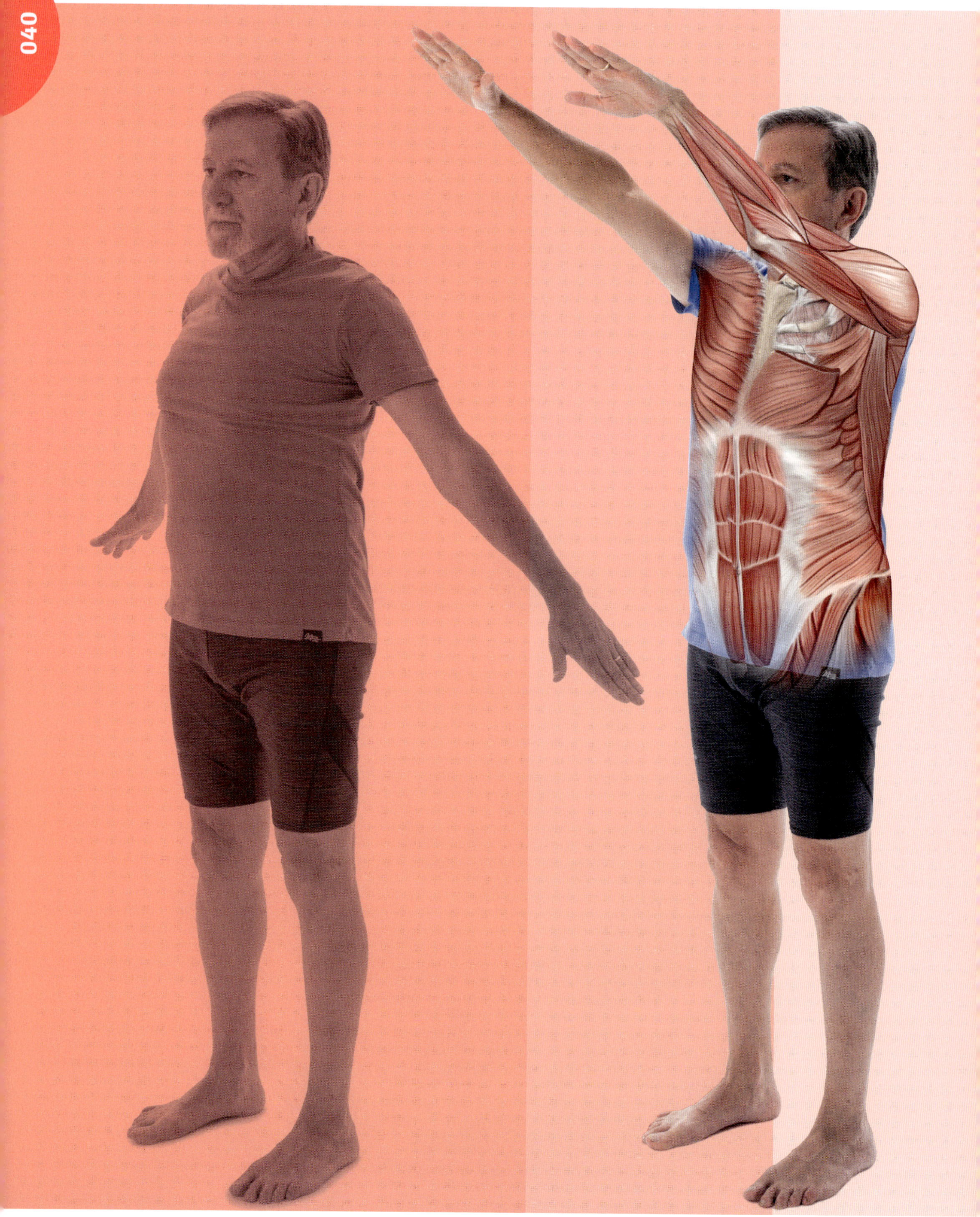

◀◀◀ Statische Dehnungen des Halses. Flexion

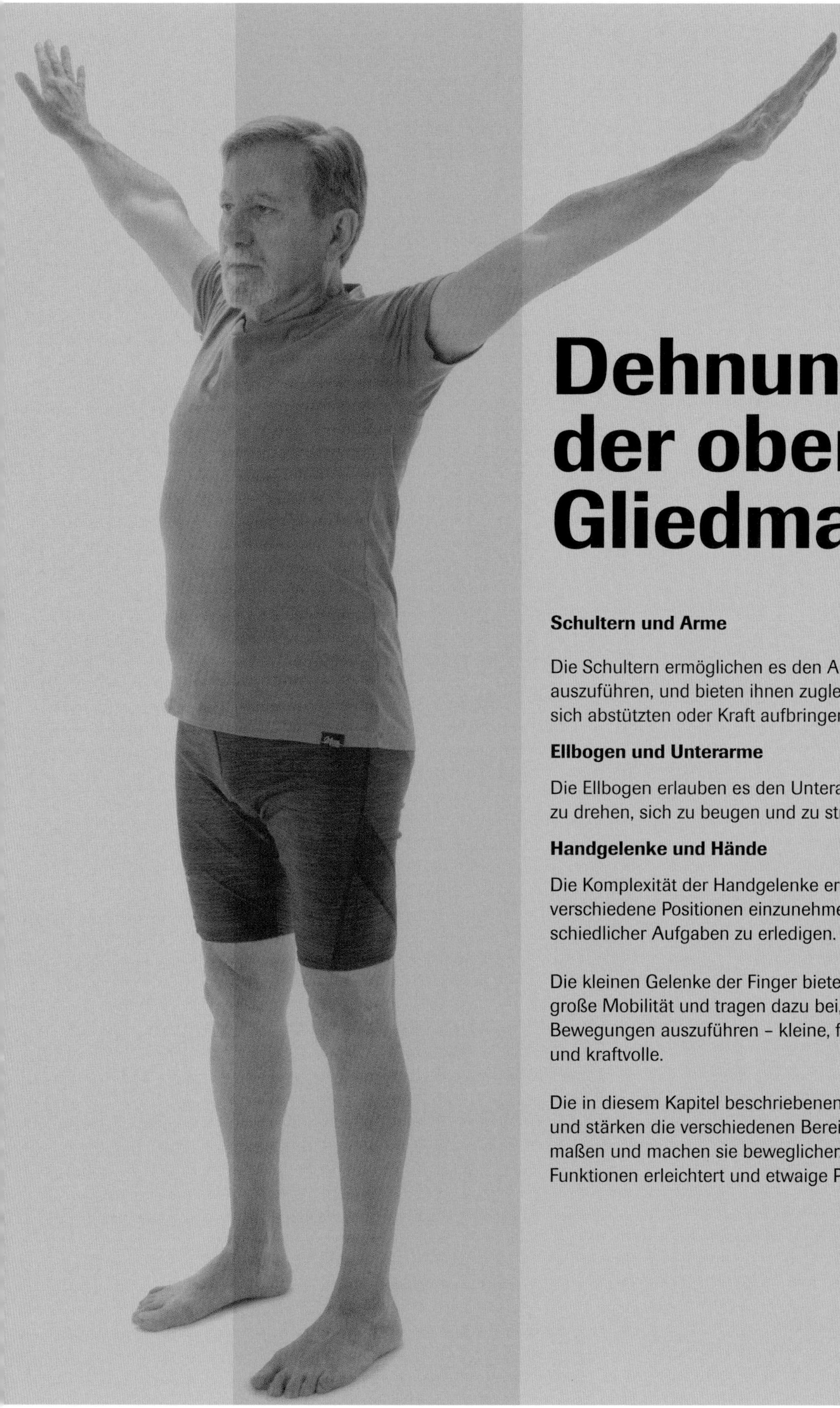

Dehnungen der oberen Gliedmaßen

Schultern und Arme

Die Schultern ermöglichen es den Armen, große Bewegungen auszuführen, und bieten ihnen zugleich Stabilität, wenn sie sich abstützten oder Kraft aufbringen müssen.

Ellbogen und Unterarme

Die Ellbogen erlauben es den Unterarmen, sich um ihre Achse zu drehen, sich zu beugen und zu strecken.

Handgelenke und Hände

Die Komplexität der Handgelenke ermöglicht es den Händen, verschiedene Positionen einzunehmen und eine Vielzahl unterschiedlicher Aufgaben zu erledigen.

Die kleinen Gelenke der Finger bieten darüber hinaus eine große Mobilität und tragen dazu bei, vielfältige Gesten und Bewegungen auszuführen – kleine, feine ebenso wie große und kraftvolle.

Die in diesem Kapitel beschriebenen Dehnungen entspannen und stärken die verschiedenen Bereiche der oberen Gliedmaßen und machen sie beweglicher. Dadurch werden deren Funktionen erleichtert und etwaige Probleme reduziert.

Dynamische Dehnungen der Schultern. Elevation und Depression

AUSGANGSPOSITION

- Ausgangsposition 1 einnehmen.

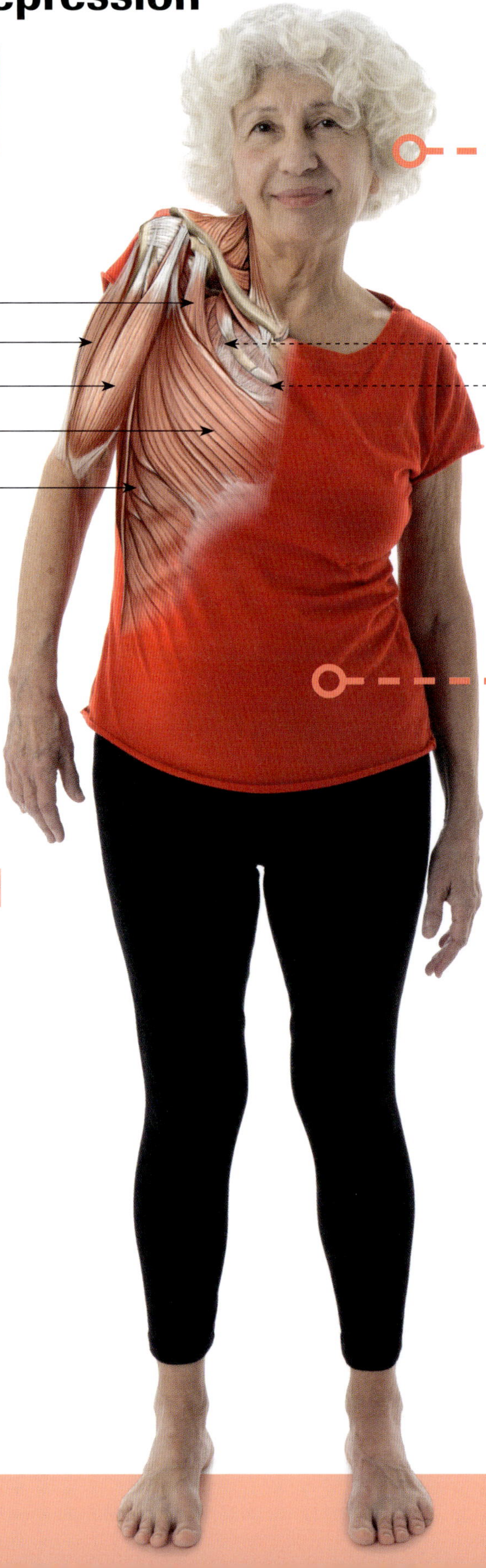

TECHNIK

- Die rechte Schulter Richtung Ohr anheben, während die linke Schulter nach unten sinkt.
- Die Dehnung einige Sekunden halten und danach auf der anderen Körperseite durchführen: die rechte Schulter nach und nach senken und die linke anheben.
- Die gesamte Übung sanft 10 bis 15 Mal wiederholen.

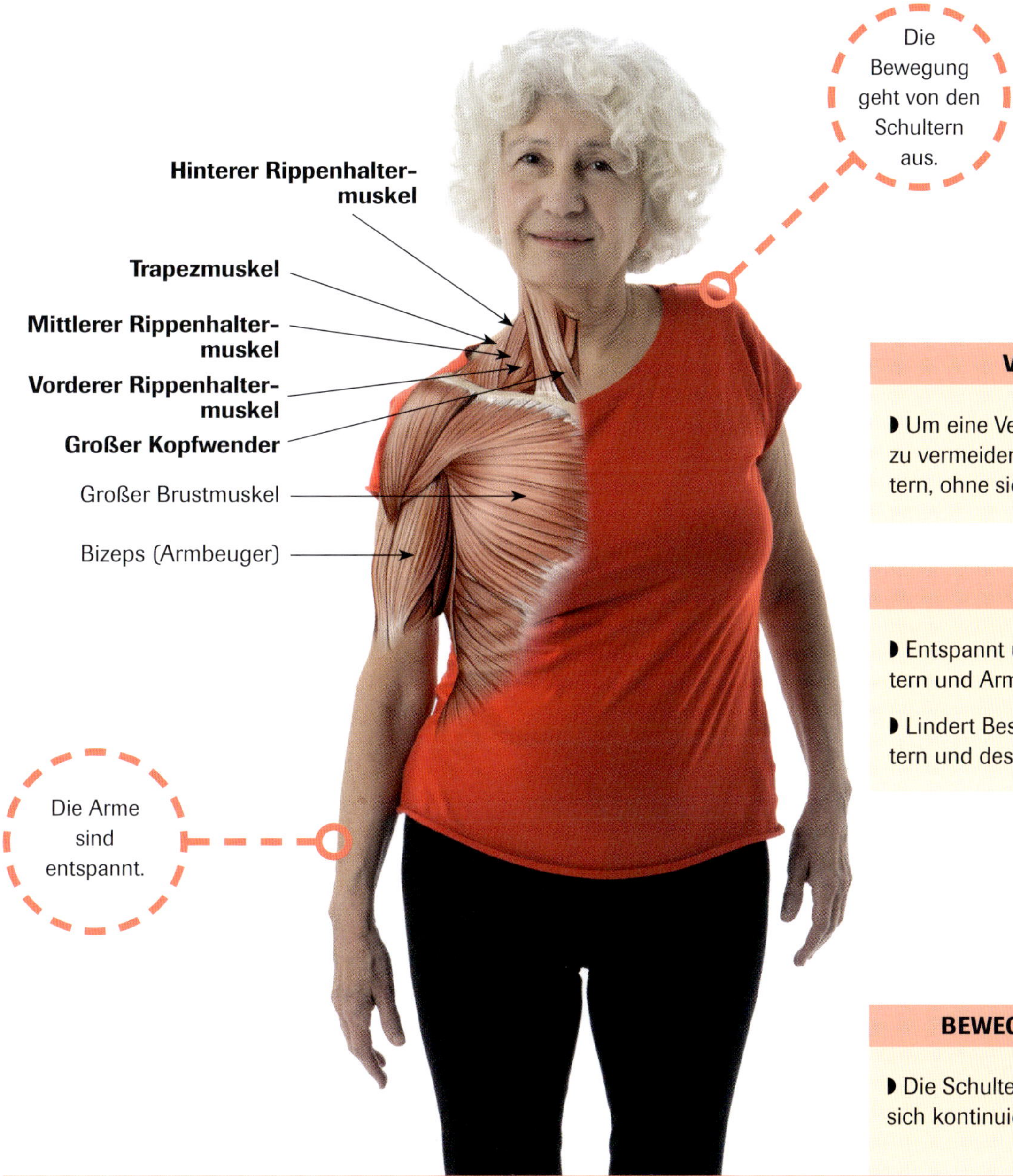

VORSICHT

◗ Um eine Verspannung des Halses zu vermeiden, heben Sie die Schultern, ohne sie anzuspannen.

NUTZEN

◗ Entspannt und mobilisiert Schultern und Arme.

◗ Lindert Beschwerden der Schultern und des Halses.

BEWEGUNGSABLAUF

◗ Die Schultern heben und senken sich kontinuierlich und rhythmisch.

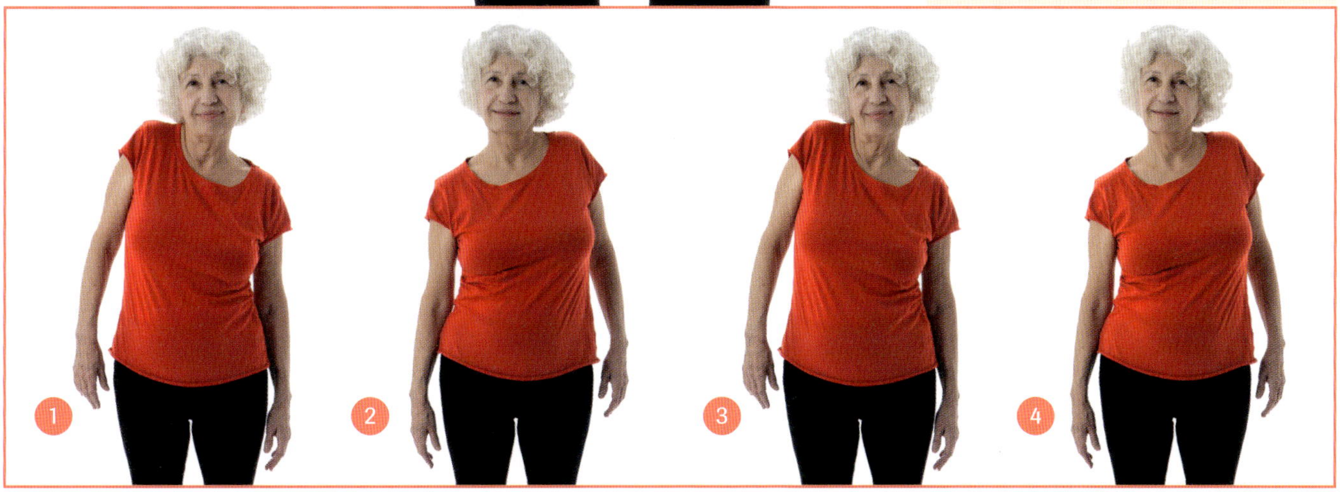

Dynamische Dehnungen der Schultern und Arme. Propulsion und Retropulsion ▶▶▶

Dynamische Dehnungen der Schultern und Arme. Propulsion und Retropulsion

AUSGANGSPOSITION

- Ausgangsposition 1 einnehmen.

TECHNIK

- Einatmen. Beim Ausatmen die Schultern nach vorne und nach innen bewegen, ohne sie anzuheben (Propulsion). Die Bewegung geht von den Schultern aus, nicht von den Armen, welche diese lediglich begleiten.
- Einatmen, dabei zur Ausgangsposition zurückkehren und von dort aus die Schultern nach hinten und nach außen bewegen, ohne sie anzuheben (Retropulsion).
- Ausatmen, dabei zur Ausgangsposition zurückkehren. Die gesamte Übung 10 bis 20 Mal wiederholen.

NUTZEN

- Reduziert die Anspannung der Schultern, erhöht dadurch ihre Beweglichkeit und lindert Steifheit der Muskeln.
- Hilft bei der Heilung etwaiger Verletzungen am Schultergelenk.

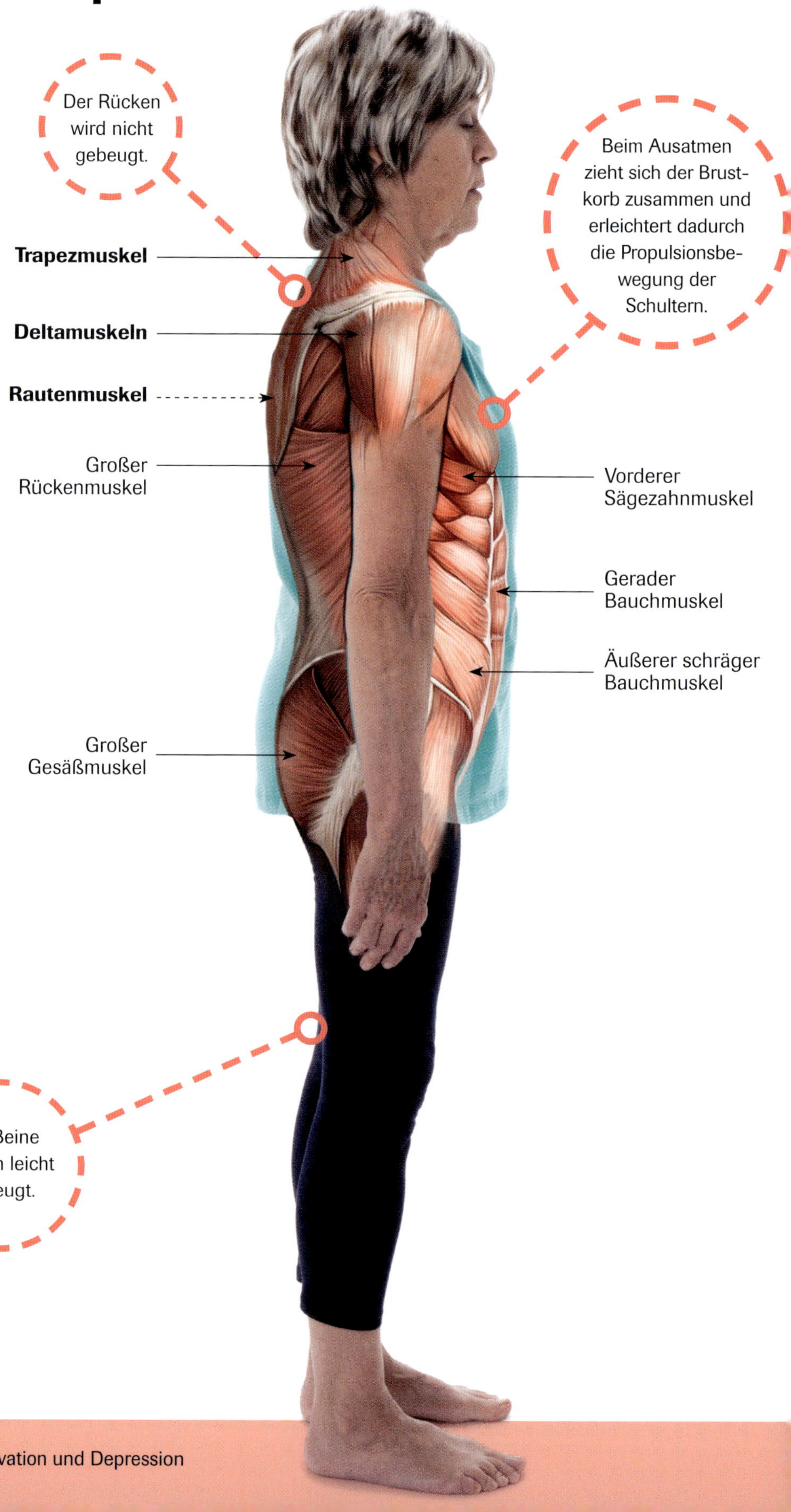

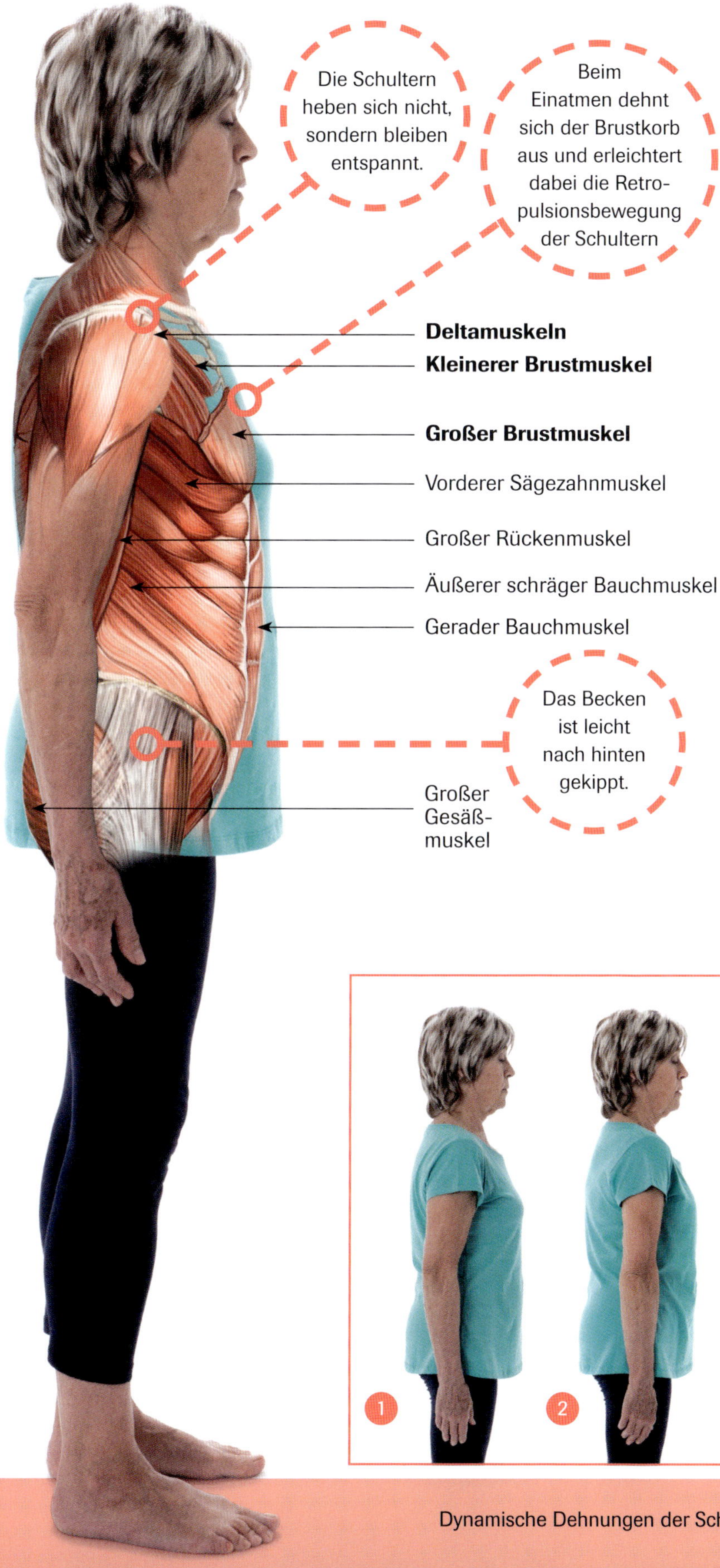

VORSICHT

- Falls Sie Probleme mit dem Schultergelenk haben, sollten Sie die Retropulsion nicht erzwingen.

BEWEGUNGSABLAUF

- Führen Sie den Wechsel zwischen Propulsion und Retropulsion langsam und bewusst durch. Begleiten Sie jede Bewegung mit der entsprechenden Atemphase (Einatmen und Ausatmen).

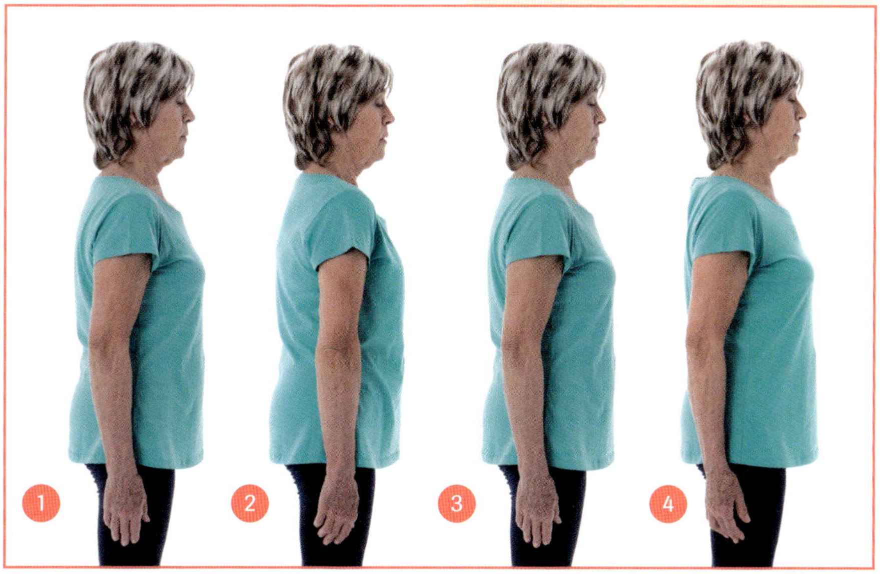

Dynamische Dehnungen der Schultern und Arme. Außen- und Innenrotation

AUSGANGSPOSITION

- Ausgangsposition 1 einnehmen.

TECHNIK

- Die Arme werden angehoben und seitlich vom Körper weggestreckt, sodass sie mit dem Oberkörper einen 70-Grad-Winkel bilden.
- Beim Einatmen Hände und Arme nach außen drehen sowie nach und nach die Handgelenke nach außen drehen, sodass insgesamt eine Außenrotation (Supination) mit Schultern und Armen entsteht.
- Beim Ausatmen Hände und Arme nach innen drehen und von dort aus auch die Handgelenke nach innen drehen, sodass insgesamt eine Innenrotation (Pronation) mit Schultern und Armen entsteht.
- Beim Einatmen zur Ausgangsposition zurückkehren und die gesamte Übung 10 bis 15 Mal wiederholen.

NUTZEN

- Schmiert und versorgt die Schultergelenke, sodass ihrer Abnutzung vorgebeugt wird.
- Stärkt die Muskulatur von Schultern und Armen, kräftigt den Bizeps (Armbeuger) und den Arm-Trizeps, um deren Erschlaffung zu verhindern.

VORSICHT

- Falls Sie Beschwerden in den Schultern haben, sollten Sie bei diesen Dehnungen die Arme weniger weit anheben, sodass beispielsweise nur ein Winkel von 45 Grad mit dem Rumpf entsteht.

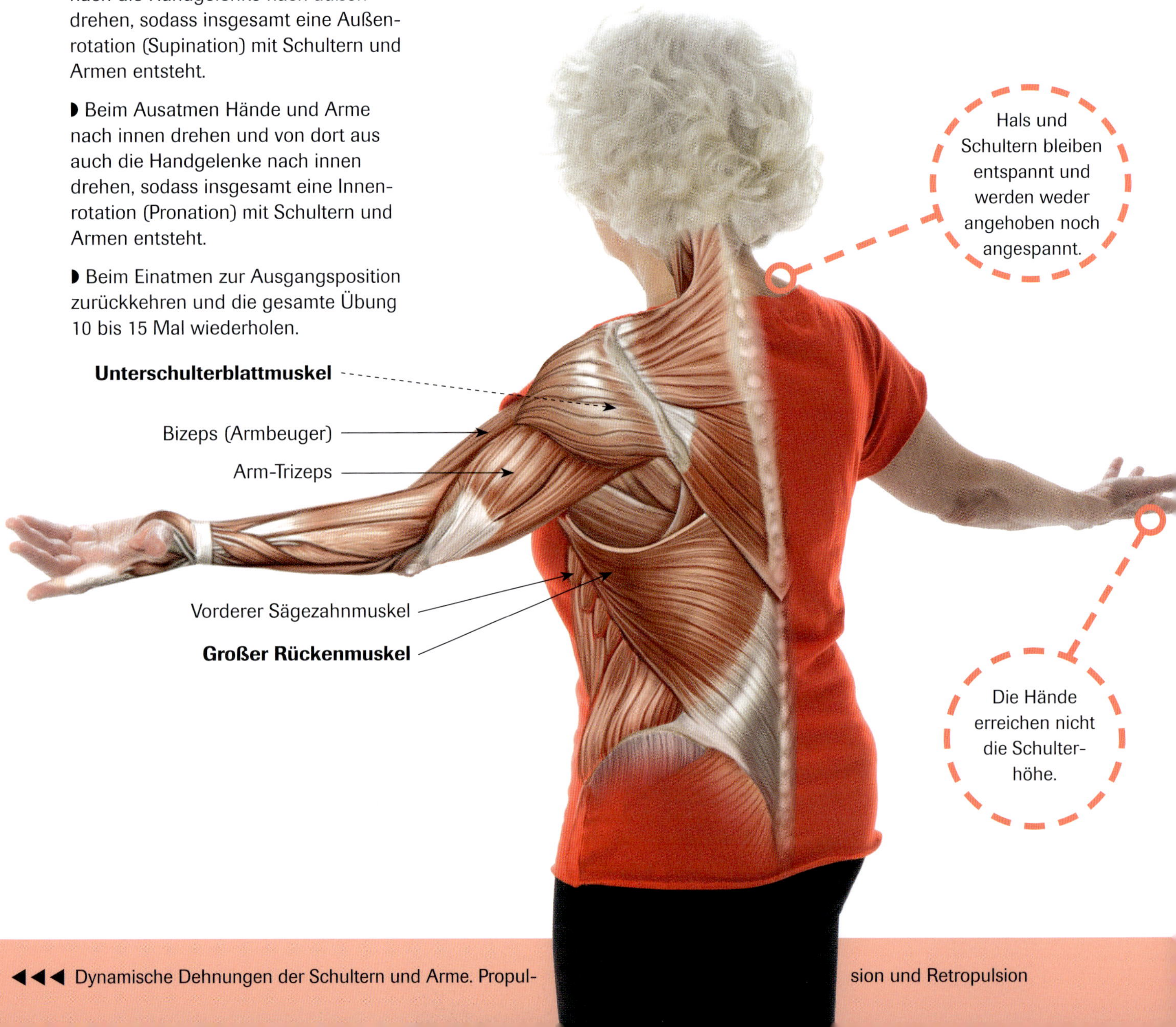

BEWEGUNGSABLAUF

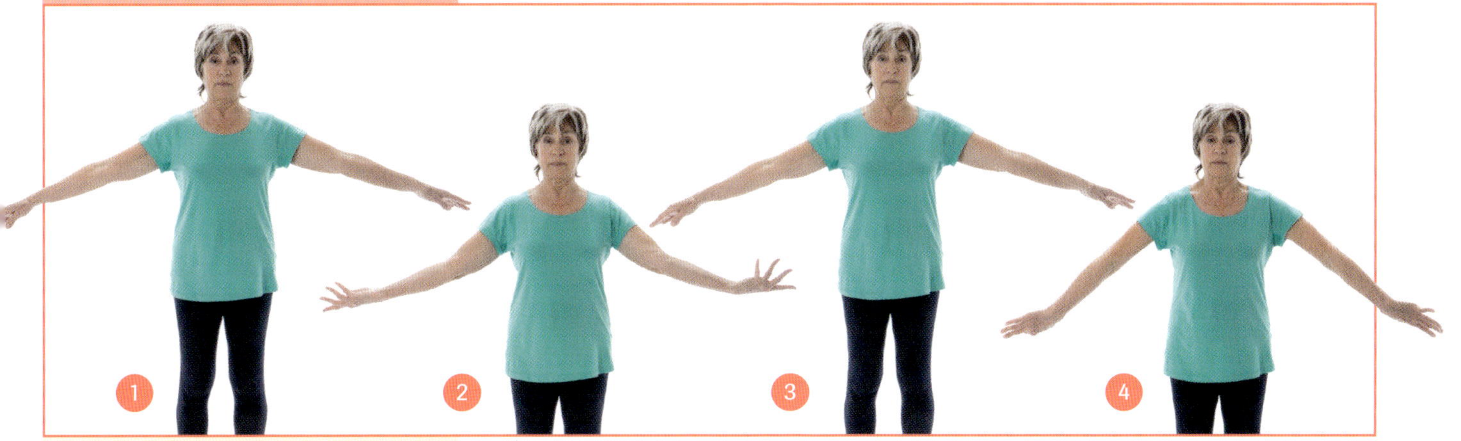

◗ Drehen Sie bei den Rotationen die Handgelenke so weit wie möglich nach innen und außen, damit die Dehnung möglichst effektiv ist.

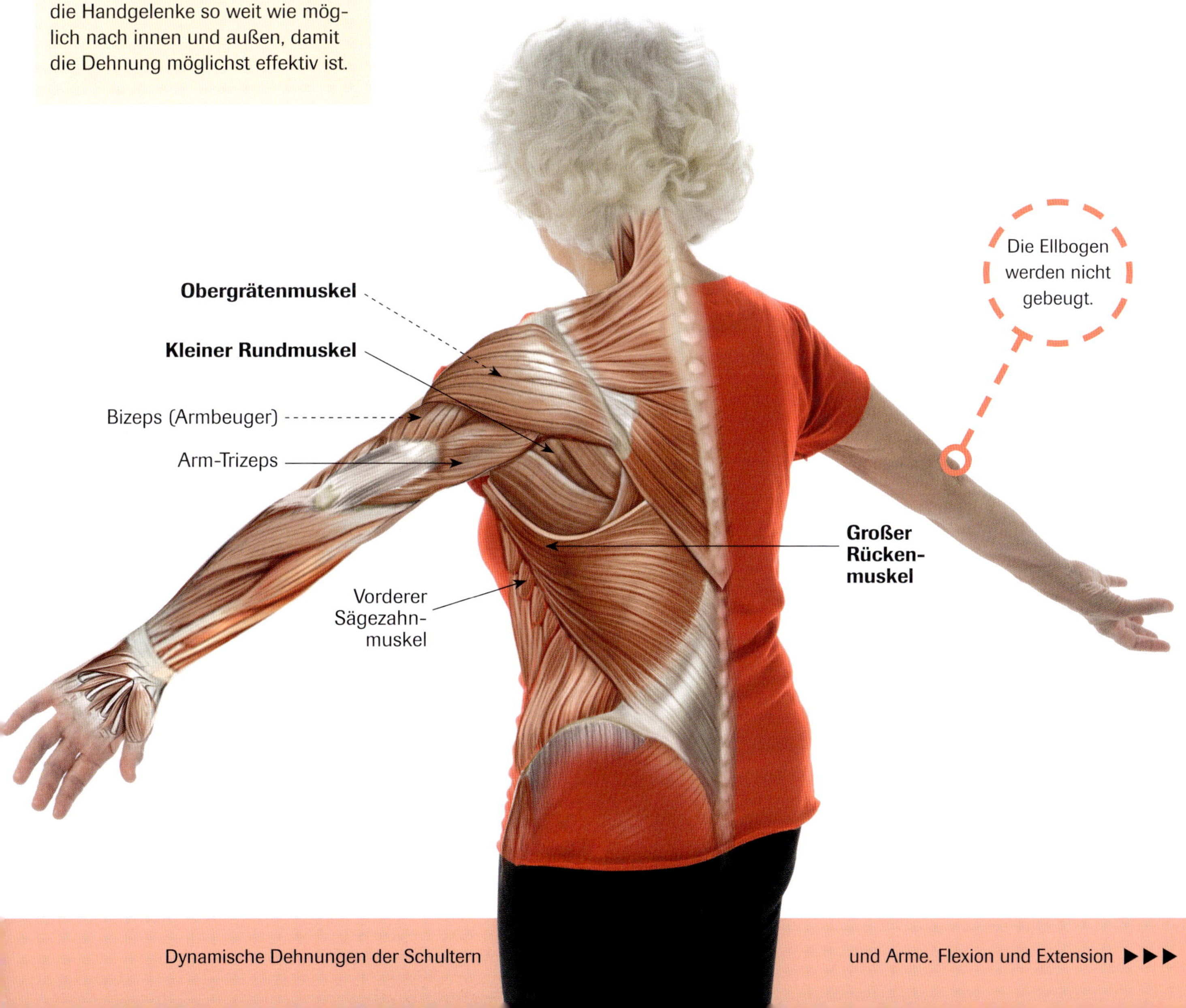

Dynamische Dehnungen der Schultern und Arme. Flexion und Extension

AUSGANGSPOSITION

- Ausgangsposition 1 einnehmen.

TECHNIK

- Beim Einatmen die Arme ausgestreckt nach vorne bewegen und anheben, bis sie sich neben dem Kopf befinden, sodass eine Propulsion und Flexion der Schultern entsteht.

- Beim Ausatmen die Arme nach und nach senken und zur Ausgangsposition zurückkehren. Danach die Arme nach hinten und oben bewegen, sodass eine Retropulsion und Extension der Schultern entsteht.

- Beim Einatmen zur Ausgangsposition zurückkehren und die gesamte Übung 10 bis 15 Mal wiederholen.

VORSICHT

- Bei Beschwerden in den Schultern sollten Sie diese beiden Dehnungen mit Vorsicht ausführen, die Arme weniger weit anheben und gegebenenfalls die Ellbogen etwas beugen.

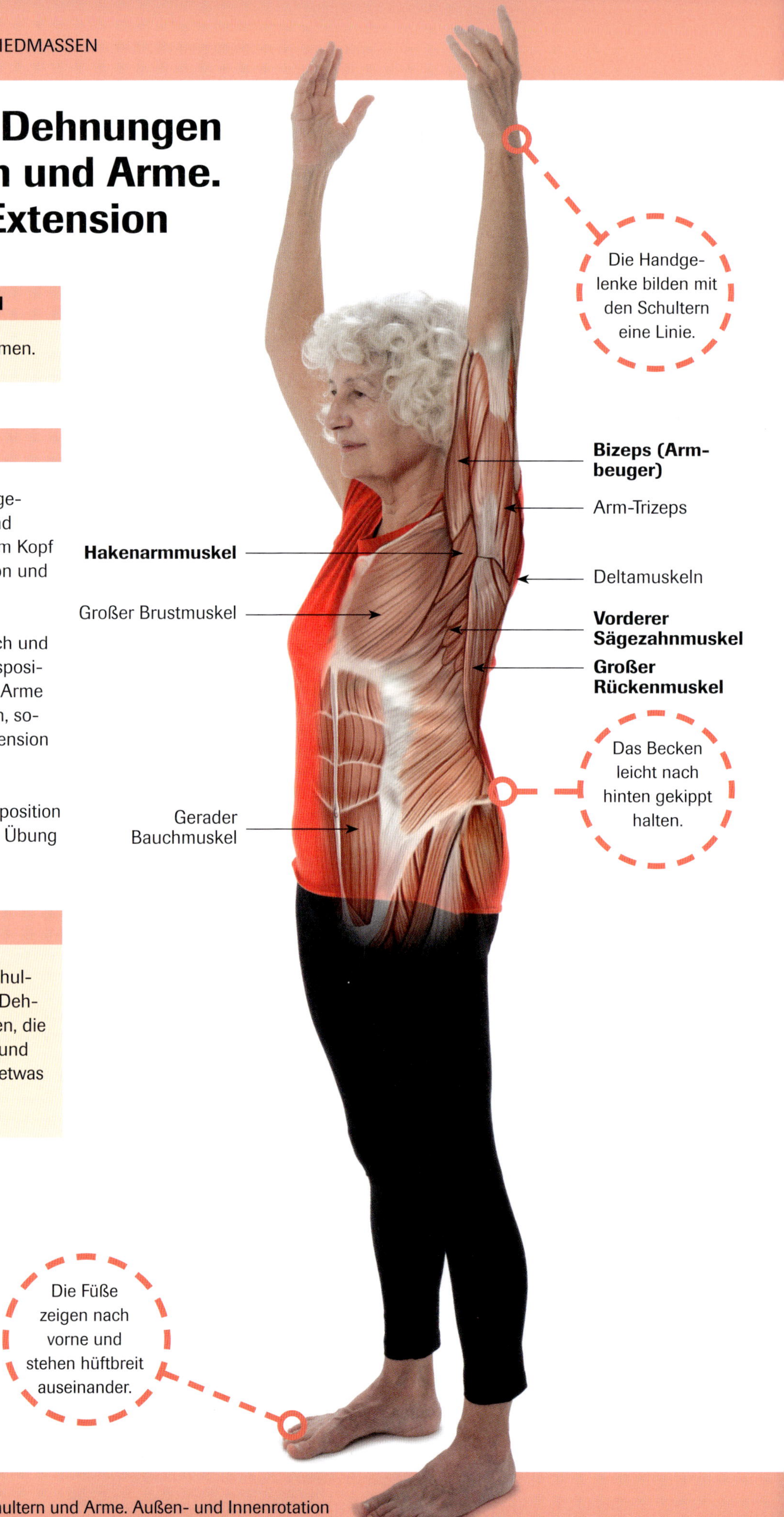

◀◀◀ Dynamische Dehnungen der Schultern und Arme. Außen- und Innenrotation

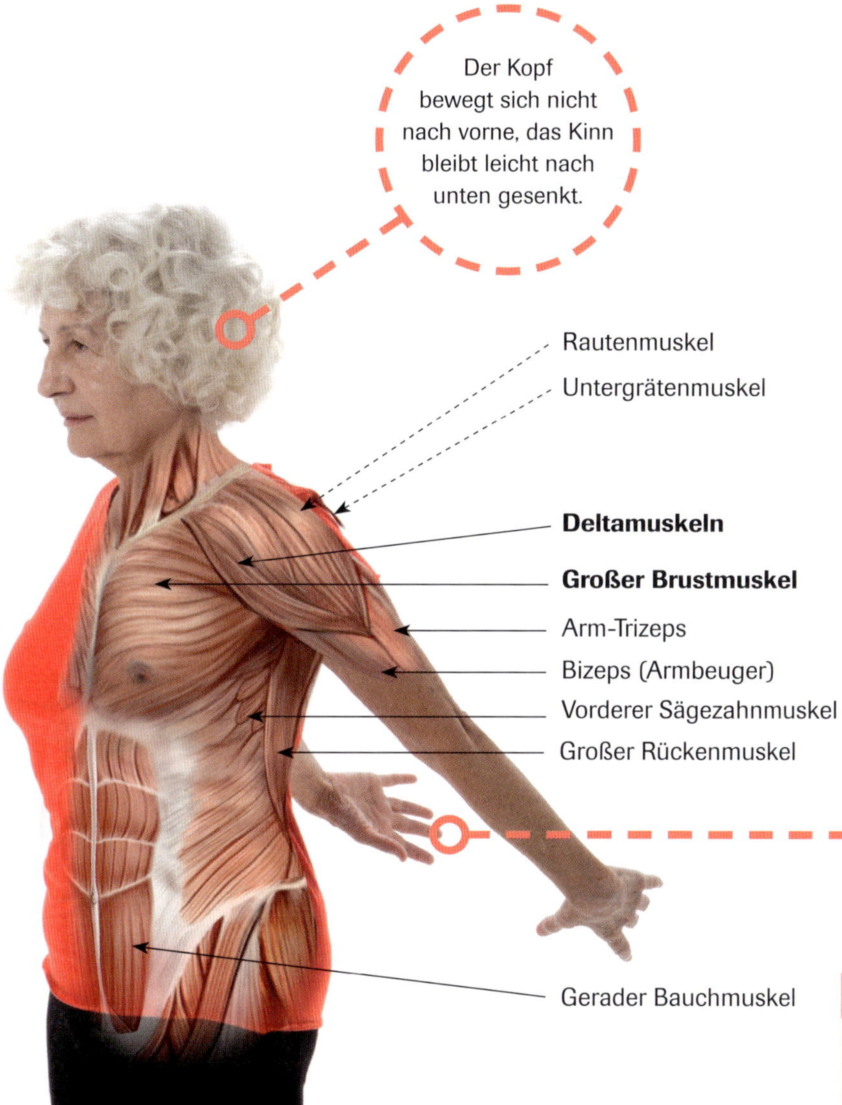

NUTZEN

- Beugt Muskelatrophie in diesem Bereich vor, indem es die Muskulatur stärkt.
- Erweitert die Bewegungsfreiheit der Schulter.
- Dehnt den Brustkorb und vergrößert auf diese Weise die Atemleistung.
- Verbessert die Haltung des Rückens, beugt einer Hyperkyphose vor und korrigiert diese.

BEWEGUNGSABLAUF

- Beim Einatmen die Schultern beugen und beim Ausatmen strecken – das erleichtert und verstärkt die Dehnung.

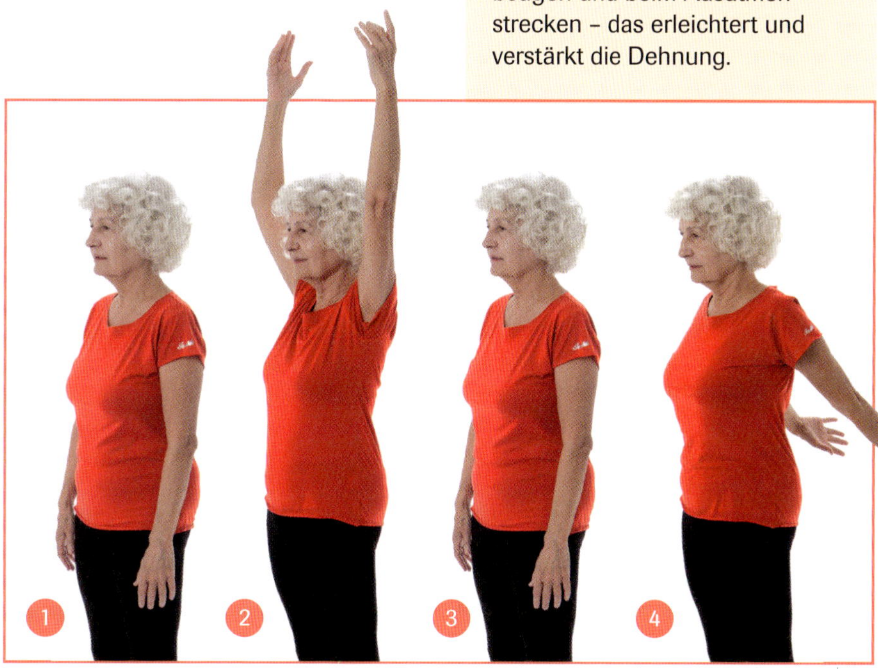

Dynamische Dehnungen der Schultern und Arme. Zirkumduktion nach hinten

AUSGANGSPOSITION

- Ausgangsposition 1 einnehmen.

TECHNIK

- Beim Einatmen die ausgestreckten Arme vor dem Körper anheben, über Schulterhöhe hinaus, bis sie seitlich neben dem Kopf nach oben zeigen.
- Beim Ausatmen die Arme seitlich absenken und zur Seite ausstrecken, sodass es zu einer Abduktion kommt und der Körper eine Kreuzform bildet.
- Die Arme weiter senken und dabei leicht nach hinten bewegen, sodass es zu einer Extension und Adduktion kommt, bis die Arme sich wieder seitlich neben dem Körper befinden.
- Die Arme bleiben die ganze Zeit ausgestreckt.
- Die gesamte Übung sechsmal wiederholen.

BEWEGUNGSABLAUF

- Die gesamte Übung wird langsam und kontinuierlich durchgeführt. Die Phasen der Atmung markieren dabei jeweils den Wechsel: Beim Einatmen werden die Arme gehoben, beim Ausatmen gesenkt.

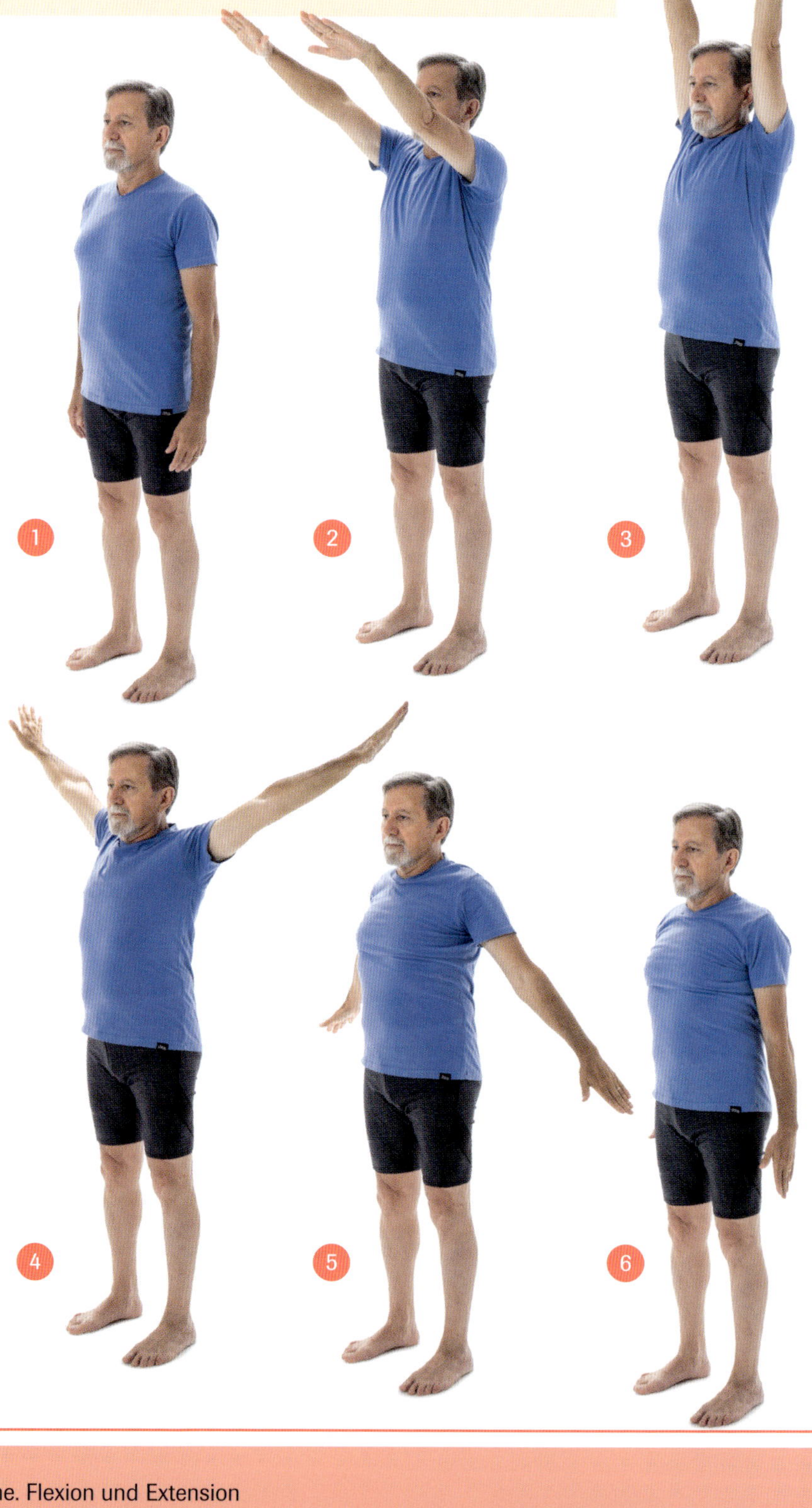

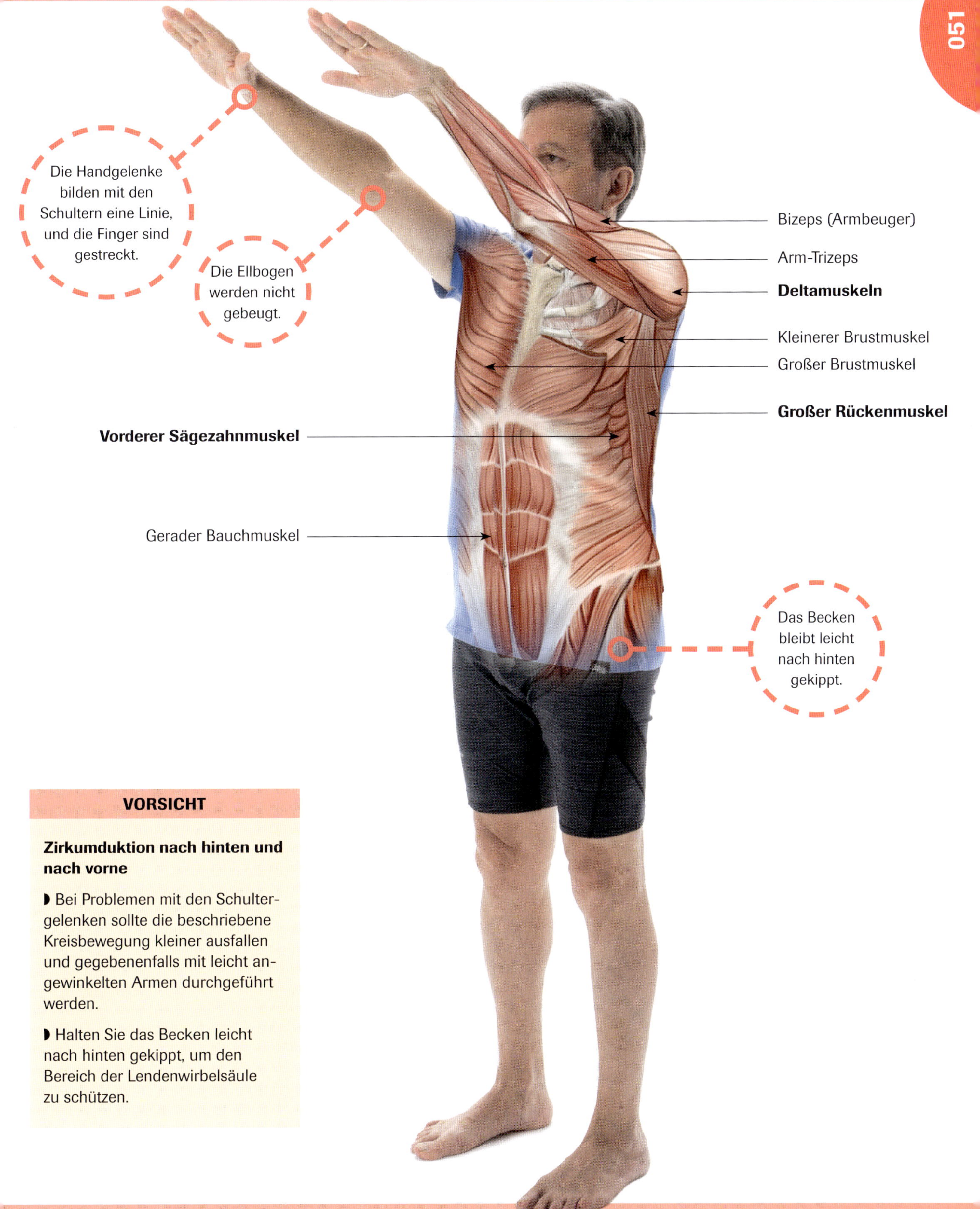

VORSICHT

Zirkumduktion nach hinten und nach vorne

◗ Bei Problemen mit den Schultergelenken sollte die beschriebene Kreisbewegung kleiner ausfallen und gegebenenfalls mit leicht angewinkelten Armen durchgeführt werden.

◗ Halten Sie das Becken leicht nach hinten gekippt, um den Bereich der Lendenwirbelsäule zu schützen.

Dynamische Dehnungen der Schultern und Arme. Zirkumduktion nach vorne

AUSGANGSPOSITION

- Ausgangsposition 1 einnehmen.

TECHNIK

- Beim Einatmen die ausgestreckten Arme nach hinten und nach oben bewegen, sodass eine Extension und Adduktion entsteht. Die Arme seitlich anheben, bis sie durch Abduktionsbewegung ein Kreuz bilden.
- Die Arme weiter heben, bis sie sich schulterbreit voneinander entfernt neben dem Kopf befinden.
- Beim Ausatmen die Arme vor dem Körper senken, bis die Ausgangsposition wieder erreicht ist.
- Die Arme bleiben die ganze Zeit ausgestreckt.
- Die gesamte Übung sechsmal wiederholen.

NUTZEN

Gilt für die Zirkumduktion nach hinten und nach vorne.

- Verbessert tiefgreifend die Mobilität der Schultern und des Schulterblatts.
- Löst Spannungen im oberen Bereich des Rückens.
- Beugt Hyperkyphose vor und korrigiert sie.
- Dehnt den Brustkorb und vergrößert das Lungenvolumen.

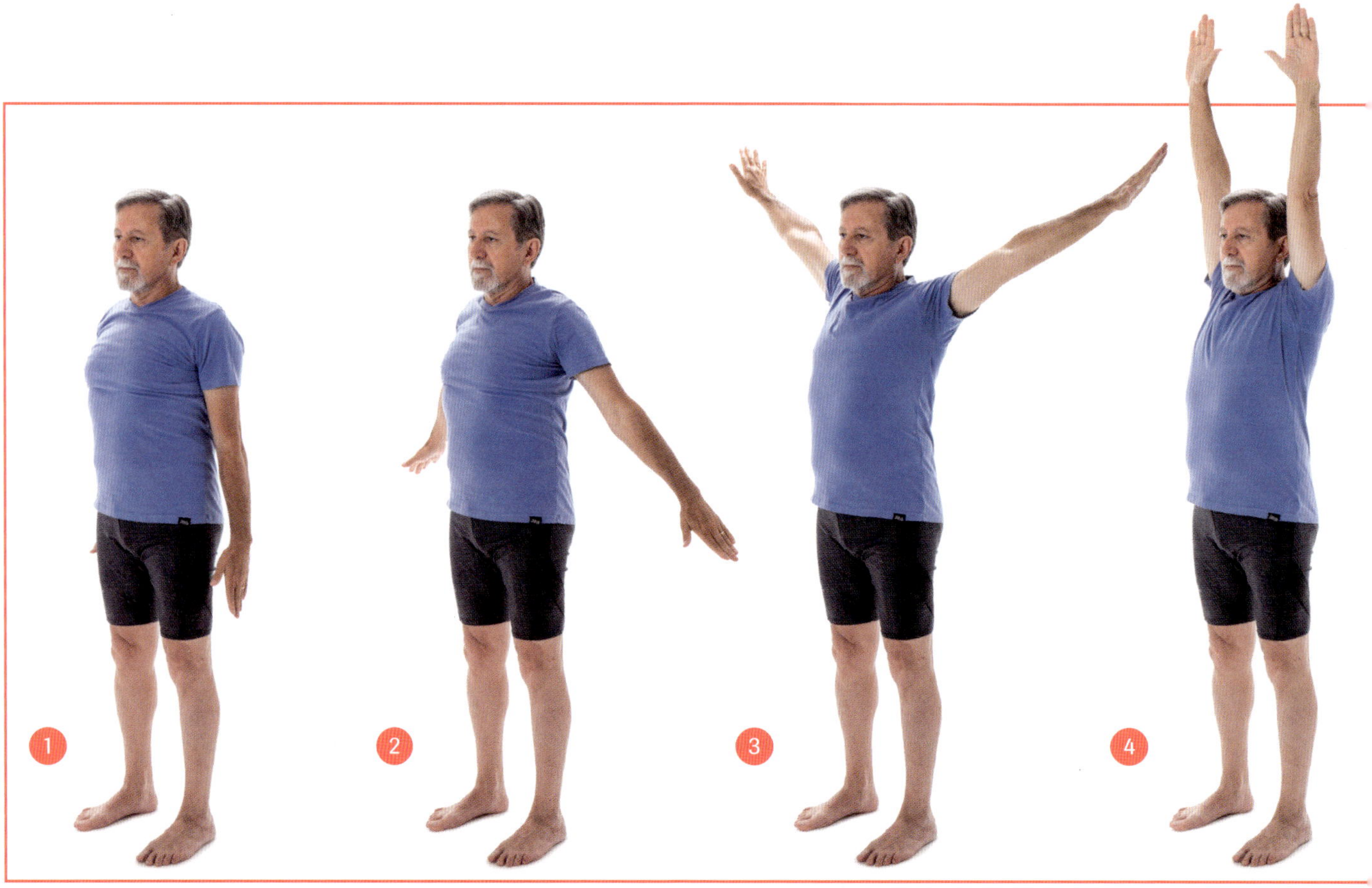

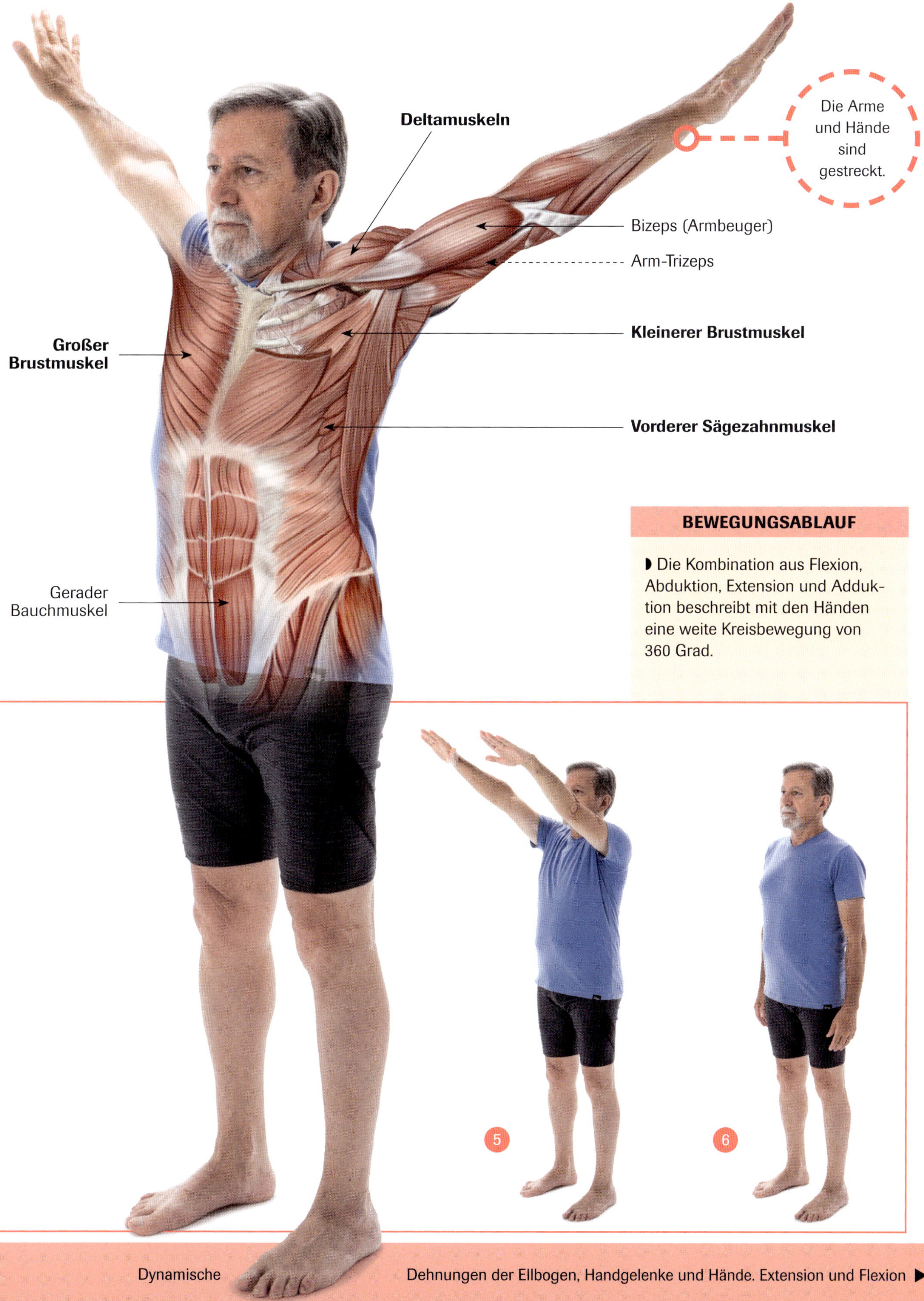

BEWEGUNGSABLAUF

◗ Die Kombination aus Flexion, Abduktion, Extension und Adduktion beschreibt mit den Händen eine weite Kreisbewegung von 360 Grad.

Dynamische Dehnungen der Ellbogen, Handgelenke und Hände. Extension und Flexion

AUSGANGSPOSITION

- Ausgangsposition 1 oder 2 einnehmen.

TECHNIK

- Die rechte Handfläche nach oben drehen und den rechten Arm vor dem Körper heben, bis sich die Hand auf Höhe der Schulter befindet. Die linke Hand legt sich mit der Handfläche nach unten senkrecht über die Finger der rechten Hand.
- Die linke Hand übt einen sanften Druck auf die Finger der rechten Hand aus und biegt sie nach unten, sodass eine Extension im Handgelenk entsteht.
- Die Dehnung einige Sekunden halten.
- Die Atmung ist ruhig und langsam.
- Anschließend mit der linken Hand die rechte Hand Richtung rechter Schulter bewegen, sodass das Handgelenk und der Ellbogen gebeugt werden.
- Die Flexion einige Sekunden halten, dann den Arm in die Ausgangsposition zurückführen. Die gesamte Übung 6 bis 10 Mal wiederholen. Danach die gesamte Bewegungsabfolge mit dem linken Arm durchführen.

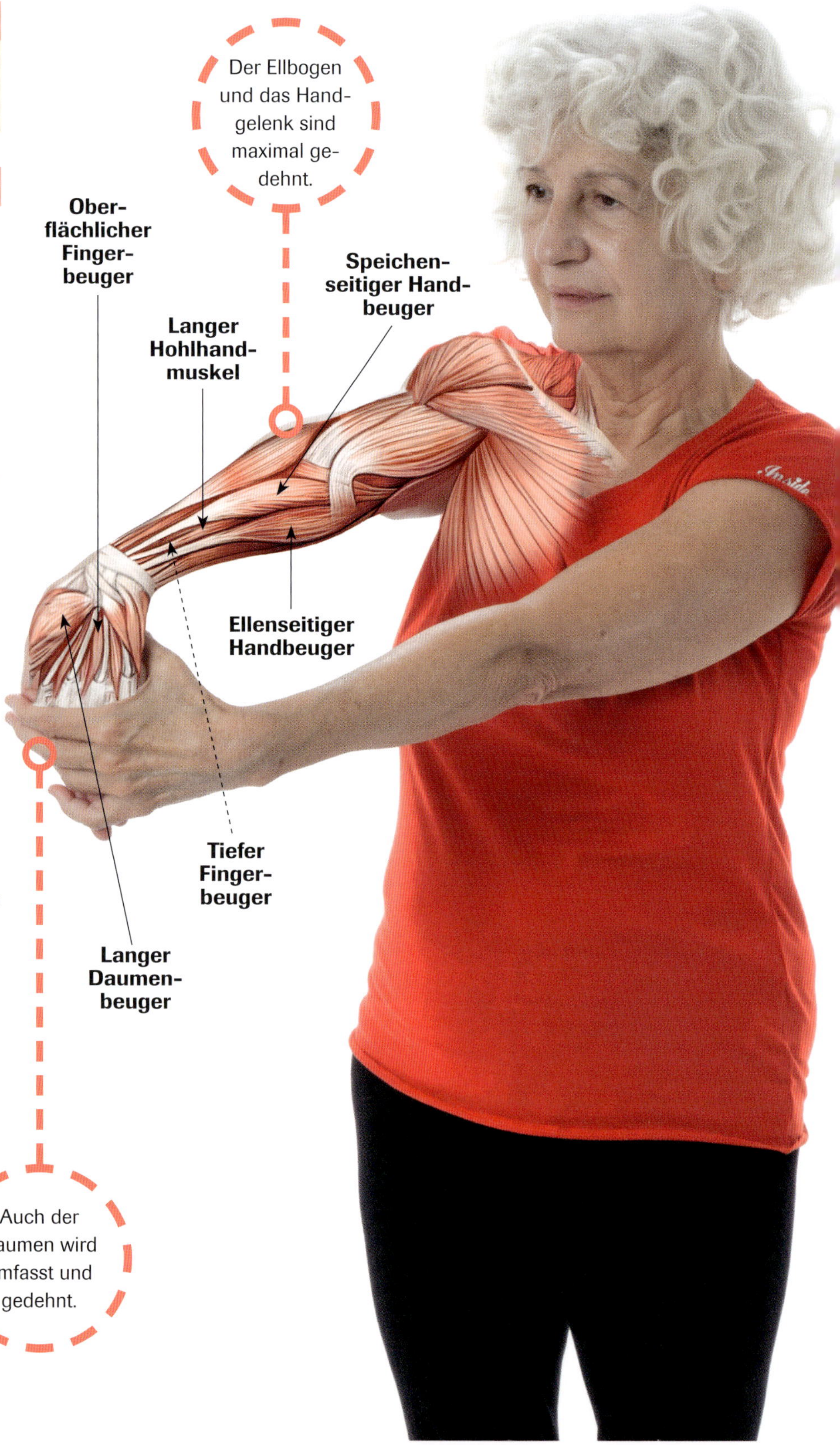

VORSICHT

- Menschen mit einem Karpaltunnelsyndrom führen die Extension vorsichtig durch und vermeiden die maximale Dehnung, falls Schmerzen auftreten.
- Falls die Übung zu intensiv ist, kann der Arm in eine weniger hohe Position angehoben werden, das Handgelenk nicht auf derselben Höhe wie die Schulter.

NUTZEN

- Stärkt das Handgelenk und den Ellbogen.
- Lindert Beschwerden der Handgelenke und der Finger.
- Hilft bei der Heilung von Verletzungen des Ellbogens und reduziert Entzündungen.

BEWEGUNGSABLAUF

- Durch die Kombination von Flexion und Extension werden beide Dehnungen ausgeglichen.

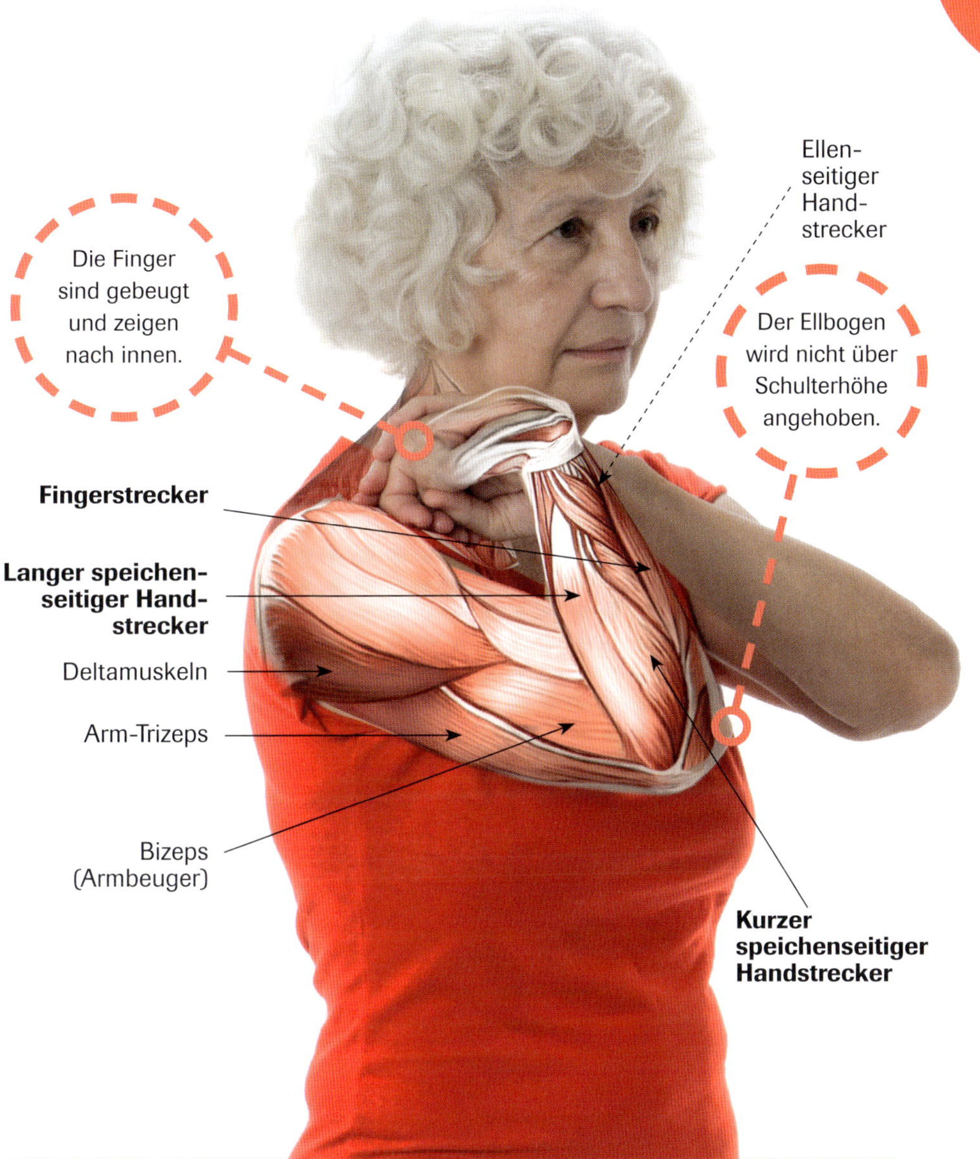

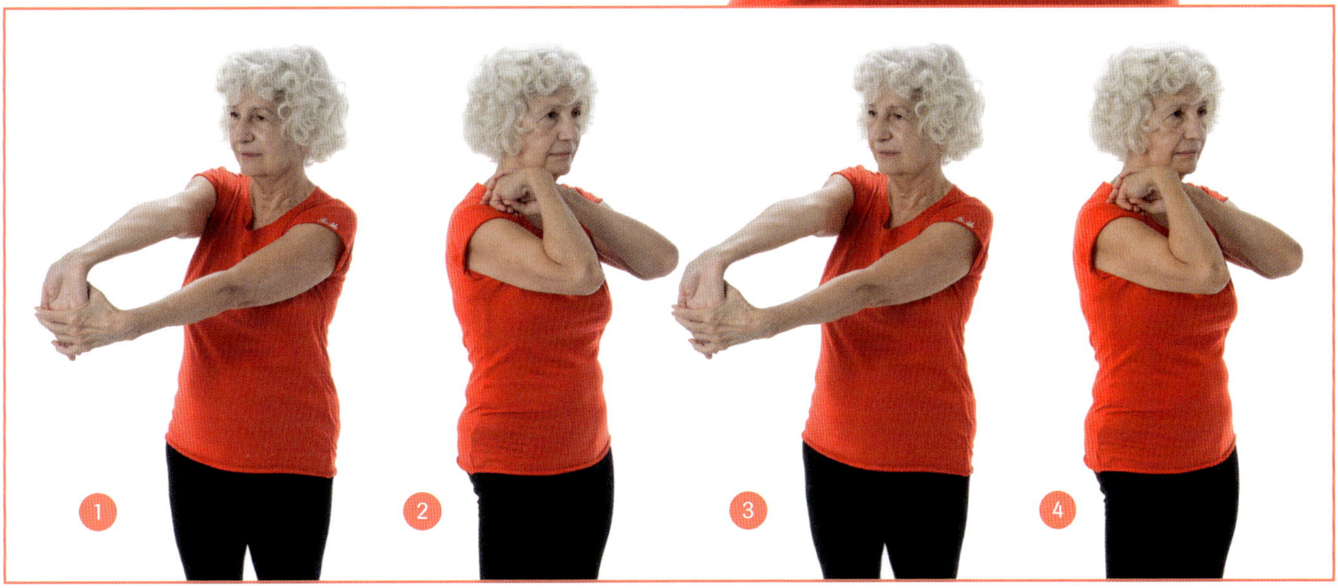

Dynamische Dehnungen der Handgelenke. Adduktion und Abduktion

AUSGANGSPOSITION

- Ausgangsposition 1 oder 2 einnehmen.

TECHNIK

- Die Arme befinden sich seitlich neben dem Oberkörper und sind in den Ellbogen gebeugt. Die Unterarme sind nach vorne gestreckt und einwärts gedreht. Die Hände sind ausgestreckt, die Finger liegen zusammen und sind gestreckt.
- Nun wird eine Adduktion der Handgelenke vollzogen, indem Sie die Hände nach innen bewegen. Anschließend wird eine Abduktion durchgeführt, indem Sie die Handgelenke wieder nach außen bewegen. Die Unterarme bewegen sich nicht.
- Die gesamte Übung 10 bis 15 Mal wiederholen.

VORSICHT

- Falls Sie Beschwerden oder Verletzungen im Handgelenk haben, führen Sie die Abduktion weniger stark aus.

NUTZEN

- Stärkt die Handgelenke.
- Reduziert die Steifheit der Handgelenke und verbessert ihre Beweglichkeit.
- Kräftigt die Muskulatur der Unterarme.

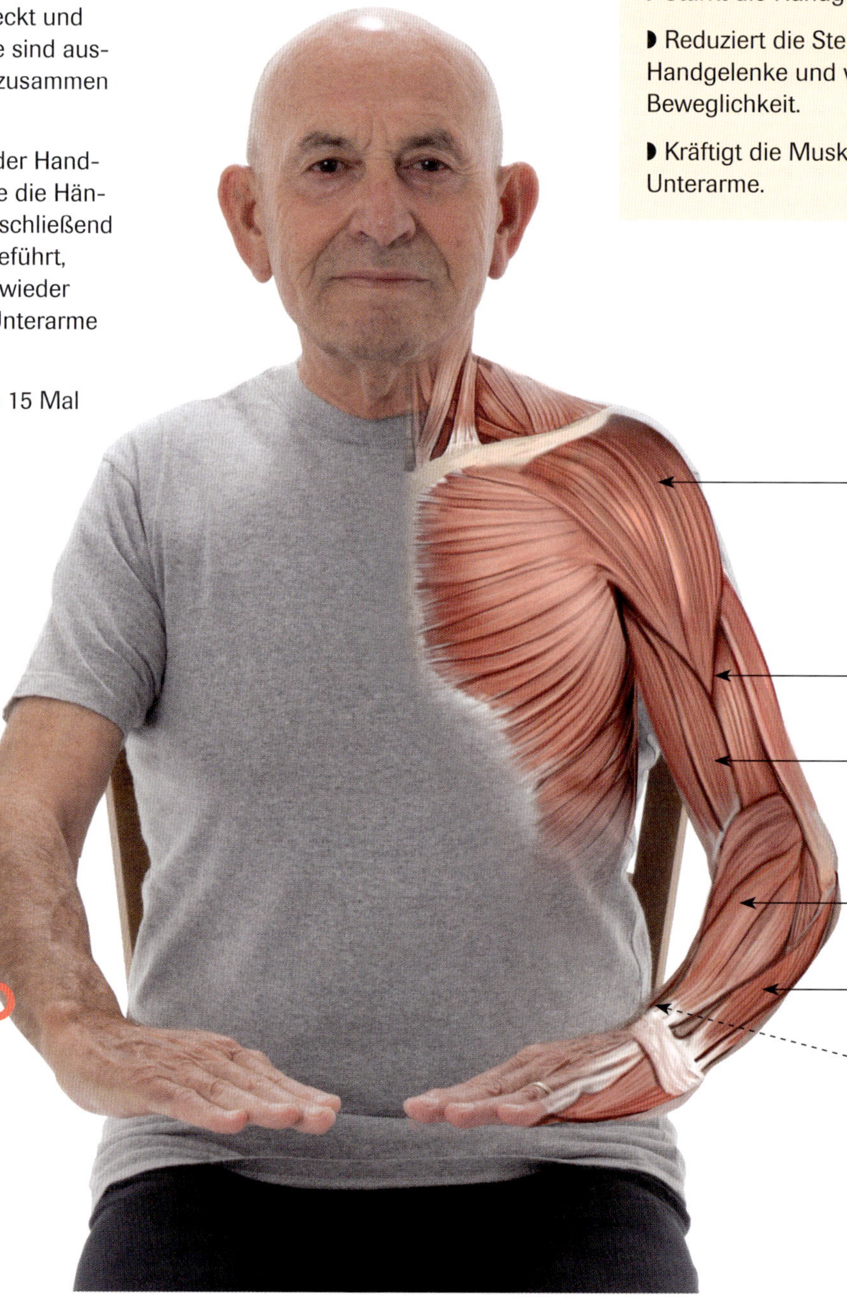

Die Arme bleiben ruhig. Die Bewegung wird ausschließlich von den Händen ausgeführt.

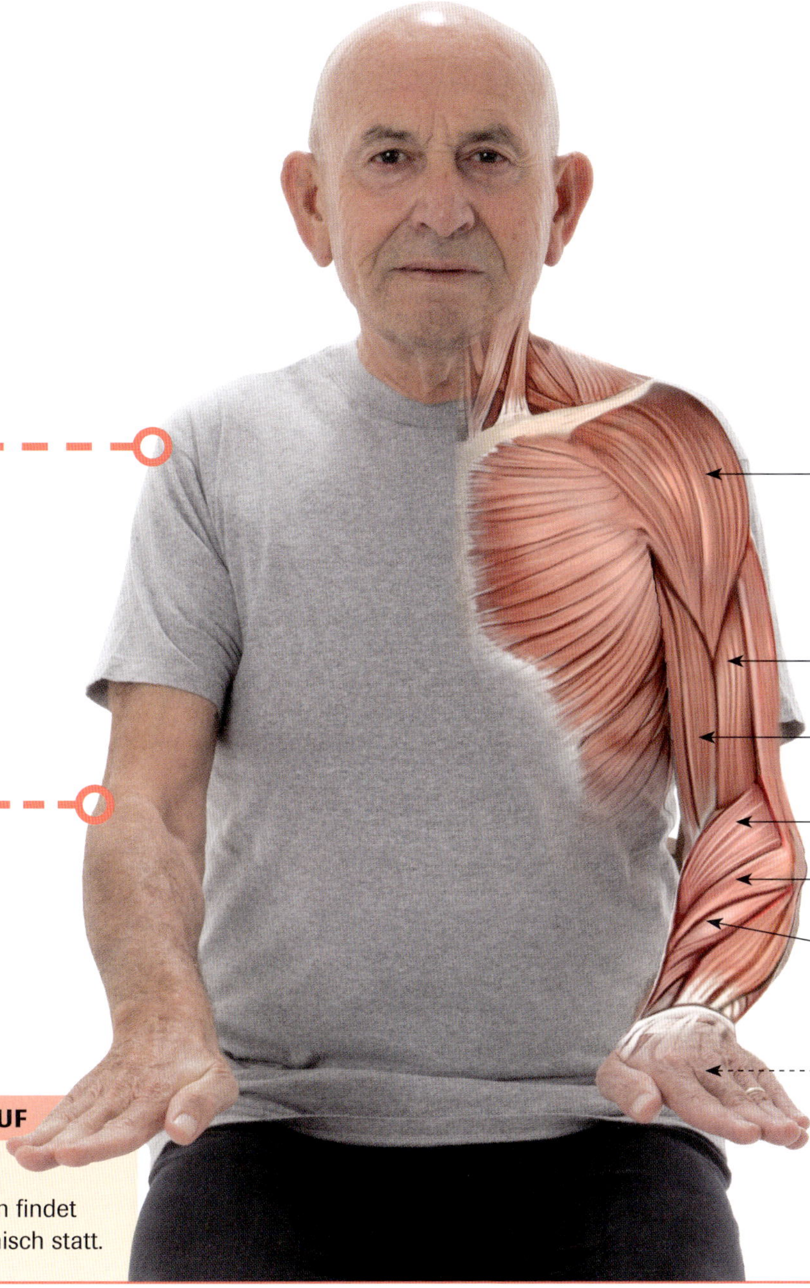

BEWEGUNGSABLAUF

◗ Der Übergang von der Adduktion zur Abduktion findet gleichmäßig und rhythmisch statt.

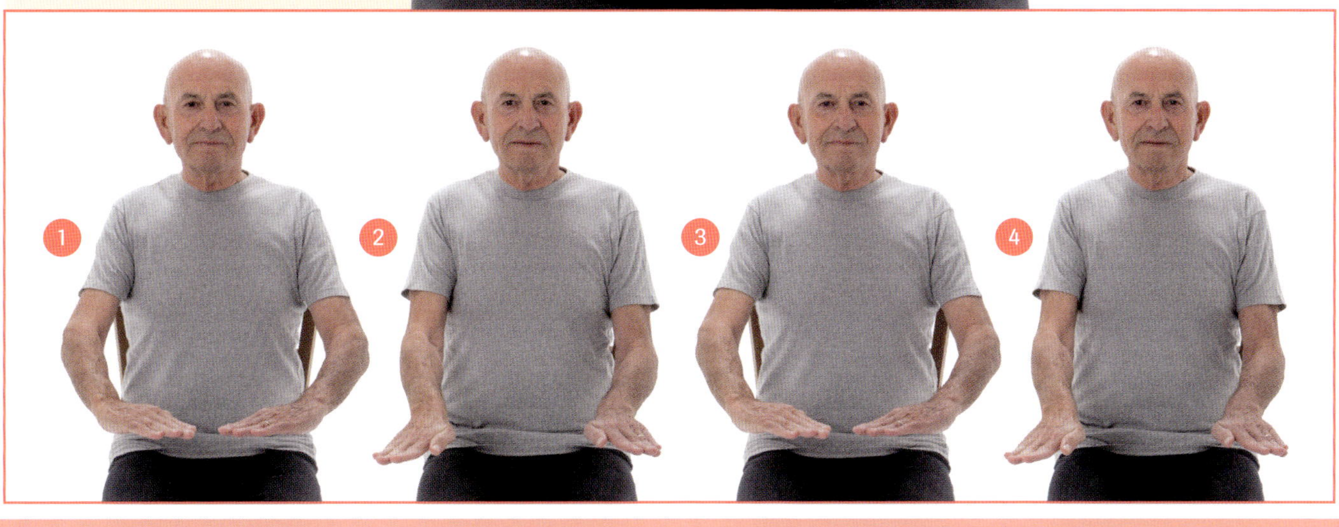

Dynamische Dehnungen der Handgelenke. Zirkumduktion

AUSGANGSPOSITION

- Ausgangsposition 1 oder 2 einnehmen.

TECHNIK

Zirkumduktion nach außen

- Zu Beginn sind die Arme in den Ellbogen gebeugt und ruhen seitlich neben dem Oberkörper.
- Die Hände befinden sich vor dem Körper, sind zu Fäusten geballt und nach innen gedreht, sodass die Daumen nach innen zeigen.
- Mit einer Adduktionsbewegung werden die Handgelenke sanft nach oben gedreht.
- Anschließend werden die Handgelenke mit einer Abduktionsbewegung nach vorne gekippt, bis es zu einer Dehnung kommt.
- Dann die Handgelenke senken und in die Ausgangsposition zurückkehren.
- Die gesamte Übung 10 bis 15 Mal wiederholen.

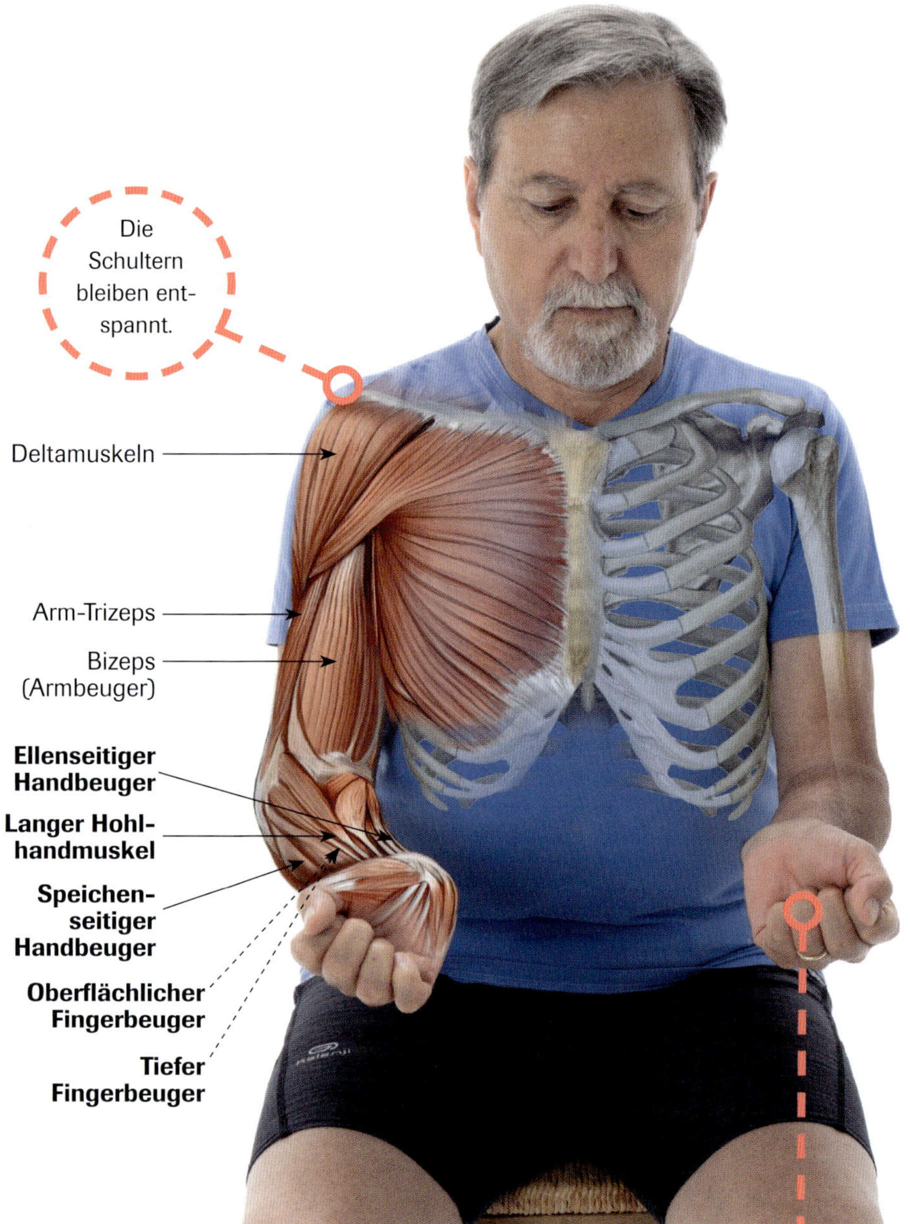

BEWEGUNGSABLAUF

- Die Hände beschreiben fortgesetzt weite Kreise.

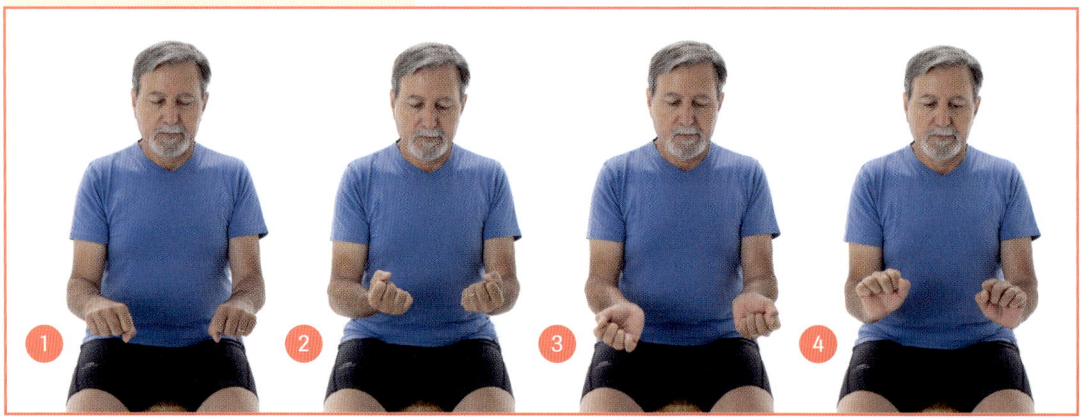

TECHNIK

Zirkumduktion nach innen

◗ Die zu Fäusten geschlossenen Hände sind nach außen gedreht.

◗ Mit einer Adduktionsbewegung werden die Handgelenke sanft nach unten gedreht.

◗ Anschließend werden die Handgelenke mit einer Abduktionsbewegung nach vorne gekippt, bis es zu einer Dehnung kommt.

◗ Dann die Handgelenke langsam nach innen und nach oben drehen und in die Ausgangsposition zurückkehren.

◗ Die gesamte Übung 10 bis 15 Mal wiederholen.

VORSICHT

◗ Falls Sie Schmerzen in den Handgelenken haben, können Sie diese Übung mit weniger großen Drehungen ausführen, ohne eine maximale Dehnung zu erreichen.

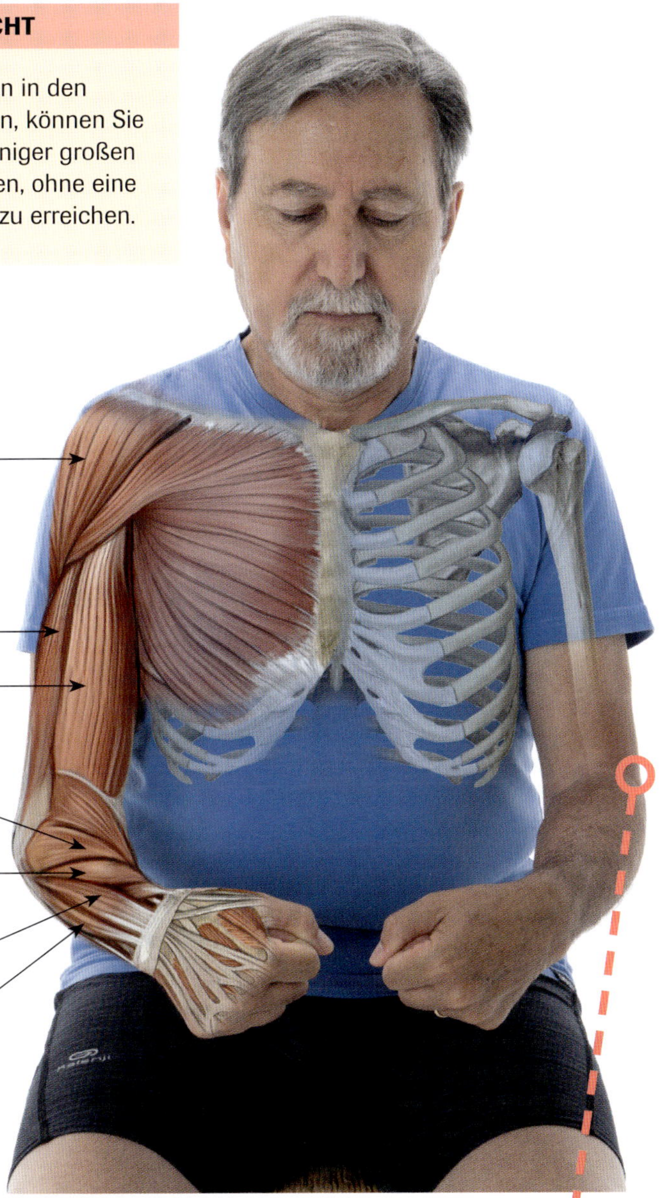

NUTZEN

◗ Vergrößert die Mobilität des Handgelenks und stärkt es.

◗ Verbessert die Beweglichkeit der Hände.

◗ Beugt Verletzungen des Handgelenks vor und lindert diese.

BEWEGUNGSABLAUF

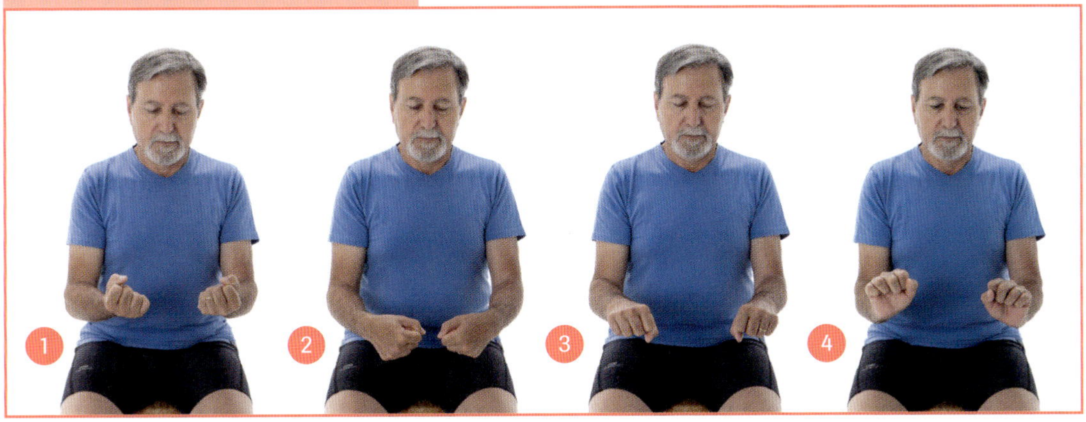

Dynamische Dehnungen der Finger. Extension und Flexion

AUSGANGSPOSITION

◗ Ausgangsposition 1 oder 2 einnehmen.

VORBEREITUNG

◗ Die Arme befinden sich seitlich neben dem Oberkörper und sind in den Ellbogen gebeugt. Heben Sie die Unterarme an, sodass die Handflächen nach vorne zeigen.

◗ Die Finger sind gespreizt und ausgestreckt, sodass sich die Hände möglichst weit öffnen. Diese Dehnung einige Sekunden halten. Anschließend die Finger einzeln beugen und die Hände zu einer Faust schließen – der Daumen bleibt draußen.

◗ Die gesamte Übung 10 bis 20 Mal wiederholen.

VORSICHT

◗ Falls Sie Arthrose oder Arthritis in den Fingern haben, sollten Sie diese Übung niemals erzwingen, da sich die Schmerzen sonst verstärken können. Führen Sie die Übung dann sanfter durch, ohne die Finger ganz zu strecken und zu beugen.

BEWEGUNGSABLAUF

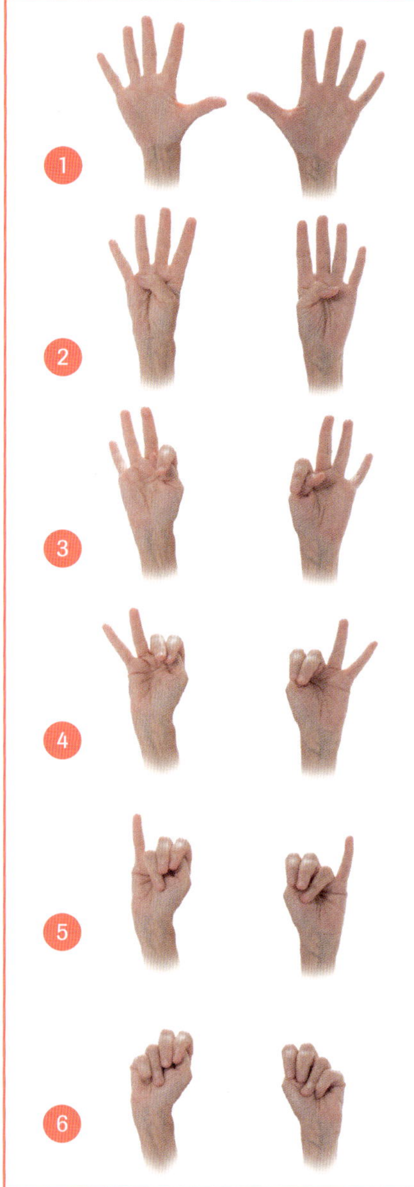

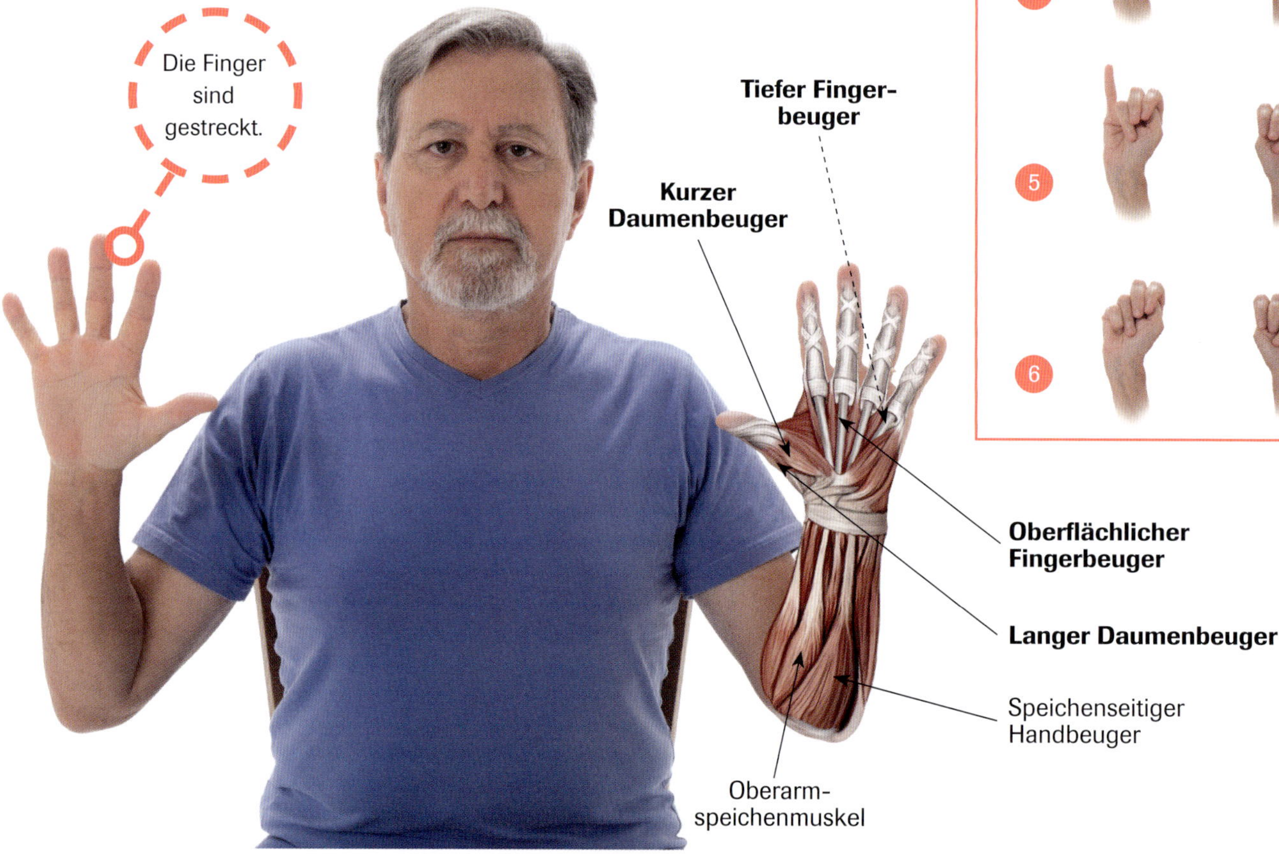

TECHNIK

◗ Die Hände sind geöffnet, die Finger abgespreizt. Dann werden die Finger nacheinander gebeugt – Daumen, Zeigefinger, Mittelfinger, Ringfinger und kleiner Finger –, sodass die Hand zur Faust geschlossen ist, mit dem Daumen innen. Es ist wichtig, dass die Finger einzeln nacheinander gesenkt werden.

◗ Danach den Daumen herausziehen und strecken. Anschließend die anderen Finger einzeln nacheinander strecken: Zeigefinger, Mittelfinger, Ringfinger und kleiner Finger. Versuchen Sie, die Finger so weit wie möglich zu dehnen und nach oben zu strecken.

◗ Die ganze Übung 6 bis 10 Mal wiederholen.

NUTZEN

◗ Kräftigt die Muskulatur und das Bindegewebe der Hände.

◗ Reduziert von Arthritis ausgelöste Schmerzen.

◗ Verbessert die durch Arthrose eingeschränkte Beweglichkeit.

BEWEGUNGSABLAUF

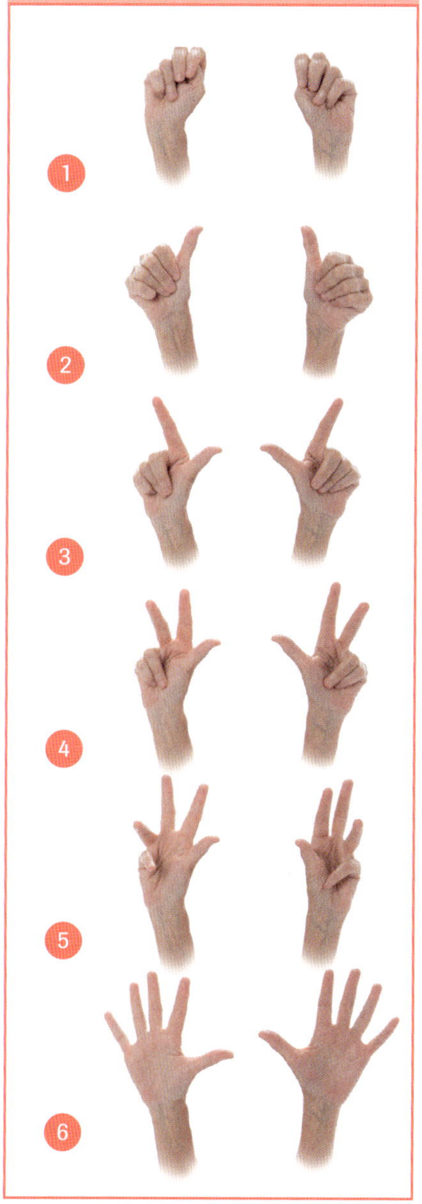

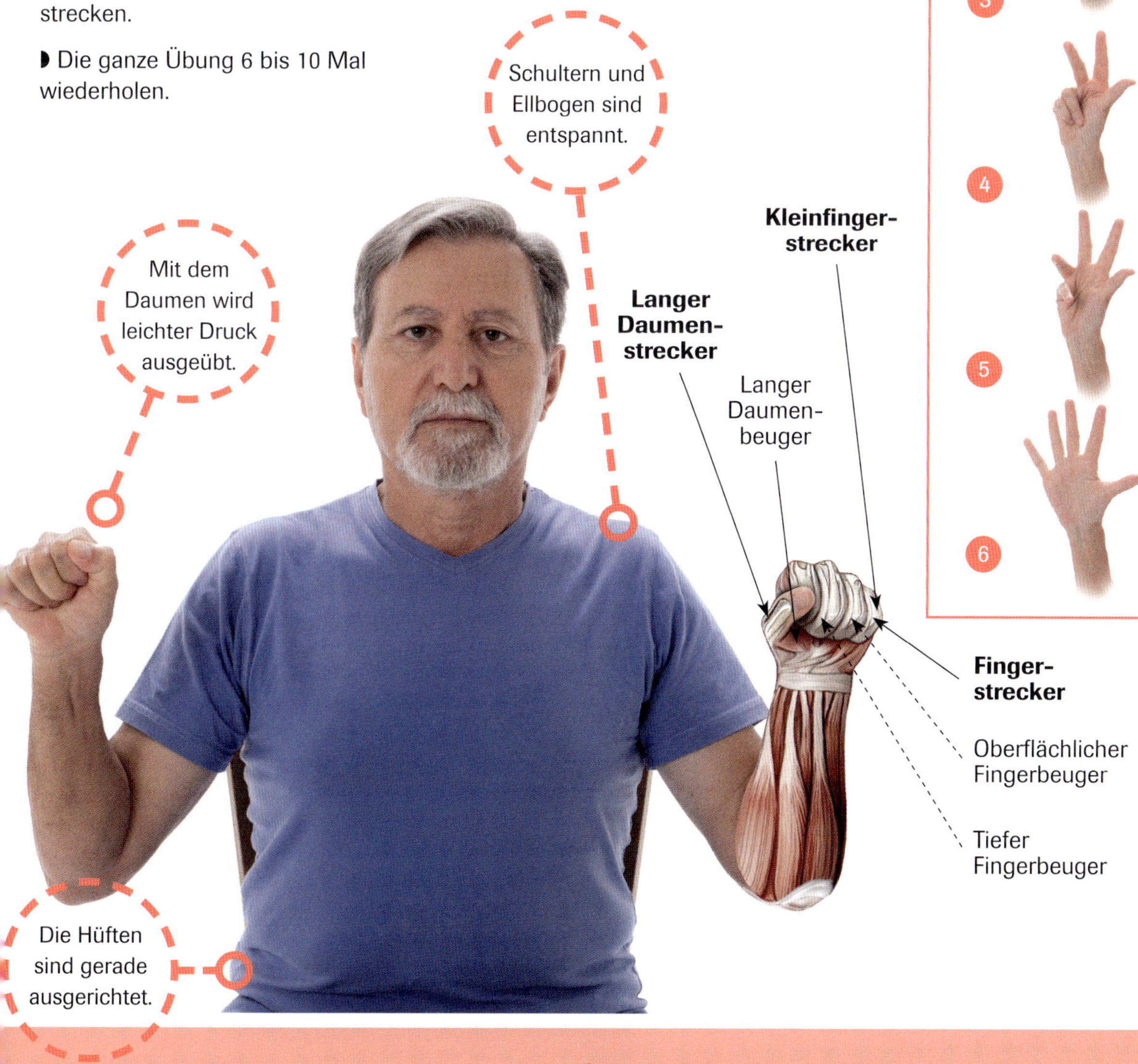

Statische Dehnungen der Schultern und Ellbogen. Abduktion

AUSGANGSPOSITION

- Ausgangsposition 1 einnehmen.

TECHNIK

- Den rechten Arm ausgestreckt anheben, sodass eine Abduktionsbewegung ausgeführt wird, bis sich die Hand auf Höhe der Schulter befindet.
- Die linke Hand auf die rechte obere Seite des Brustkorbs legen. Während sich der rechte Arm dehnt und öffnet, drückt die linke Hand auf den Brustkorb und führt zugleich einen Zug nach links aus.
- Die Dehnung beim Ein- und Ausatmen ohne Anstrengung etwa 10 Sekunden halten.
- Nach und nach lösen, zur Ausgangsposition zurückkehren und die gesamte Bewegungsabfolge dreimal wiederholen.
- Anschließend dieselbe Übung mit dem linken Arm ausführen.

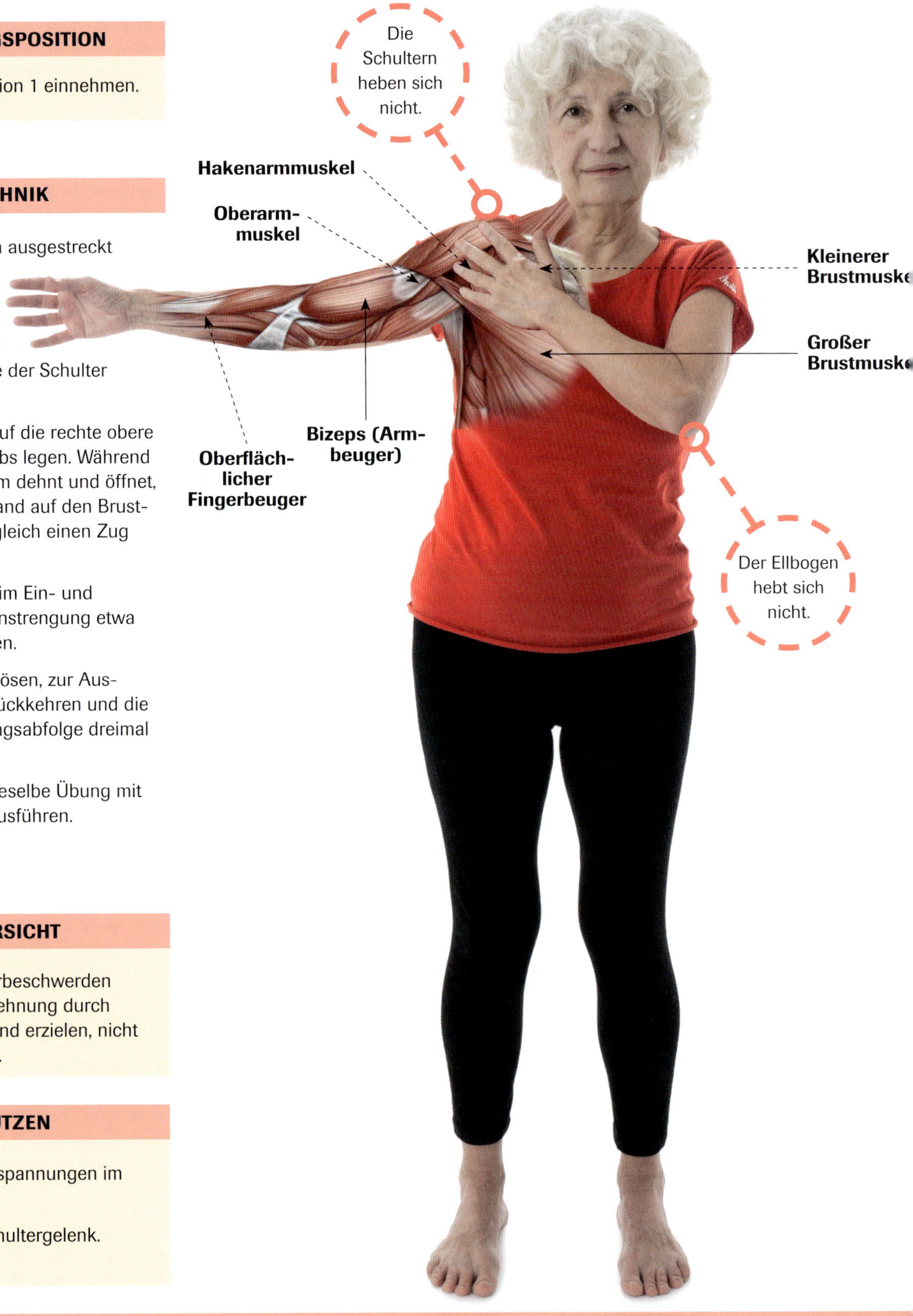

VORSICHT

- Wenn Schulterbeschwerden auftreten, die Dehnung durch Drücken der Hand erzielen, nicht den Arm ziehen.

NUTZEN

- Reduziert Verspannungen im Schultergürtel.
- Stärkt das Schultergelenk.

Statische Dehnungen der Schultern und Ellbogen. Adduktion

AUSGANGSPOSITION

- Ausgangsposition 1 oder 2 einnehmen.

TECHNIK

- Die rechte Hand auf die linke Schulter legen und die linke Hand an den rechten Ellbogen heben.
- Mit der linken Hand den rechten Ellbogen Richtung linke Schulter drücken.
- Die Dehnung 10 bis 15 Sekunden halten.
- Anschließend keinen Druck mehr ausüben und nach einigen Sekunden die Bewegungsabfolge dreimal wiederholen.
- Anschließend dieselbe Übung mit dem linken Arm ausführen.

VORSICHT

- Falls Sie Beschwerden in der Schulter haben, halten Sie die Dehnung, ohne Druck auf den Ellbogen auszuüben.

NUTZEN

- Verbessert die Mobilität und Stabilität des Schultergelenks.
- Lindert etwaige Beschwerden, die nach einer Dehnung der Schultern auftreten können.

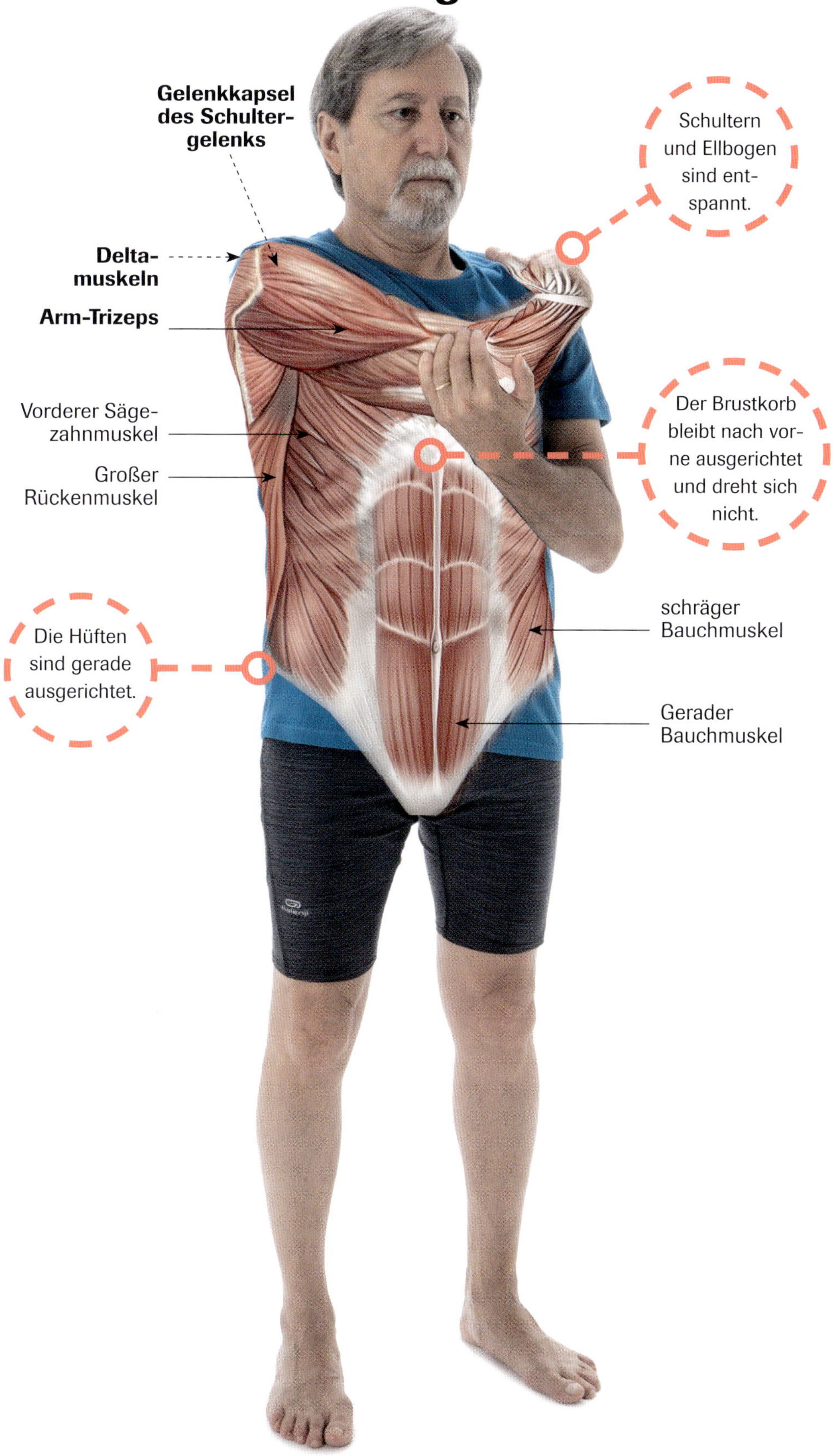

Statische Dehnungen der Schultern, Ellbogen und Handgelenke. Extension

AUSGANGSPOSITION

◗ Ausgangsposition 1 einnehmen.

TECHNIK

◗ Die Arme nach hinten bewegen, sodass eine Bewegung der Retropulsion und Innenrotation mit den Schultern entsteht. Die Finger hinter dem Rücken verschränken.

◗ Beim Einatmen die Hände und die ausgestreckten Arme nach oben und nach hinten bewegen, sodass sie sich vom Oberkörper entfernen. Die verschränkten Hände ziehen an den Armen.

◗ Die Dehnung halten und ruhig ein- und ausatmen. Beim Ausatmen die Arme senken, die Hände lösen und zur Ausgangsposition zurückkehren.

◗ Die gesamte Bewegungsabfolge dreimal wiederholen.

VORSICHT

◗ Falls Sie Probleme mit den Schultern haben, heben Sie die Arme weniger weit an und halten die Dehnung, ohne mit den Händen Zug auszuüben. Die Ellbogen können leicht gebeugt bleiben.

◗ Bei Schmerzen in den Schultern und/oder einer Bewegungseinschränkung führen Sie stattdessen die sanftere Variante aus.

VARIANTE

1 Sanftere Variante
Falls Sie Schwierigkeiten haben, die Finger hinter dem Rücken zu verschränken, können Sie diese Übung mit gelösten Händen durchführen.

NUTZEN

◗ Beugt Hyperkyphose im Brustraum vor und hilft, diese zu korrigieren.

◗ Entlastet die Schultern und dehnt den Brustkorb.

◗ Macht Ellbogen und Handgelenke beweglicher.

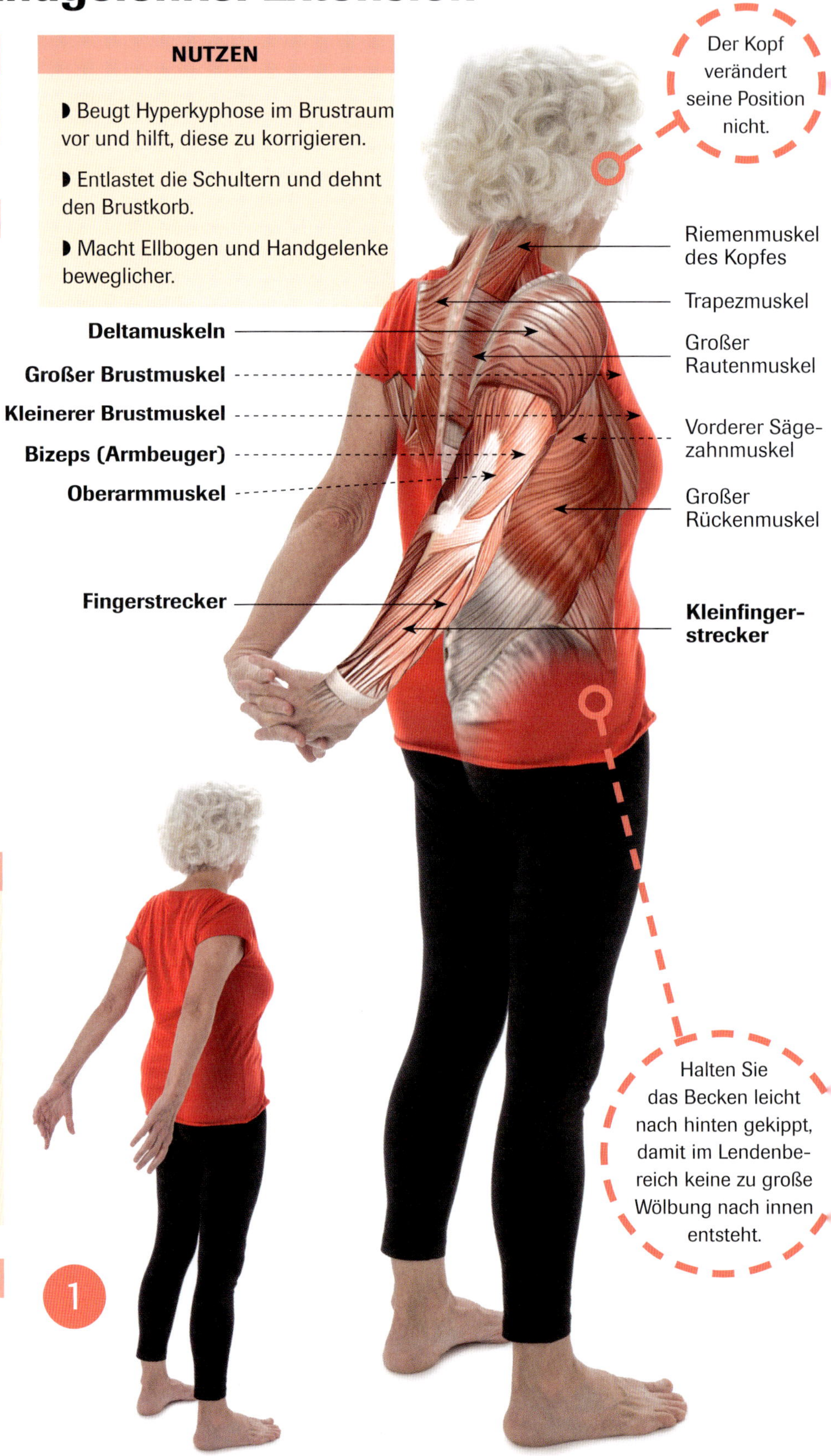

Statische Dehnungen der Ellbogen, Handgelenke und Finger. Extension

AUSGANGSPOSITION

- Ausgangsposition 1 oder 2 einnehmen.

TECHNIK

- Die ausgestreckten Arme nach vorne bewegen, bis sich die Hände auf Höhe der Schultern befinden.
- Die Finger miteinander verschränken und die Handgelenke nach innen drehen, bis die Handflächen nach außen zeigen. Die Hände üben Zug auf die Arme aus und helfen, diese zu dehnen.
- Die Dehnung 10 bis 15 Sekunden halten. Zum Lösen die Arme nach und nach senken und die Hände voneinander lösen, sodass die Ausgangsposition wieder erreicht wird.
- Die gesamte Bewegungsabfolge dreimal wiederholen.

VORSICHT

- Bei Schmerzen in den Fingergelenken empfiehlt es sich, die Hände sanft zu dehnen.

NUTZEN

- Revitalisiert den Körper bei Müdigkeit und hilft dabei, ihn zu strecken.
- Löst Blockaden in den Händen und Fingern, indem Verspannungen darin gelöst werden.
- Stärkt die Ellbogen.

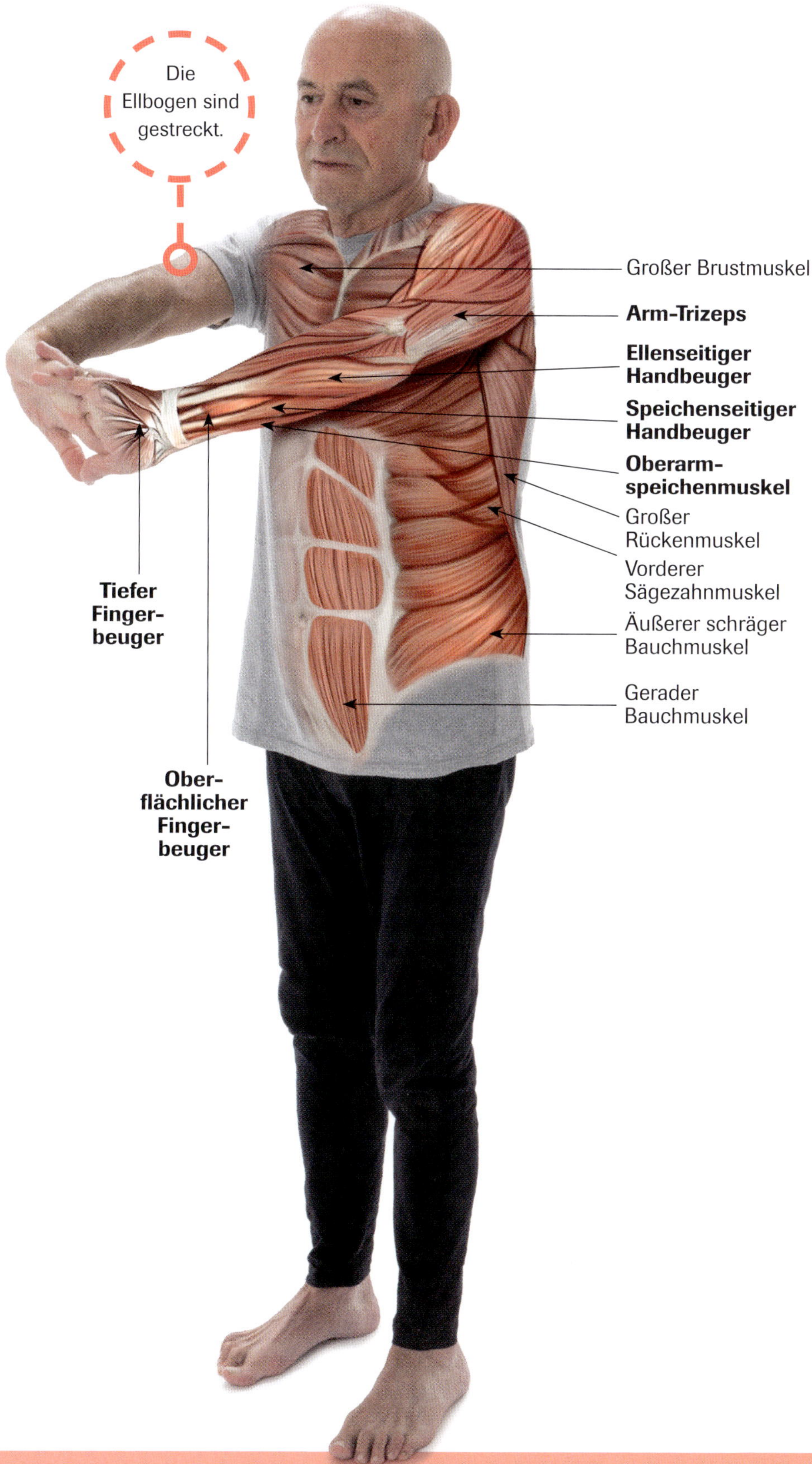

Statische Dehnungen der Handgelenke. Extension

AUSGANGSPOSITION

- Ausgangsposition 1 oder 2 einnehmen.

TECHNIK

- Die Arme in den Ellbogen beugen, die Schultern bleiben entspannt.
- Die rechte Hand so vor den Bauch halten, dass die Handfläche nach innen zeigt, und die Handfläche der linken Hand senkrecht dazu gegen die rechte Hand drücken. Bei beiden Händen liegen die Finger aneinander.
- Langsam das linke Handgelenk ausstrecken, während die rechte Hand die linke Hand nach oben und nach hinten drückt, bis das linke Handgelenk einen 90-Grad-Winkel mit dem Unterarm bildet.
- Druck und Dehnung 10 bis 15 Sekunden halten.
- Die Hände in die Ausgangsposition zurückbewegen und die gesamte Bewegungsabfolge dreimal wiederholen.
- Anschließend die ganze Übung mit umgekehrter Handhaltung wiederholen, sodass nun das rechte Handgelenk gestreckt wird.

VORSICHT

- Macht das Handgelenk beweglicher und stärkt den Unterarm.
- Baut Spannung in den Händen und Fingern ab.

NUTZEN

- Macht das Handgelenk beweglicher und stärkt den Unterarm.
- Baut Spannung in den Händen und Fingern ab.

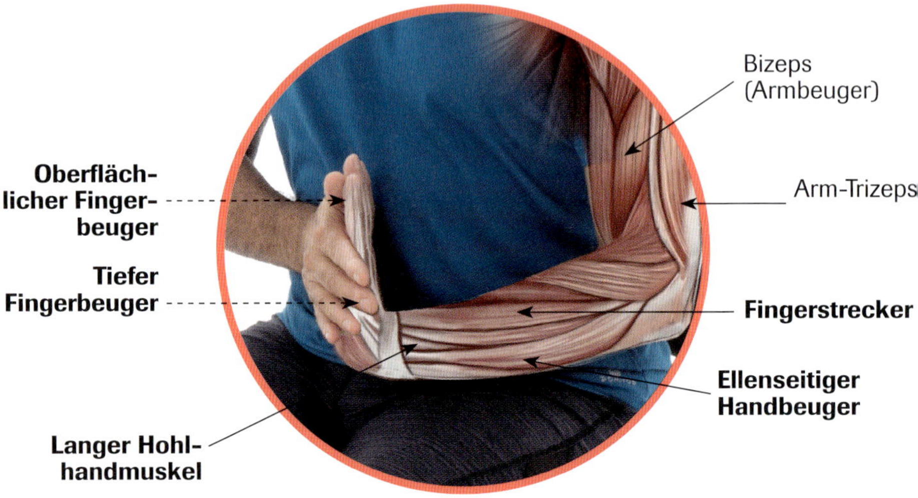

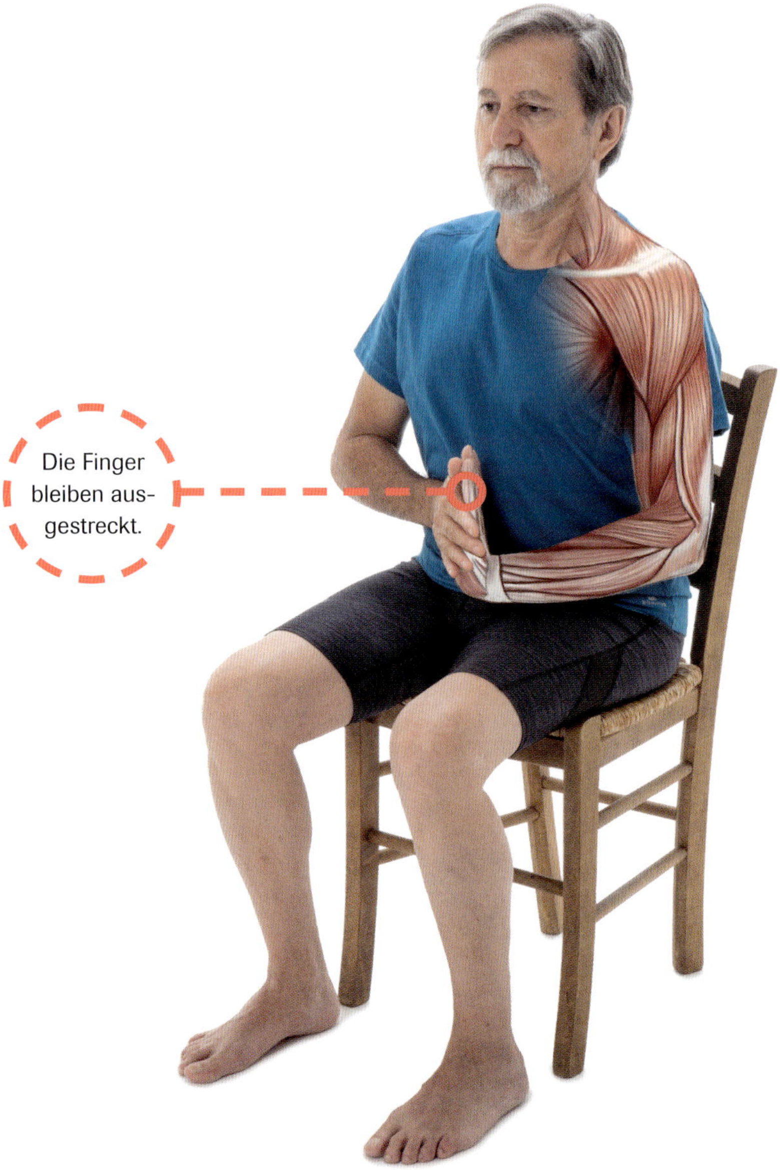

Statische Dehnungen der Handgelenke. Flexion

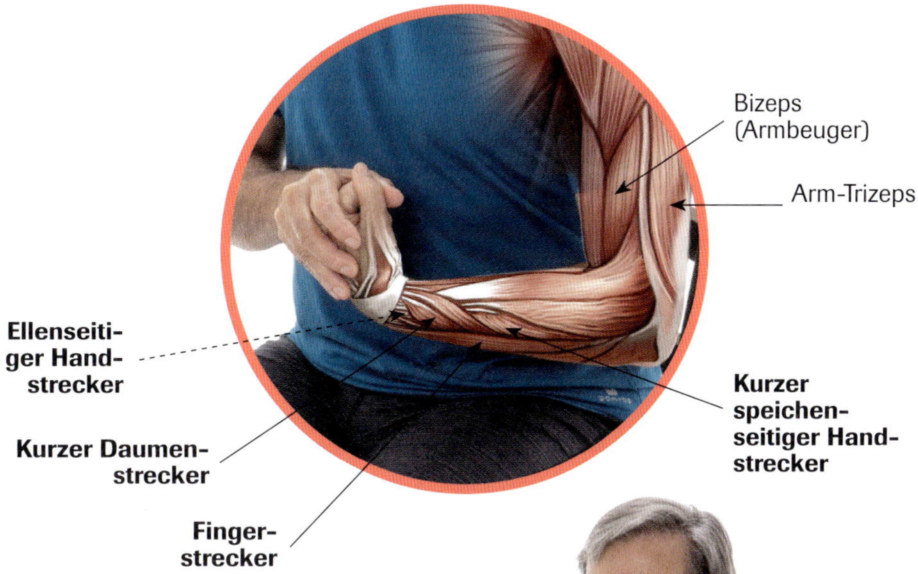

AUSGANGSPOSITION

- Ausgangsposition 1 oder 2 einnehmen.

TECHNIK

- Die Arme in den Ellbogen beugen, die Schultern bleiben entspannt.
- Die rechte Hand so vor den Bauch halten, dass die Handfläche nach innen zeigt, und die linke Hand mit der Handfläche nach innen senkrecht dazu innen gegen die rechte Handfläche lehnen. Bei beiden Händen liegen die Finger aneinander.
- Die linke Hand zu einer Faust ballen und das Handgelenk beugen, während die rechte Hand diese umfasst und nach oben und vorne drückt, bis ein Gefühl der Dehnung im Handrücken zu spüren ist.
- Druck und Dehnung 5 bis 10 Sekunden halten.
- Die Hände in die Ausgangsposition zurückbewegen und die gesamte Bewegungsabfolge dreimal wiederholen.
- Anschließend die ganze Übung mit umgekehrter Handhaltung wiederholen, sodass nun das rechte Handgelenk gebeugt wird.

NUTZEN

- Baut Spannung im Handrücken ab und entspannt die Finger.
- Stärkt das Handgelenk.

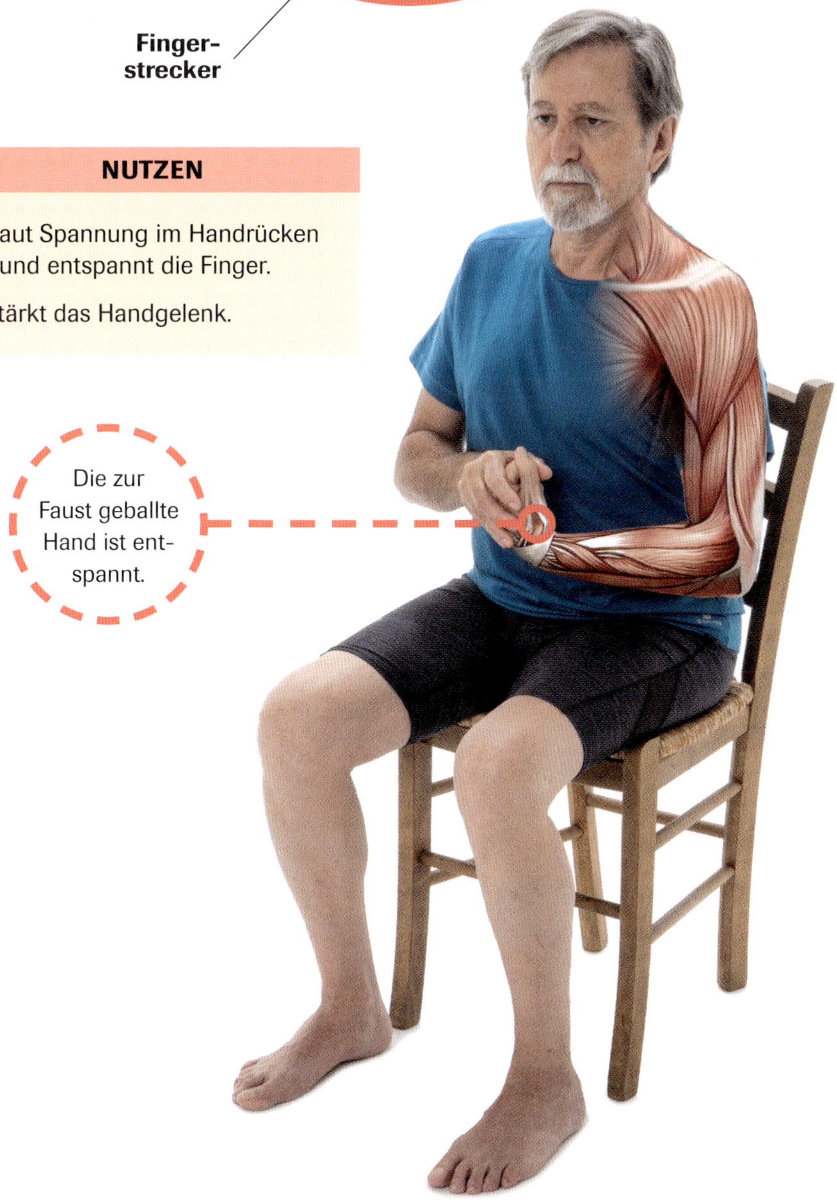

VORSICHT

- Falls Sie eine Zyste im Handgelenk haben, sollten Sie diese Dehnung nicht vornehmen.
- Falls die Dehnung zu stark ist, halten Sie diese ohne Druck.
- Vermeiden Sie es, das Handgelenk anzuspannen. Falls nötig, reduzieren Sie die Beugung.

Statische Dehnungen der Finger. Extension

AUSGANGSPOSITION

- Ausgangsposition 1 oder 2 einnehmen.

TECHNIK

- Die Arme in den Ellbogen beugen, die Schultern bleiben entspannt.
- Die linke Hand vor den Brustkorb halten, sodass die Finger nach links zeigen, und die Handfläche der rechten Hand auf die Finger der linken Hand legen. Bei beiden Händen liegen die Finger aneinander.
- Langsam und allmählich drückt die rechte Hand die Finger der linken Hand nach hinten, sodass eine Extension entsteht.
- Sanften Druck und Dehnung 10 bis 15 Sekunden halten.
- Die Hände wieder in die Ausgangsposition bewegen und die Bewegungsabfolge dreimal wiederholen.
- Anschließend die ganze Übung mit umgekehrter Handhaltung wiederholen, sodass nun die Finger der rechten Hand gedehnt werden.

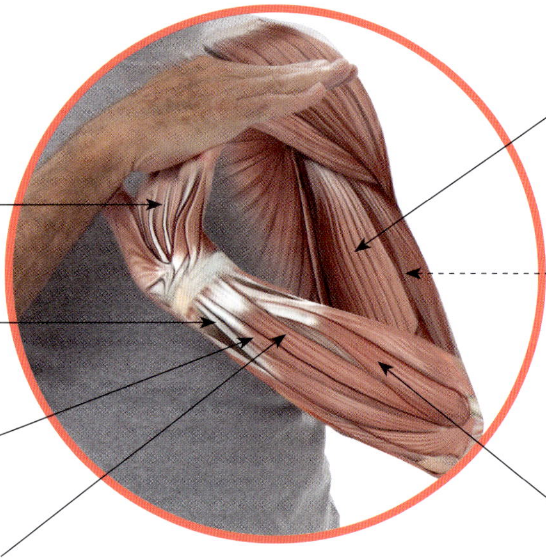

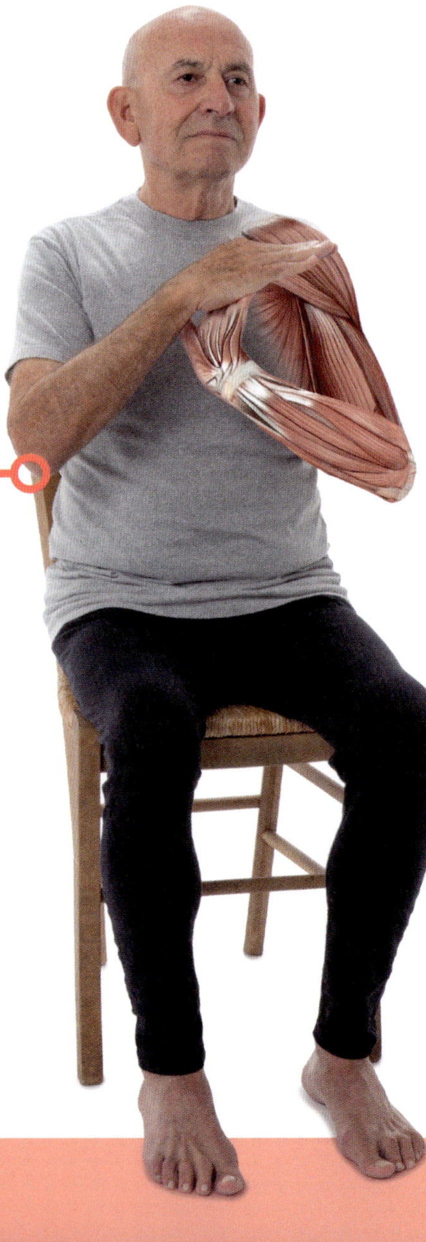

VORSICHT

- Die Fingergelenke sind sehr klein und müssen geschützt werden, sodass Sie nur gemäßigten Druck ausüben sollten.

NUTZEN

- Reduziert die Spannung in den Fingern und Handflächen.
- Verbessert die Beweglichkeit der Hände und Finger, indem ihre Steifheit verringert wird.

◀◀◀ Statische Dehnungen der Handgelenke. Extension und Flexion

Statische Dehnungen der Finger. Flexion

AUSGANGSPOSITION

- Ausgangsposition 1 oder 2 einnehmen.

TECHNIK

- Die Arme in den Ellbogen beugen, die Schultern bleiben entspannt.
- Die linke Hand so vor den Bauch halten, dass die Handfläche nach innen zeigt, und die Handfläche der rechten Hand auf den Handrücken der linken Hand halten. Bei beiden Händen liegen die Finger aneinander.
- Langsam die Finger der linken Hand an den Fingergrundgelenken beugen, während die rechte Hand sie nach innen drückt. Das zweite und dritte Glied jedes Fingers bleibt ausgestreckt; der Daumen ruht auf dem Zeigefinger.
- Das Handgelenk wird nicht gebeugt und bildet eine Linie mit dem Unterarm.
- Die Dehnung 10 bis 15 Sekunden halten.
- Die Hände wieder in die Ausgangsposition bewegen und die Bewegungsabfolge dreimal wiederholen.
- Anschließend die ganze Übung mit umgekehrter Handhaltung wiederholen, sodass nun die Finger der rechten Hand gedehnt werden.

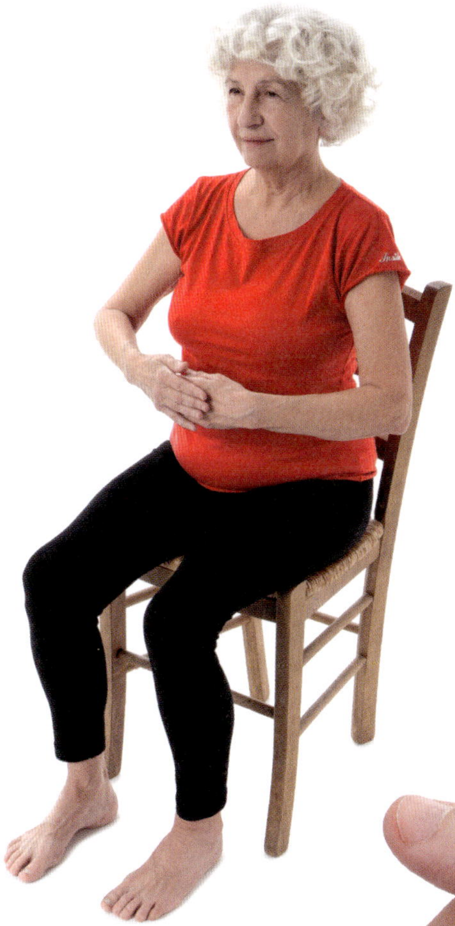

VORSICHT

- Der auf die Finger ausgeübte Druck sollte sehr sanft sein. Bei Beschwerden empfiehlt es sich, die Dehnung ohne Druck auszuführen und einfach den Kontakt der Hand mit den Fingern zu halten.

NUTZEN

- Löst Blockaden in den Fingergelenken und deren Verspannungen.

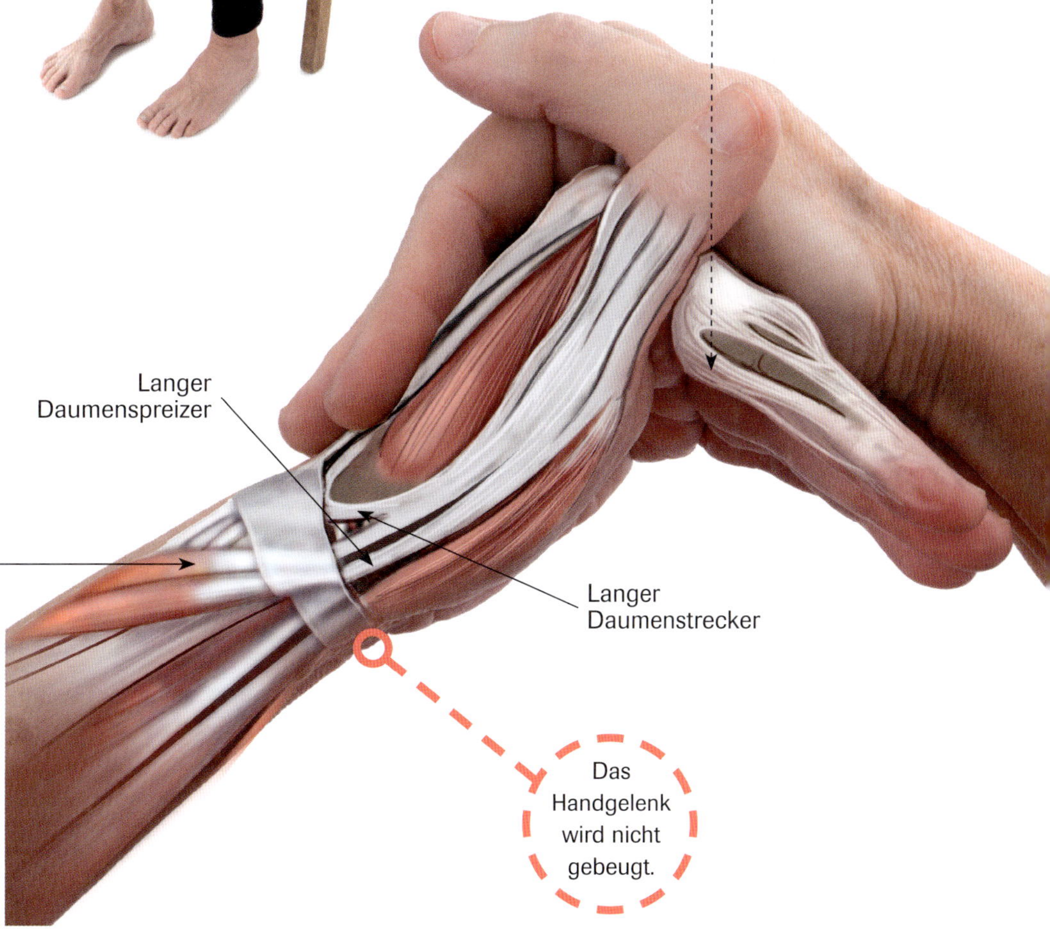

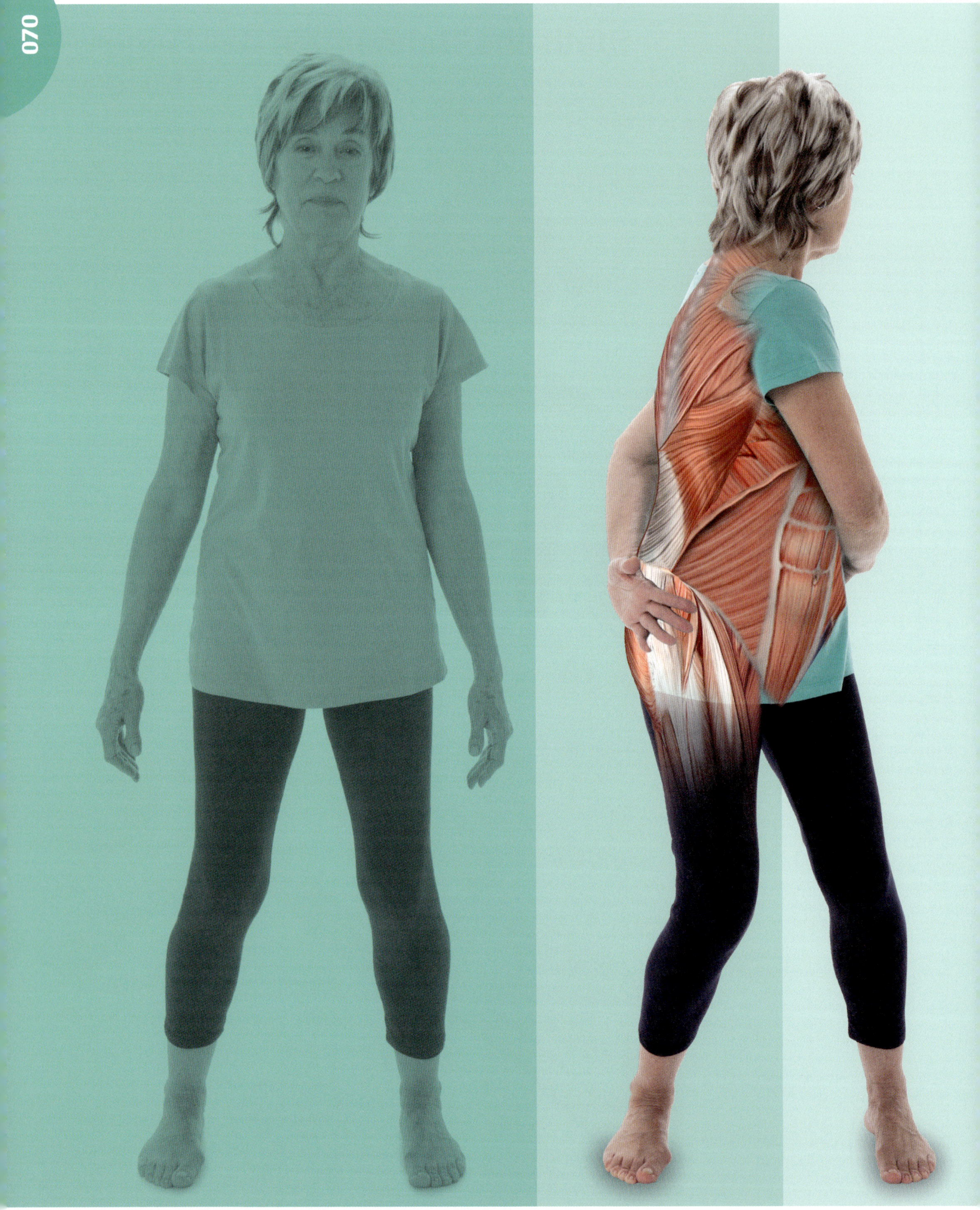

◀◀◀ Statische Dehnungen der Finger. Extension und Flexion

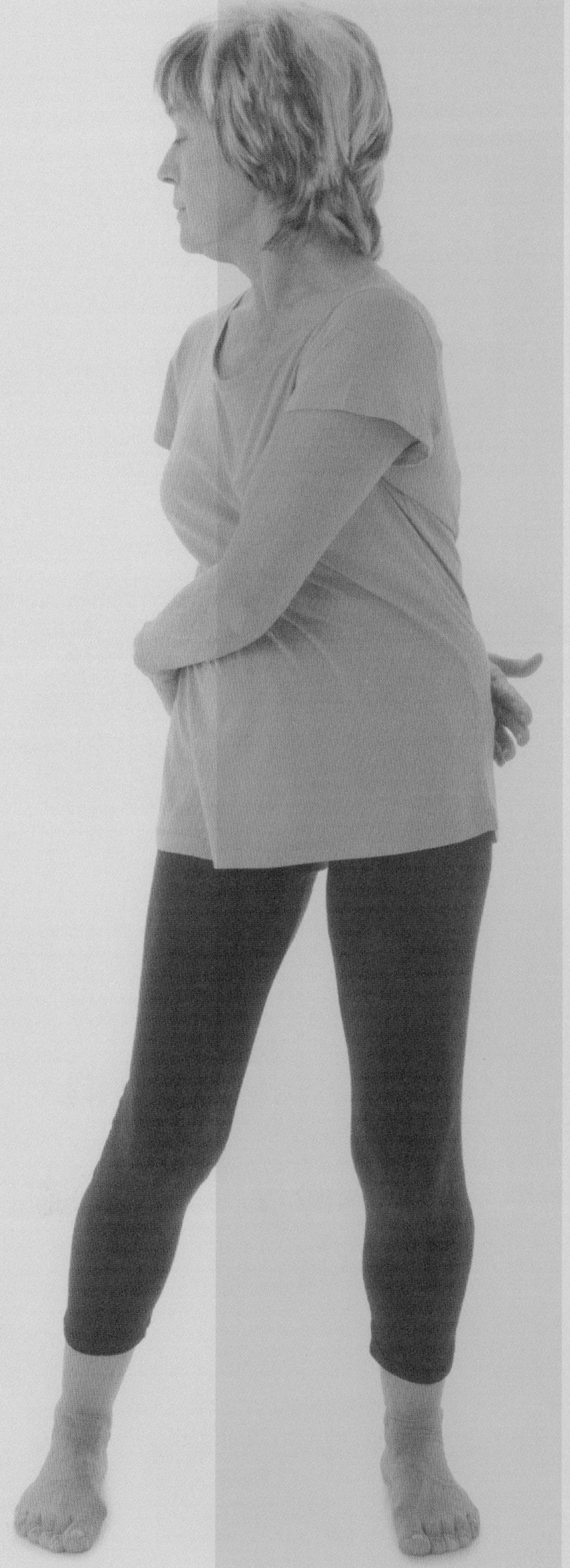

Dehnungen des Oberkörpers

Der Oberkörper bildet den Mittelpunkt der menschlichen Anatomie. Er dient dem Kopf als Stütze, die Extremitäten sind an ihm befestigt. Die verschiedenen Teile des Rumpfs übernehmen wichtige Funktionen.

Brustkorb und Bauch

Brustkorb und Bauchraum enthalten lebenswichtige, hochkomplexe Organe. Darüber hinaus stützen sie den Körper und erfüllen eine Schutzfunktion.

Wirbelsäule

Die Wirbelsäule trägt den Körper, der Rumpf hält als zentrale Achse den Körper aufrecht. Sie ist flexibel und beweglich, sodass der Oberkörper Bewegungen auf allen drei Ebenen durchführen kann: Sagittal-, Frontal- und Transversalebene.

Becken

Das Becken stützt den Rumpf und den oberen Teil des Körpers – es ist von entscheidender Bedeutung für den menschlichen Organismus. Die Bewegung der Wirbelsäule steht in Verbindung mit dem Becken, und die Position, die dieses einnimmt, entscheidet über die Haltung des Körpers.

Die in diesem Kapitel vorgestellten Dehnungen tragen zur Korrektur der Haltung bei, indem sie dem Körper Kraft und Stabilität verleihen. Sie steigern die Beweglichkeit des Rückens, bauen die Steifheit der Muskeln und Blockaden der Wirbel ab, lindern etwaige Schmerzen und massieren die inneren Organe.

Dynamische Dehnungen des Oberkörpers. Flexion und Extension. Auf dem Boden

AUSGANGSPOSITION

- Begeben Sie sich auf einer dicken Matte oder Decke in den Vierfüßlerstand.
- Die Knie sind hüftbreit auseinander und in gerader Linie zur Hüfte ausgerichtet.
- Die Füße liegen auf, der Fußrücken zeigt Richtung Boden.
- Die Handflächen stützen sich schulterbreit auseinander auf den Boden, sodass die Finger nach vorne zeigen und eine Linie mit den Schultern bilden.
- Die Halswirbel bilden eine Linie mit den Brustwirbeln.
- Der Kiefer ist entspannt.

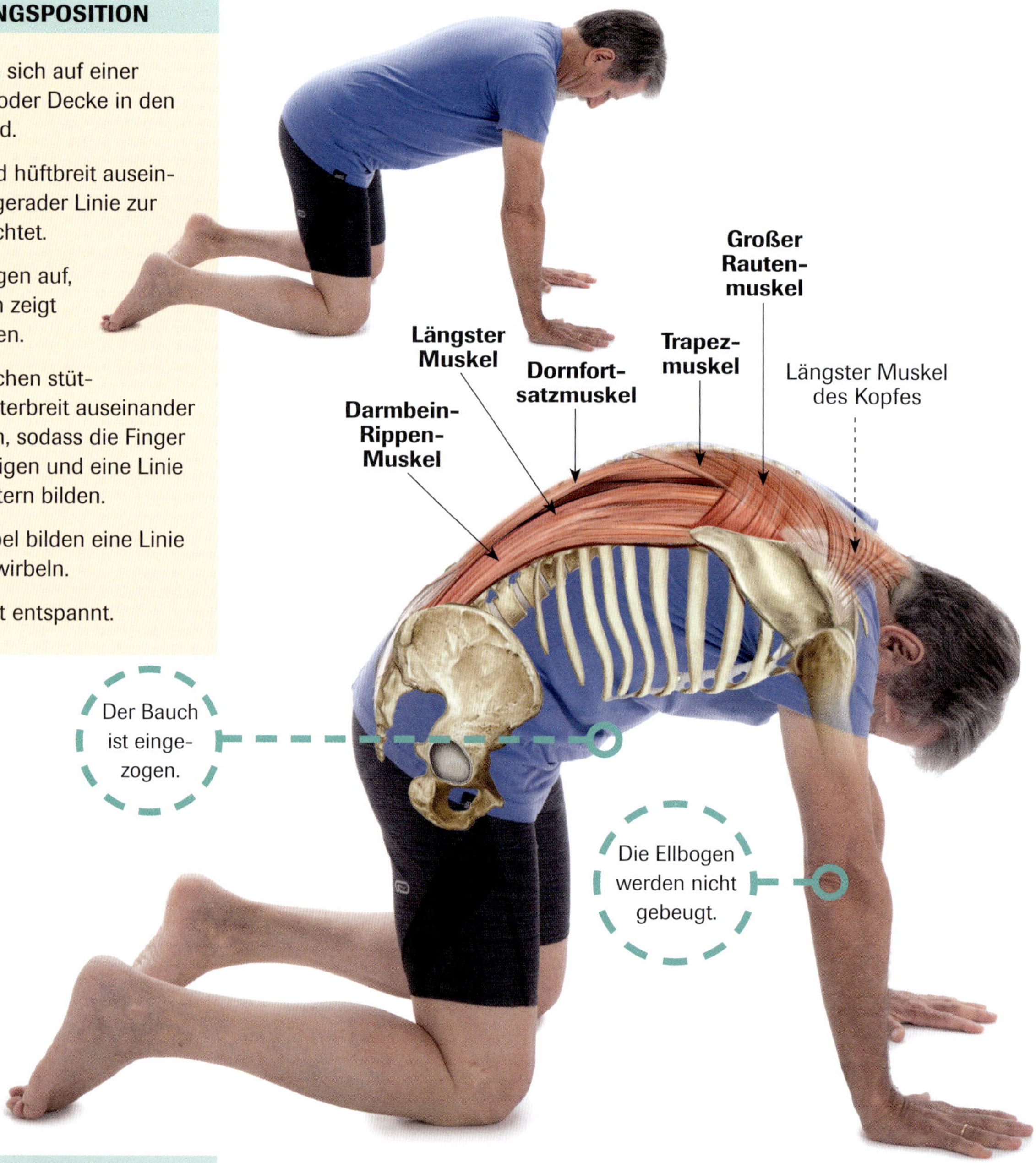

BEWEGUNGSABLAUF

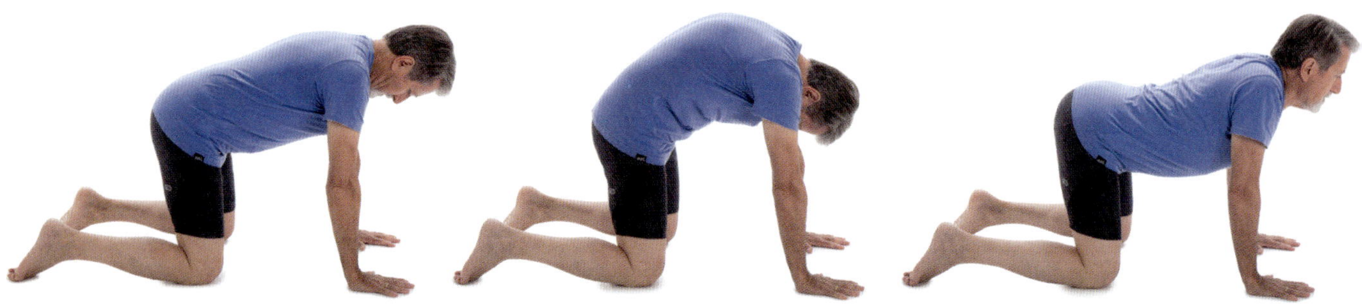

TECHNIK

◗ Einatmen. Beim Ausatmen den Rücken beugen und zugleich Kopf und Kinn Richtung Brustkorb senken.

◗ Der Bauch wird eingezogen, sodass es zu einer Retroversion des Beckens kommt.

◗ Beim Einatmen das Becken nach vorne kippen (Anteversion), während sich der Rücken streckt und sich der Kopf nach oben bewegt, wobei sich das Kinn kaum hebt.

◗ Es ist wichtig, dass die Arme nicht gebeugt werden und sich der Oberkörper weder nach vorne noch nach hinten bewegt.

◗ Beim Ausatmen den Rücken erneut beugen. Dann die ganze Übung 6 bis 10 Mal wiederholen.

VORSICHT

◗ Falls Sie Verletzungen an den Handgelenken haben, empfiehlt es sich, die Dehnung auf einem Stuhl durchzuführen.

◗ Sollten die Füße einschlafen oder krampfen, stützen Sie sie statt auf dem Fußrücken auf den Zehenspitzen auf.

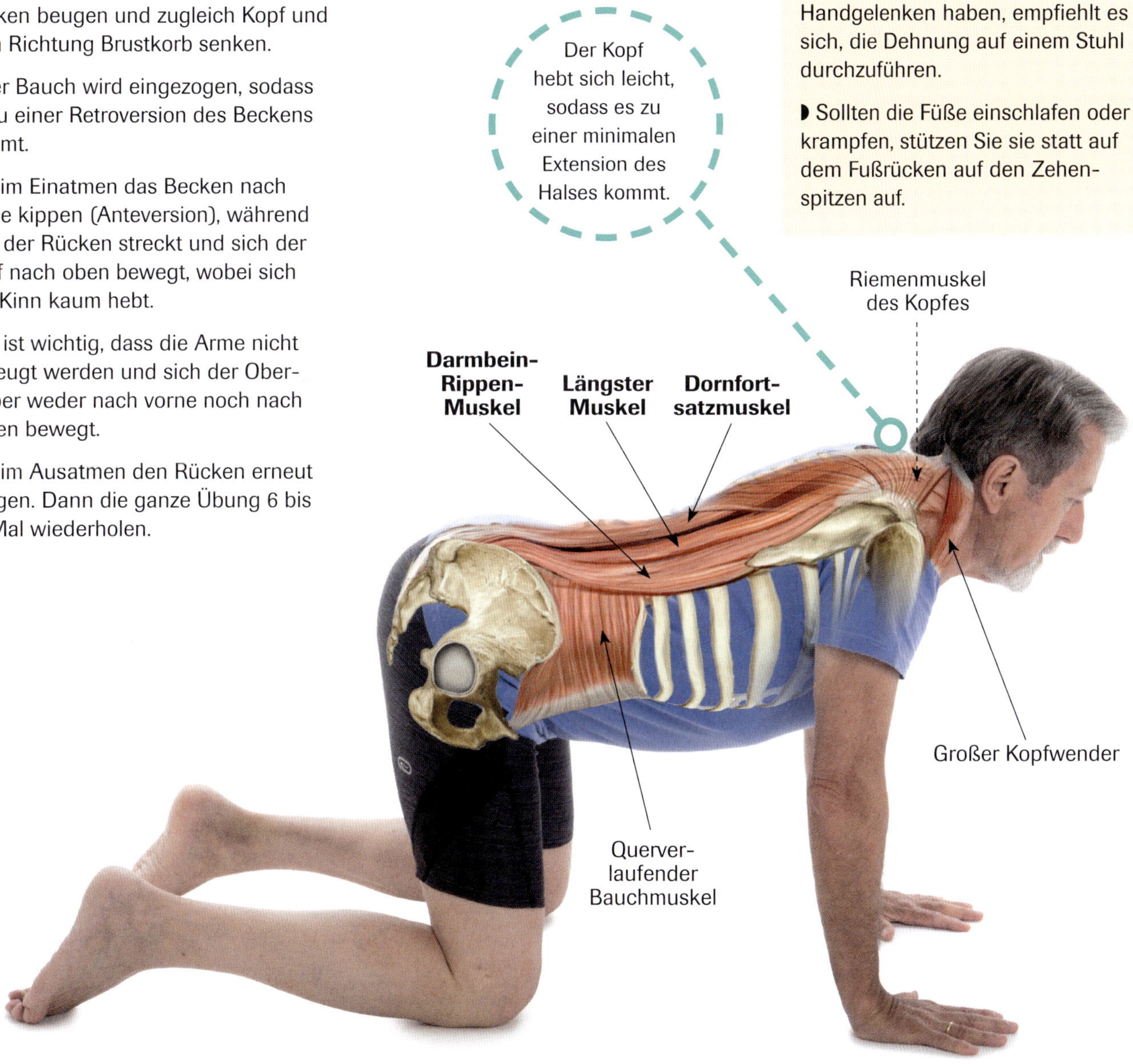

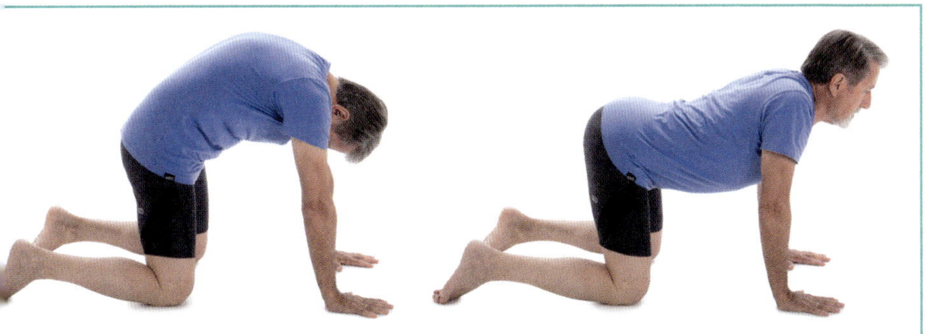

NUTZEN

◗ Lindert Beschwerden und Schmerzen am Rücken und Hals.

◗ Mobilisiert Wirbelsäule und Becken.

◗ Stärkt die Handgelenke.

◗ Verbessert die Verdauung.

Dynamische Dehnungen des Oberkörpers. Flexion und Extension. Auf einem Stuhl

AUSGANGSPOSITION

- Setzen Sie sich mit geradem Rücken auf die Kante eines Stuhls. Das Becken ist leicht nach hinten gekippt (Retroversion), sodass Sie die Stütze des Sitzbeins spüren.
- Der Kopf ist gerade und bildet eine Linie mit dem Oberkörper, das Kinn ist leicht nach unten geneigt.
- Die Füße zeigen nach vorne, sind parallel zueinander und in einer Linie mit der Hüfte.
- Die Hände ruhen auf den Beinen.
- Der Kiefer ist entspannt.

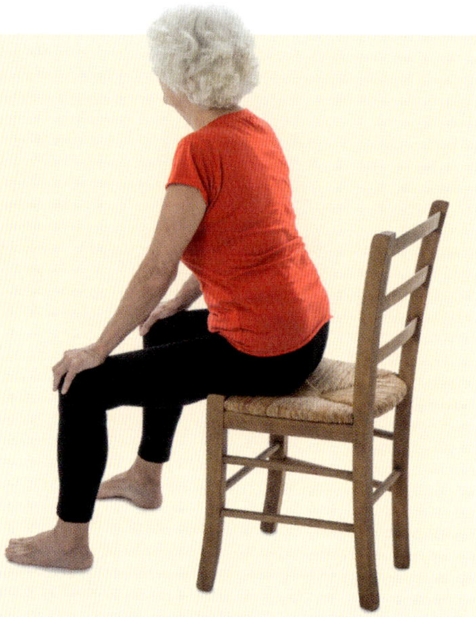

TECHNIK

- Legen Sie die Hände so auf die Knie, dass die Finger nach innen zeigen und die Arme in den Ellbogen gebeugt sind.
- Einatmen. Beim Ausatmen den Rücken beugen, zugleich den Kopf senken und das Kinn Richtung Brustkorb bewegen.
- Den Bauch einziehen und den Rücken wölben, sodass es zu einer Retroversion des Beckens kommt.
- Beim Einatmen das Becken nach vorne kippen (Anteversion), während sich der Rücken streckt und sich der Kopf nach oben bewegt, wobei sich das Kinn kaum hebt.
- Beim Ausatmen den Rücken beugen. Die ganze Übung 6 bis 10 Mal wiederholen.

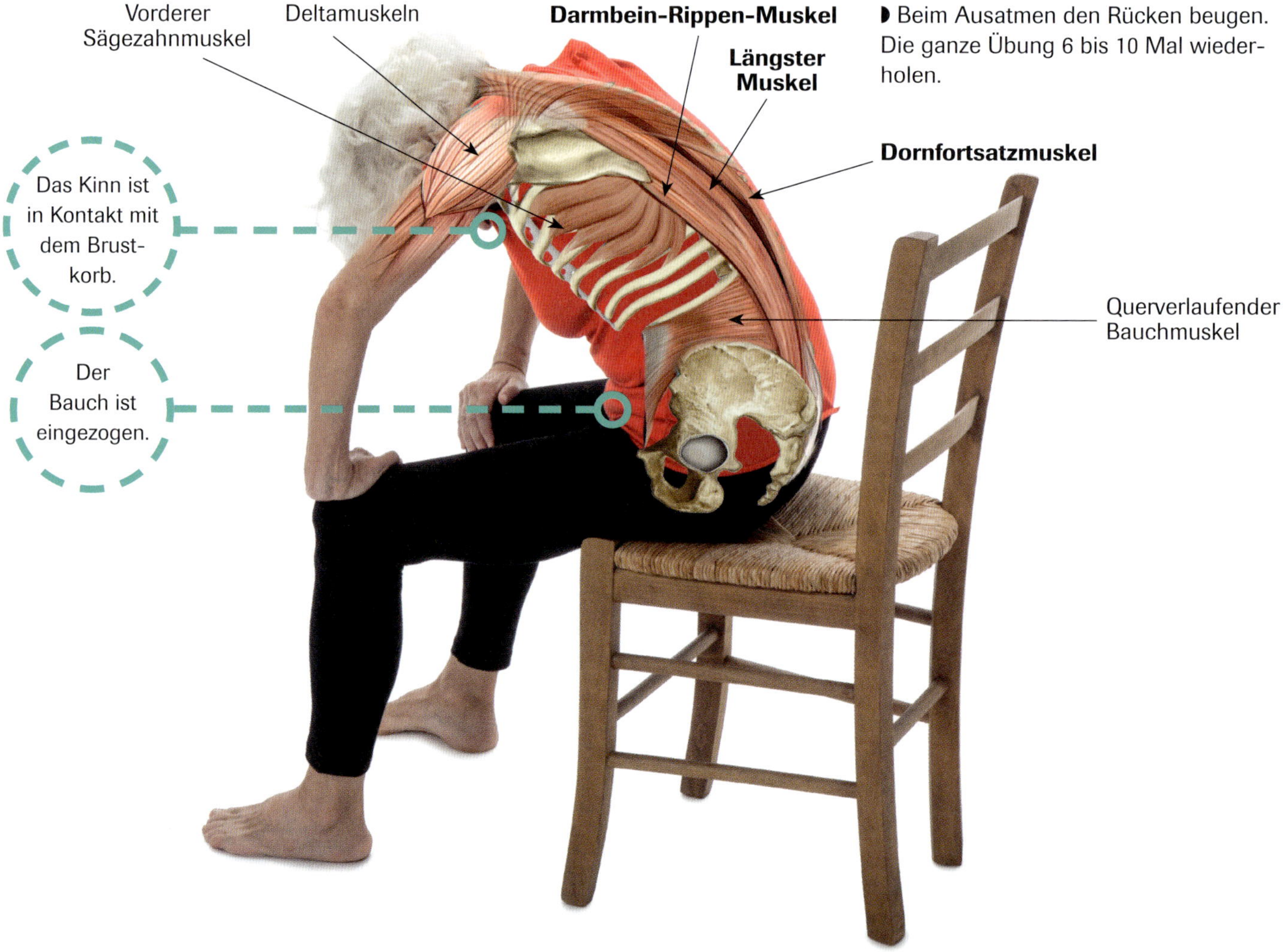

BEWEGUNGSABLAUF

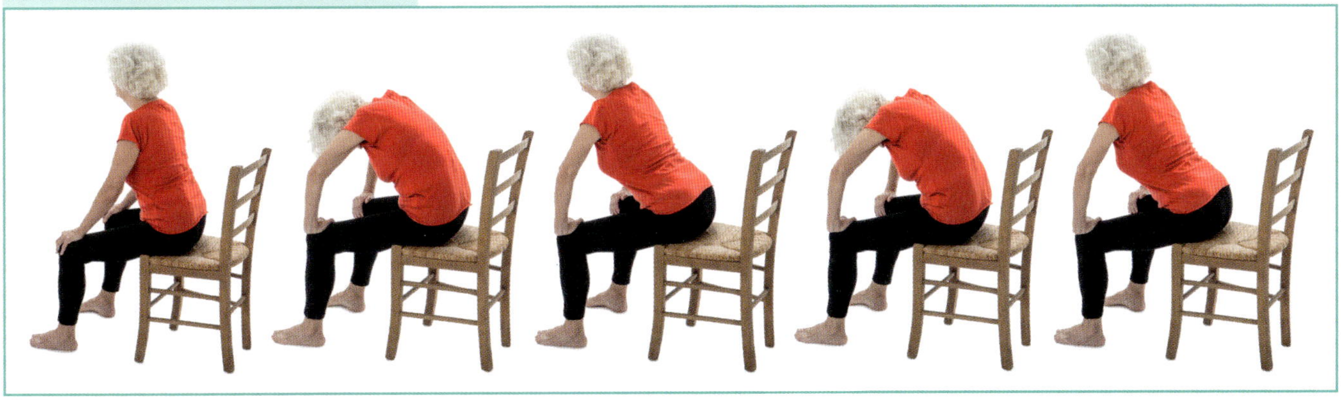

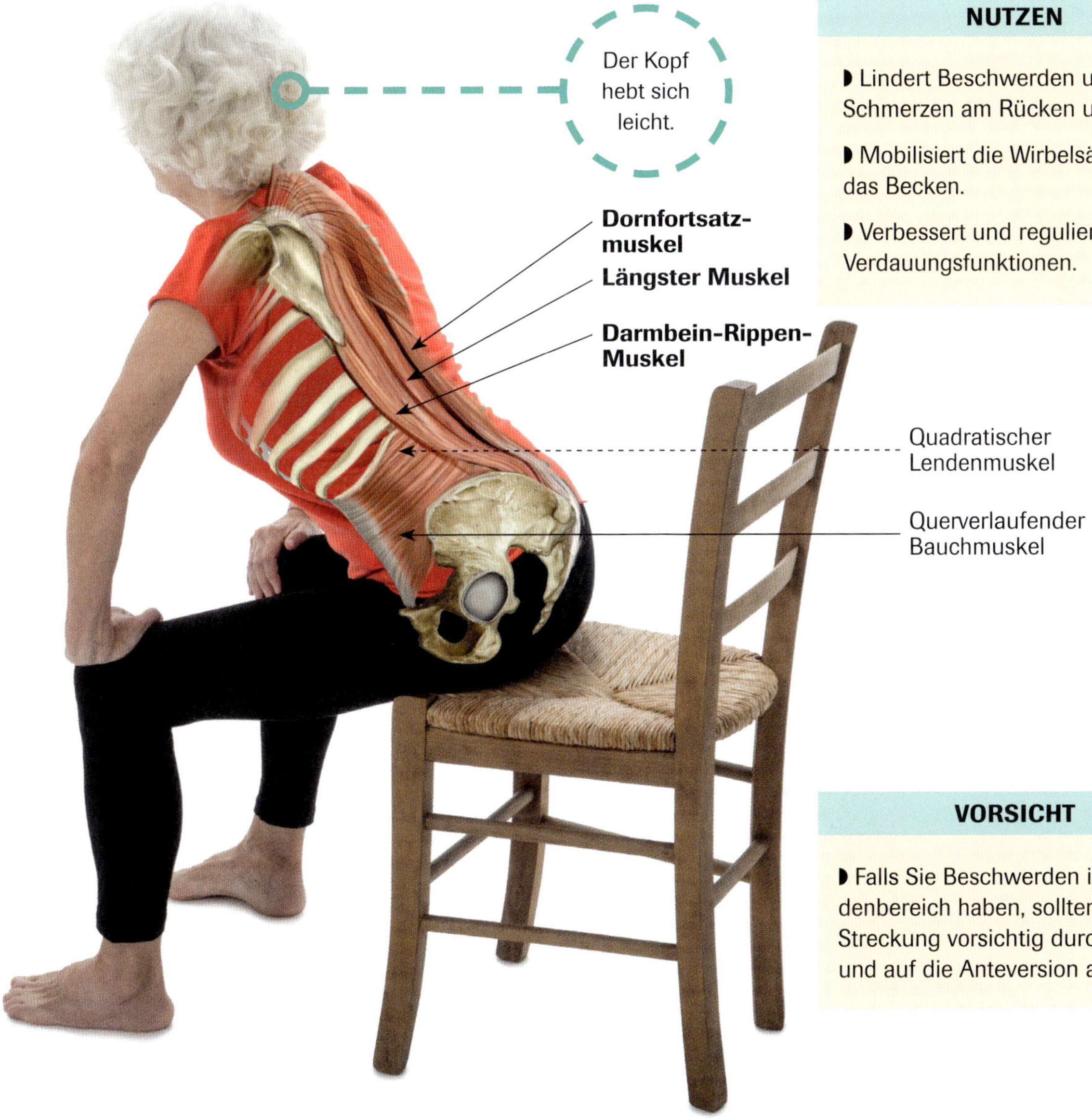

NUTZEN

- Lindert Beschwerden und Schmerzen am Rücken und Hals.
- Mobilisiert die Wirbelsäule und das Becken.
- Verbessert und reguliert die Verdauungsfunktionen.

VORSICHT

- Falls Sie Beschwerden im Lendenbereich haben, sollten Sie diese Streckung vorsichtig durchführen und auf die Anteversion achten.

Dynamische Dehnungen des Oberkörpers. Rotation

AUSGANGSPOSITION

- Ausgangsposition 1 einnehmen.

NUTZEN

- Verringert Spannungen im Rücken und lindert Beschwerden im Lendenbereich.
- Mobilisiert die Schultern und dehnt den Brustkorb.

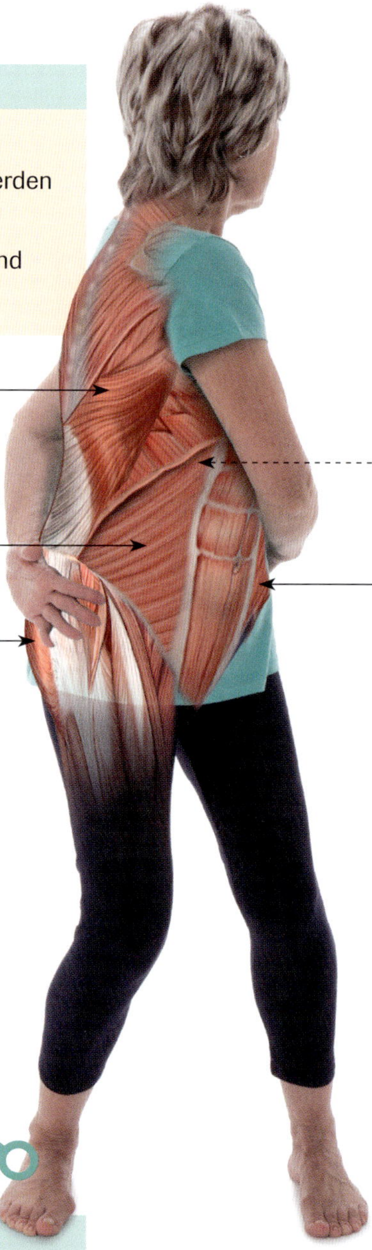

TECHNIK

- Den Oberkörper nach links drehen und zugleich mit den frei hängenden, entspannten und leicht gebeugten Armen eine Rotation veranlassen, indem Sie diese möglichst weit nach links und nach hinten bewegen. Die linke Schulter vollzieht eine Innenrotation, wobei die linke Hand sich hinter dem Rücken abstützt; zugleich vollzieht der rechte Arm eine Adduktionsbewegung, während die rechte Hand auf der linken Seite ruht.
- Die Position einige Sekunden halten, dann den Oberkörper nach rechts drehen bis zur Mitte. Diesen Bewegungsablauf auf der anderen Körperseite wiederholen.
- Die Füße verändern ihre Position nicht, bewegen sich nicht und zeigen die ganze Zeit nach vorne.
- Die ganze Übung 6 bis 10 Mal wiederholen.

VORSICHT

- Falls Sie Schulterbeschwerden haben, sollten Sie die Innenrotation des nach hinten gerichteten Arms vorsichtig durchführen und den Oberkörper sanfter drehen.

BEWEGUNGSABLAUF

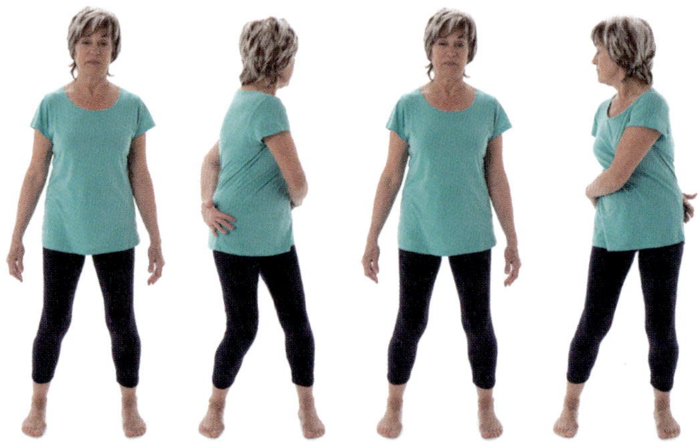

Dynamische Dehnungen des Oberkörpers. Lateralflexion

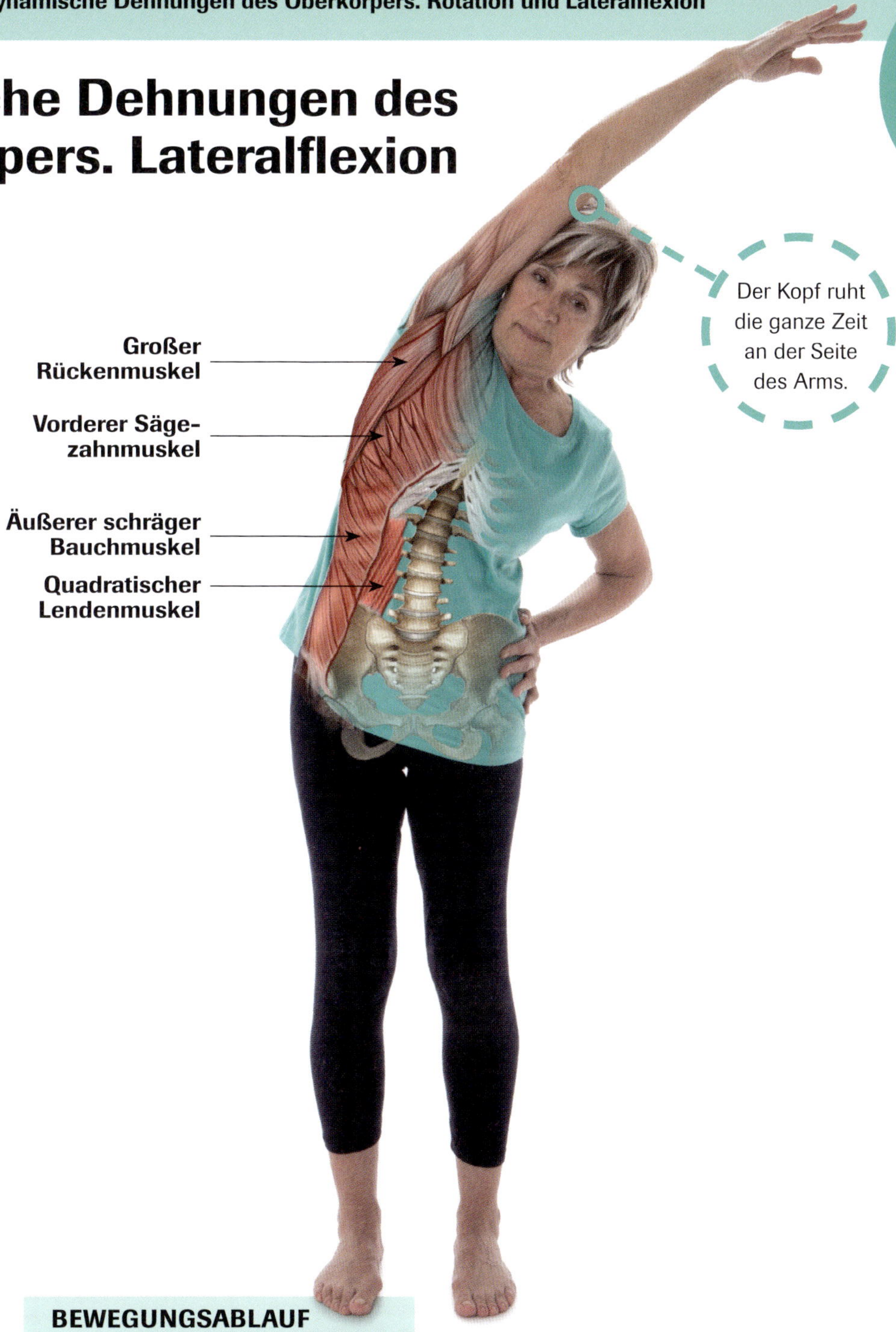

AUSGANGSPOSITION

- Ausgangsposition 1 einnehmen.

TECHNIK

- Die linke Hand so auf die linke Hüfte stützen, dass die Finger nach innen zeigen, und den gestreckten rechten Arm anheben, bis er sich seitlich neben dem Kopf befindet.
- Beim Einatmen den Körper nach links beugen, ohne dass er sich nach vorne oder hinten bewegt. Der Kopf zeigt nach vorne.
- Die Dehnung einige Sekunden halten. Dann beim Ausatmen wieder zur Ausgangsposition zurückkehren. Diesen Bewegungsablauf auf der anderen Körperseite wiederholen.
- Die ganze Übung 6 bis 10 Mal wiederholen.

VORSICHT

- Der Kopf lehnt sich gegen den nach oben ausgestreckten Arm und schützt auf diese Weise den Hals.

NUTZEN

- Mobilisiert die Seiten und befreit sie von Spannungen.
- Dehnt den Brustkorb und vergrößert auf diese Weise das Lungenvolumen.
- Lindert Beschwerden im Rücken.

BEWEGUNGSABLAUF

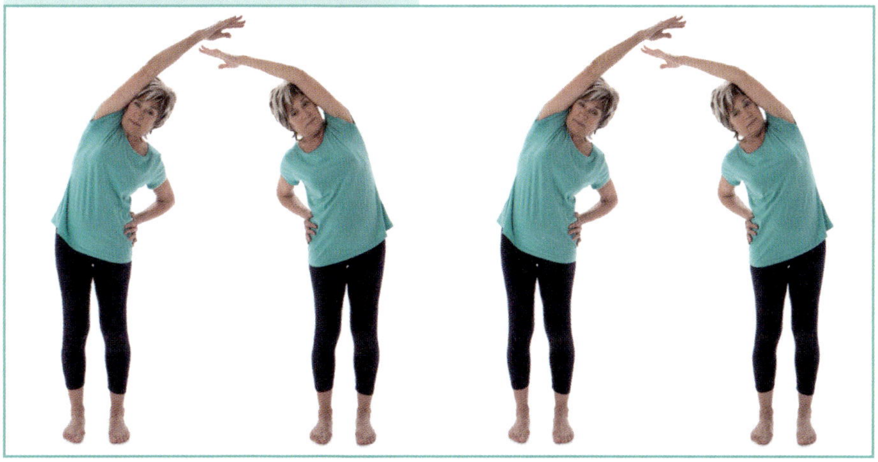

Statische Dehnungen des Oberkörpers. Flexion. Auf einem Stuhl

AUSGANGSPOSITION

- Setzen Sie sich mit geradem Rücken auf die Kante eines Stuhls. Das Becken ist leicht nach hinten gekippt (Retroversion), sodass Sie die Stütze des Sitzbeins spüren.
- Der Kopf ist gerade und bildet eine Linie mit dem Oberkörper, das Kinn ist ein wenig nach unten geneigt.
- Die Beine sind leicht geöffnet. Die Füße zeigen nach vorne, sind parallel zueinander und in einer Linie mit den Hüften.
- Die Hände ruhen auf den Oberschenkeln.
- Die Lippen sind leicht geöffnet, der Kiefer ist entspannt.

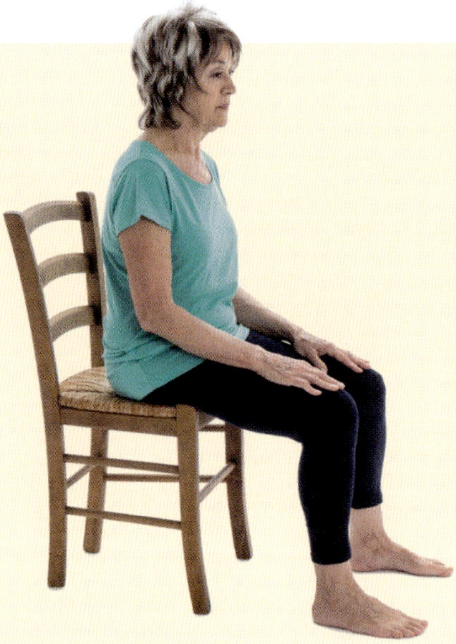

NUTZEN

- Lindert Schmerzen und Beschwerden des Rückens, indem seine Mobilität gesteigert wird.
- Massiert den Bauchraum sanft und hilft auf diese Weise, den Verdauungsvorgang zu verbessern und zu regulieren.

VORSICHT

- Die Flexion des Oberkörpers sollte mit großer Vorsicht erfolgen. Falls diese Dehnung nicht richtig ausgeführt wird, wirkt sie kontraproduktiv, da es im unteren Rücken zu übermäßiger Spannung kommen kann.

TECHNIK

- Tief und ruhig einatmen.
- Beim Ausatmen den Oberkörper langsam und sanft nach vorne und unten beugen. Die Flexion geht vom unteren Bereich des Rückens und vom Bauch aus. Der Kopf bildet mit dem Rücken eine Linie, die Arme begleiten die Bewegung, indem sie Richtung Boden hängen.
- Sobald Bauch und Brust die Oberschenkel berühren, lassen Sie den gesamten Körper einschließlich Kopf hängen. Die Hände können sich auf dem Boden abstützen, die Füße oder Sprunggelenke berühren.
- Die Dehnung beim Ein- und Ausatmen so lange entspannt halten, wie es angenehm ist (einige Sekunden bis etwa eine halbe Minute).
- Zum Lösen den Oberkörper beim Einatmen langsam aufrichten, bis die Ausgangsposition wieder erreicht ist.
- Die Bewegungsabfolge dreimal wiederholen.

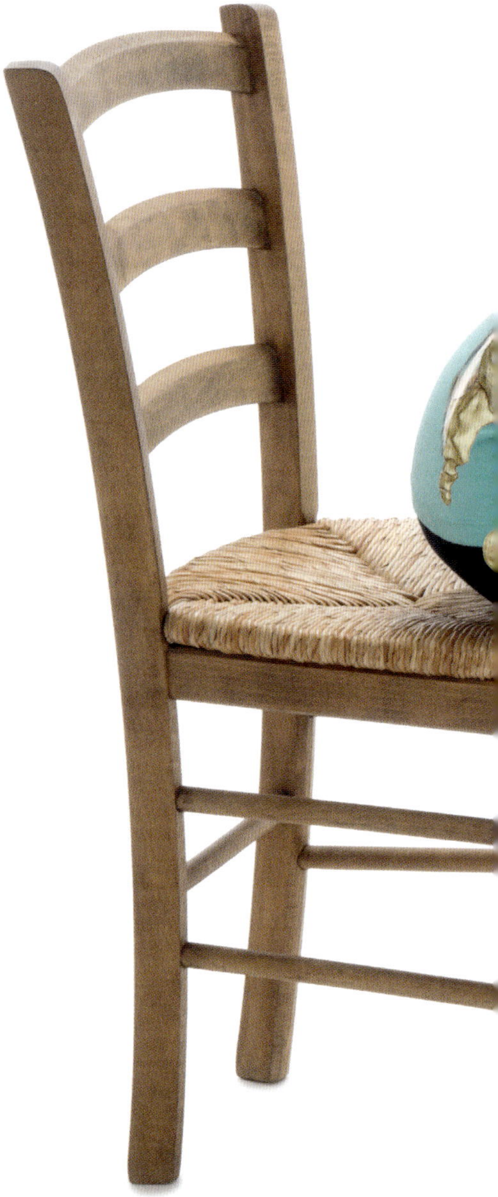

VARIANTEN

1 Geringere Beugung
Falls der Bauch einer Flexion im Weg ist oder die Gefahr besteht, dass Sie Übelkeit oder Schwindel verspüren, können Sie die Dehnung mit einer geringeren Beugung sanfter ausführen. Lassen Sie dazu die ganze Zeit ihre Hände auf den Knien liegen, während der Kopf eine Linie mit dem Rücken bildet.

2 Beine weiter als hüftbreit auseinander
Falls der Lendenbereich empfindlich ist, können die Beine für die Dehnung auch weiter als hüftbreit geöffnet werden. Das hilft, den Rücken zu entlasten und zu entspannen.

3 Kopf bildet eine Linie mit dem Rücken
Menschen mit Blutdruckproblemen, Grünem Star (Glaukom) oder Schwindel müssen beim Senken des Kopfes vorsichtig sein und sollten ihn nicht ganz herabhängen lassen, sondern darauf achten, dass der Kopf die ganze Zeit eine Linie mit dem Rücken bildet.

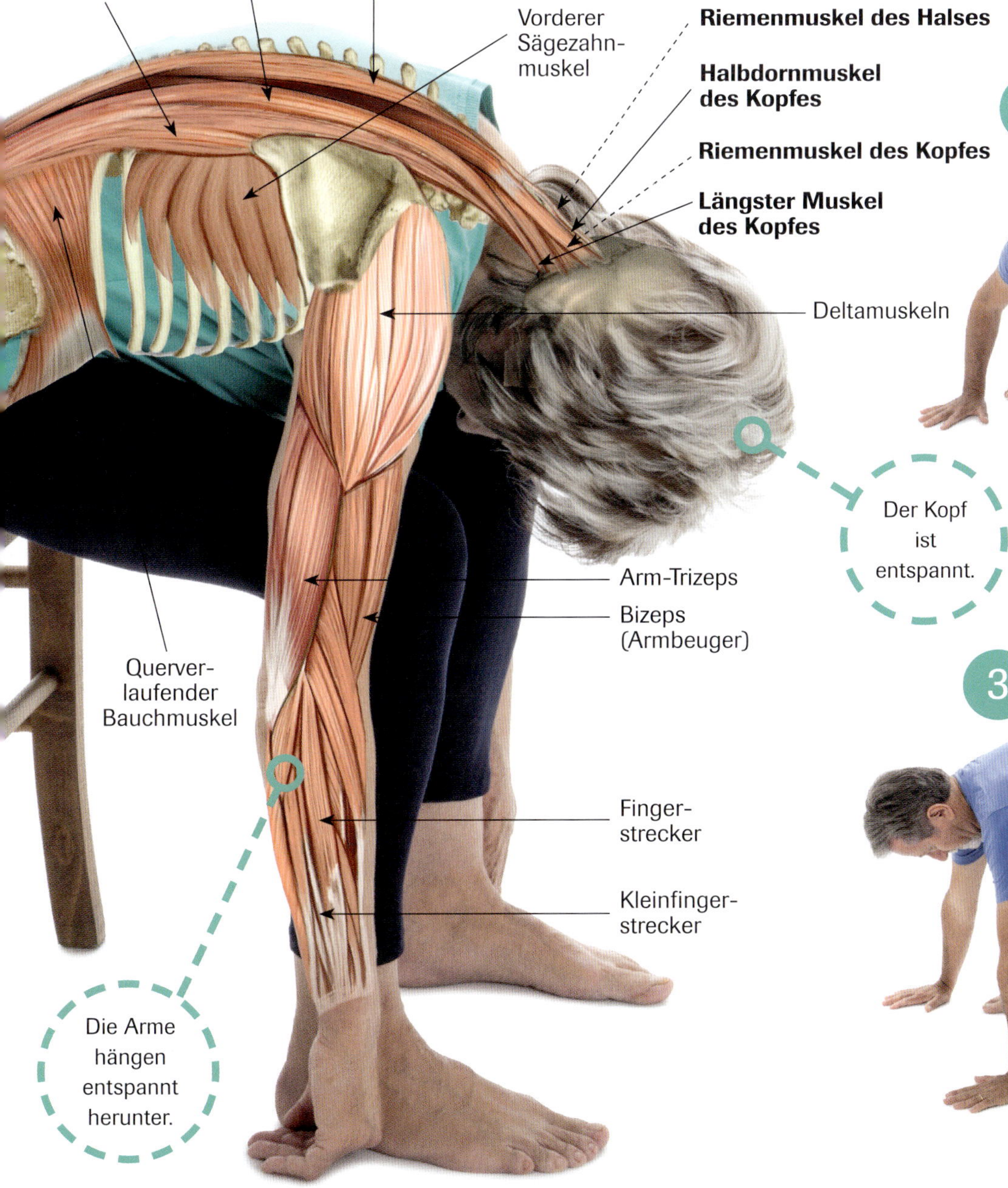

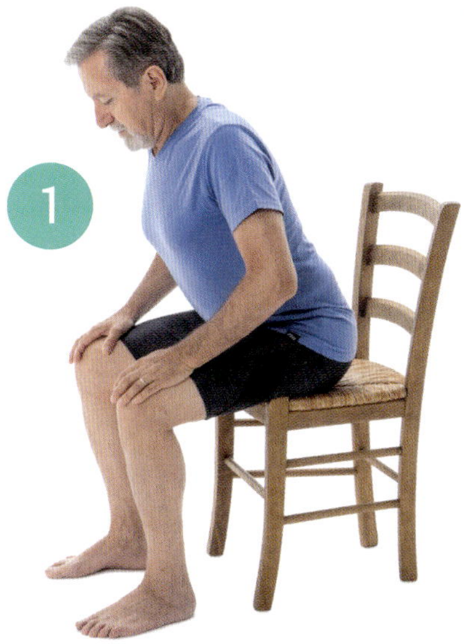

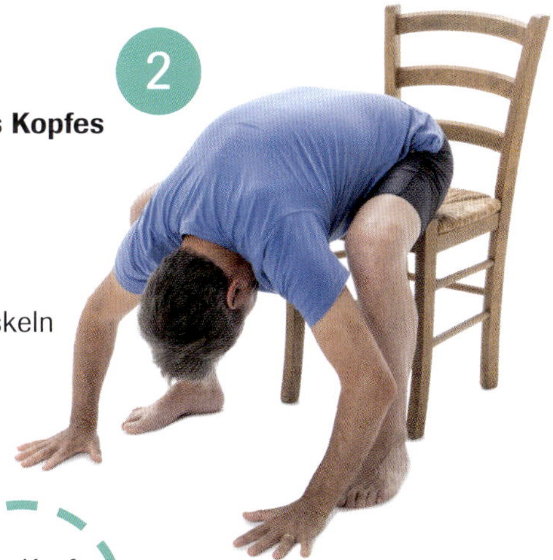

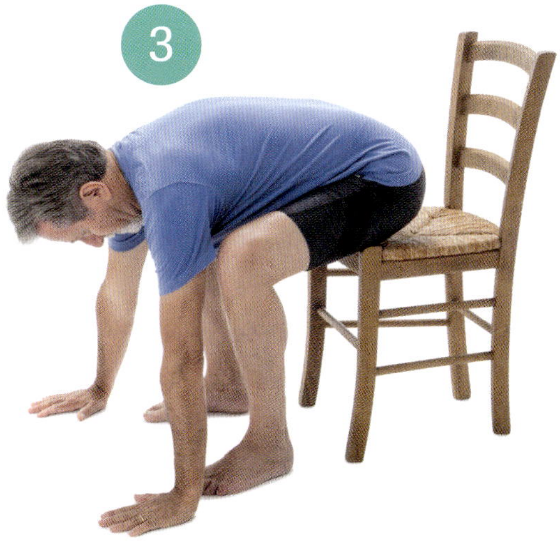

Statische Dehnungen des Oberkörpers. Flexion. Auf dem Boden

AUSGANGSPOSITION

- Setzen Sie sich auf eine dicke Matte oder Decke. Die Beine sind angewinkelt und geöffnet. Die Füße bilden eine Linie mit den Hüften. Die Zehenspitzen zeigen nach oben, die Fersen stützen sich auf den Boden.
- Der Rücken ist gerade und leicht nach vorne gebeugt, das Körpergewicht ruht auf den Sitzbeinen.
- Die Lippen sind leicht geöffnet, der Kiefer ist entspannt.

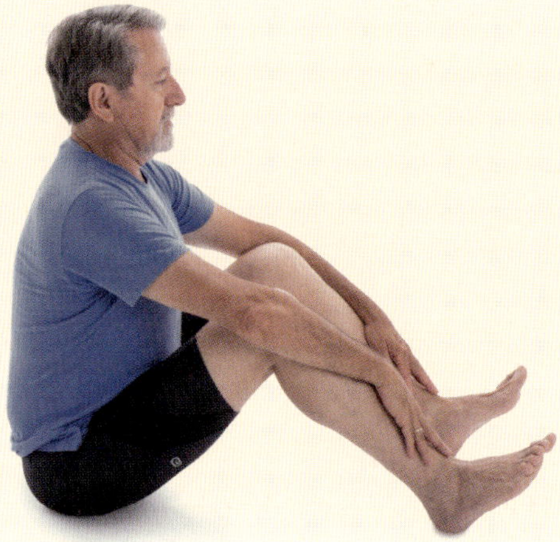

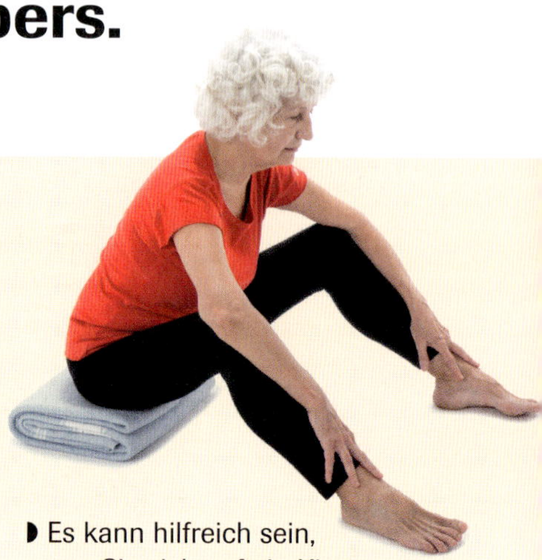

- Es kann hilfreich sein, wenn Sie sich auf ein Kissen setzen, da Sie auf diese Weise leichter die richtige Position einnehmen können.

TECHNIK

- Beim Einatmen die Arme nach oben heben und mit Beginn des Ausatmens Arme und Oberkörper senken, bis die Hände die Fußspitzen berühren. Falls Sie Ihre Füße nicht erreichen, können die Hände auch auf den Sprunggelenken oder Beinen ruhen.
- Die Abwärtsbewegung geht vom Bauch und dem unteren Rücken aus. Zugleich bleibt der Kopf in einer Linie mit dem Rücken und fällt nicht nach vorne.
- An diesem Punkt prüfen Sie, ob Sie gegebenenfalls die Beine etwas weiter beugen müssen oder stärker strecken können.
- Die Dehnung beim ruhigen Ein- und Ausatmen so lange entspannt halten, wie es angenehm ist (einige Sekunden bis etwa eine halbe Minute).
- Zum Lösen beim Einatmen langsam aufrichten. Dabei die Hände über die Beine gleiten lassen und allmählich zur Ausgangsposition zurückkehren, die mit einer Ausatmung erreicht wird.
- Die Bewegungsabfolge dreimal wiederholen.

NUTZEN

- Lindert Schmerzen und Beschwerden im Rücken und verbessert seine Mobilität.
- Massiert sanft den Bauch und trägt auf diese Weise zur Optimierung und Regulation des Verdauungsprozesses bei.
- Baut Spannung in den Beinen ab und steigert ihre Beweglichkeit.

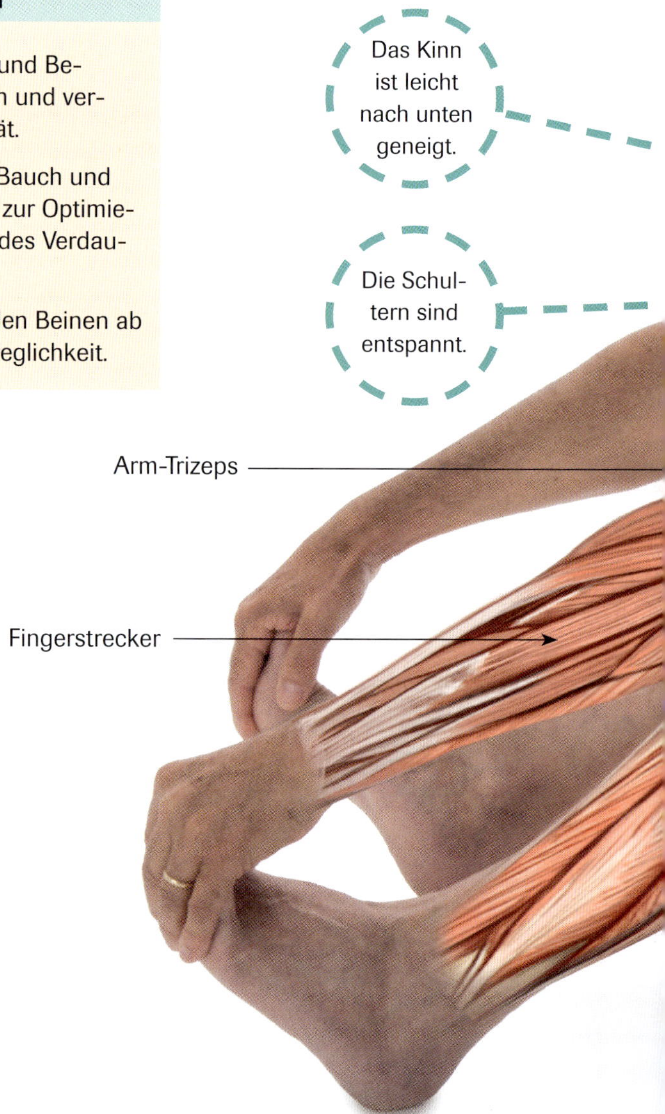

VARIANTEN

1 Rücken gegen die Wand gelehnt Falls Sie für diese Flexion eine Stütze benötigen, können Sie den Rücken gegen die Wand lehnen und auf diese Weise den Lendenbereich schützen.

2 Beine weiter als hüftbreit öffnen Sollte der Lendenbereich empfindlich sein, können Sie bei dieser Dehnung die Knie stärker beugen und die Beine weiter als hüftbreit öffnen. Auf diese Weise fällt eine größere Flexion des Rückens leichter, außerdem wird der Rücken zugleich entlastet und entspannt. Die ganze Zeit bleibt der Rücken möglichst gerade und der Kopf wird nicht gesenkt.

3 Mit den Händen auf den Beinen Falls Sie die Füße mit Ihren Händen nicht erreichen, können Sie diese stattdessen auf die Beine oder die Knie legen.

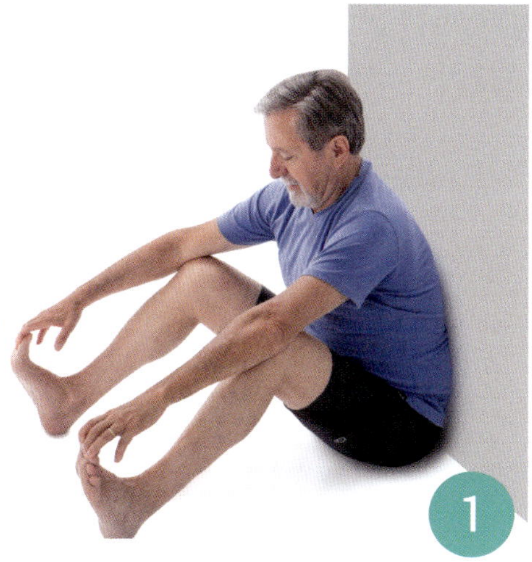

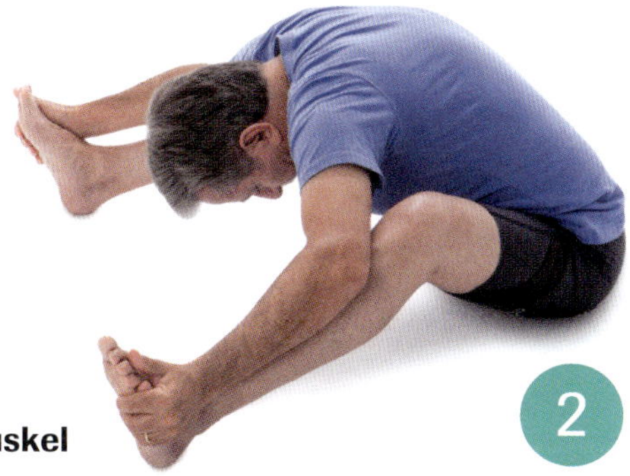

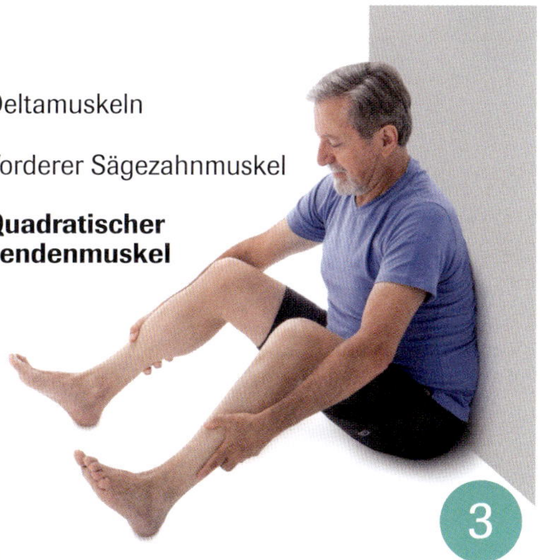

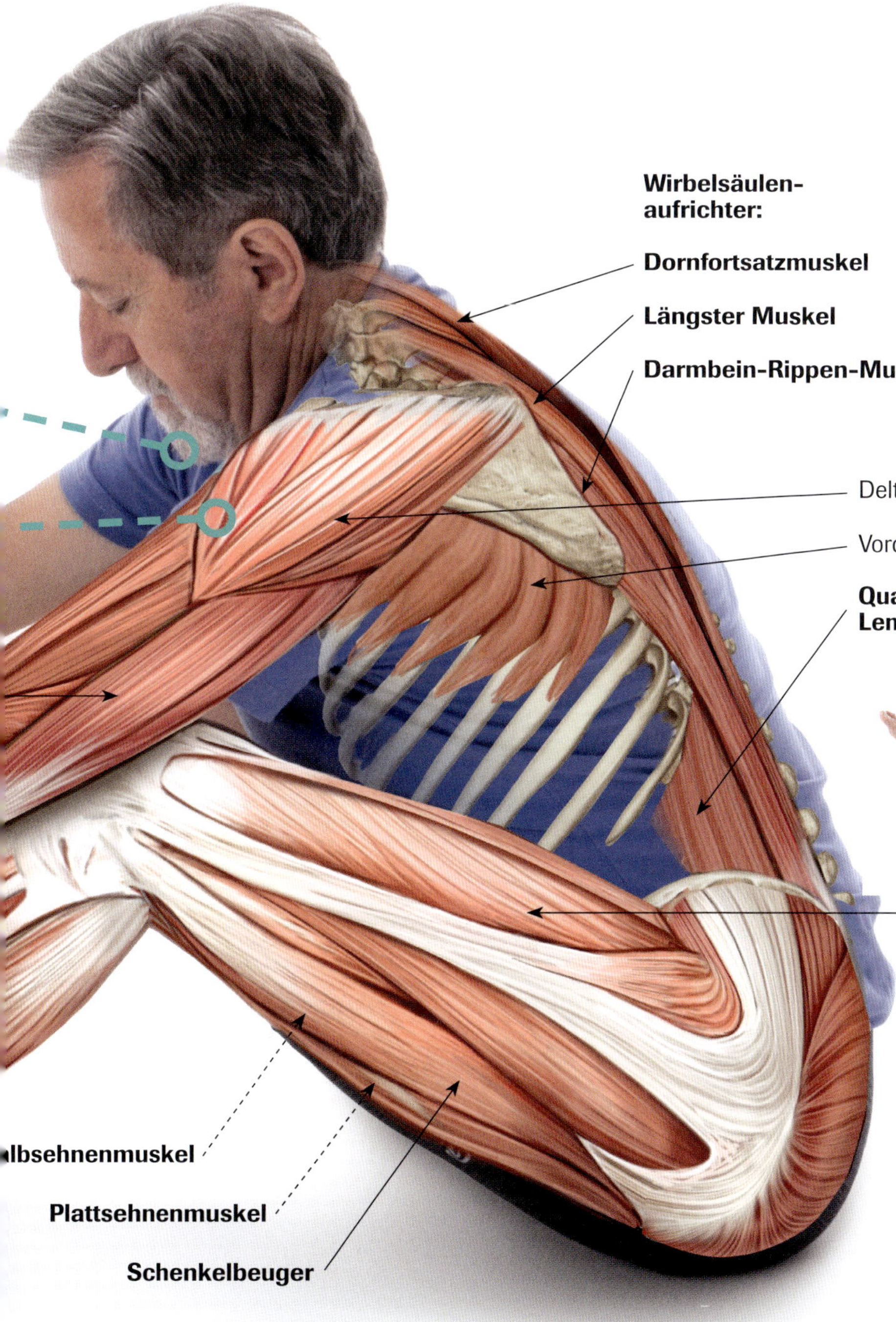

VORSICHT

◗ Nur Personen, die darauf körperlich vorbereitet sind, können nach und nach die Beine ausstrecken, während sie diese Dehnung halten. Achten Sie darauf, den Rücken ganz gerade zu lassen und den Kopf in einer Linie mit dem Rücken zu halten.

Statische Dehnungen des Oberkörpers. Extension. Mit einem Stuhl

AUSGANGSPOSITION

◗ Stellen Sie sich aufrecht hinter einen Stuhl, der Kopf zeigt gerade nach vorne. Legen Sie die Hände auf den oberen Teil der Stuhllehne, sodass sie mit den Schultern eine Linie bilden. Die Beine sind hüftbreit geöffnet, die Füße zeigen nach vorne.

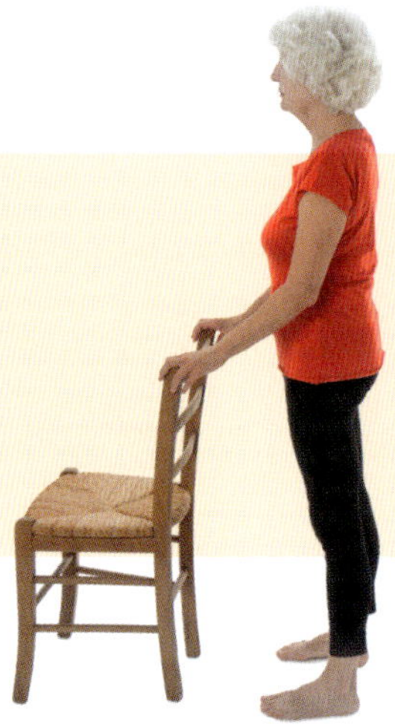

TECHNIK

◗ Einatmen. Beim Ausatmen einen Schritt nach hinten gehen und zugleich den Oberkörper Richtung Boden senken, sodass Rücken und Arme gedehnt werden und die Beine mit dem Oberkörper einen 90-Grad-Winkel bilden. Das Becken wird leicht nach hinten gekippt.

◗ Die Dehnung sanft 15 bis 20 Sekunden halten.

◗ Beim Einatmen den Oberkörper heben und zur Ausgangsposition zurückkehren.

◗ Die gesamte Übung dreimal wiederholen.

VARIANTE

1 **Sanftere Variante**
Personen mit Beschwerden in den Schultern oder im Rücken können diese Übung ausführen, ohne dass sie den Oberkörper stark senken.

1

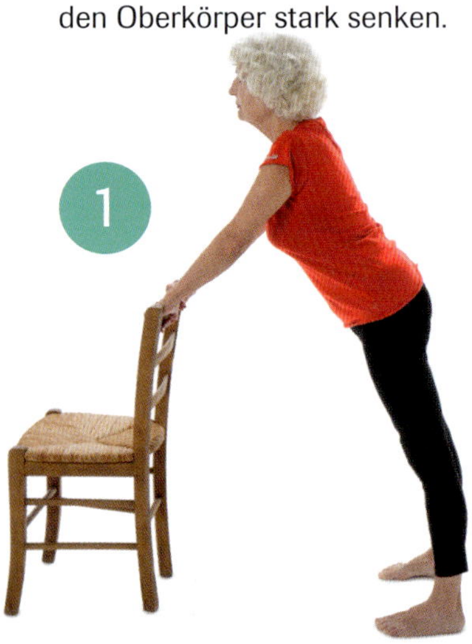

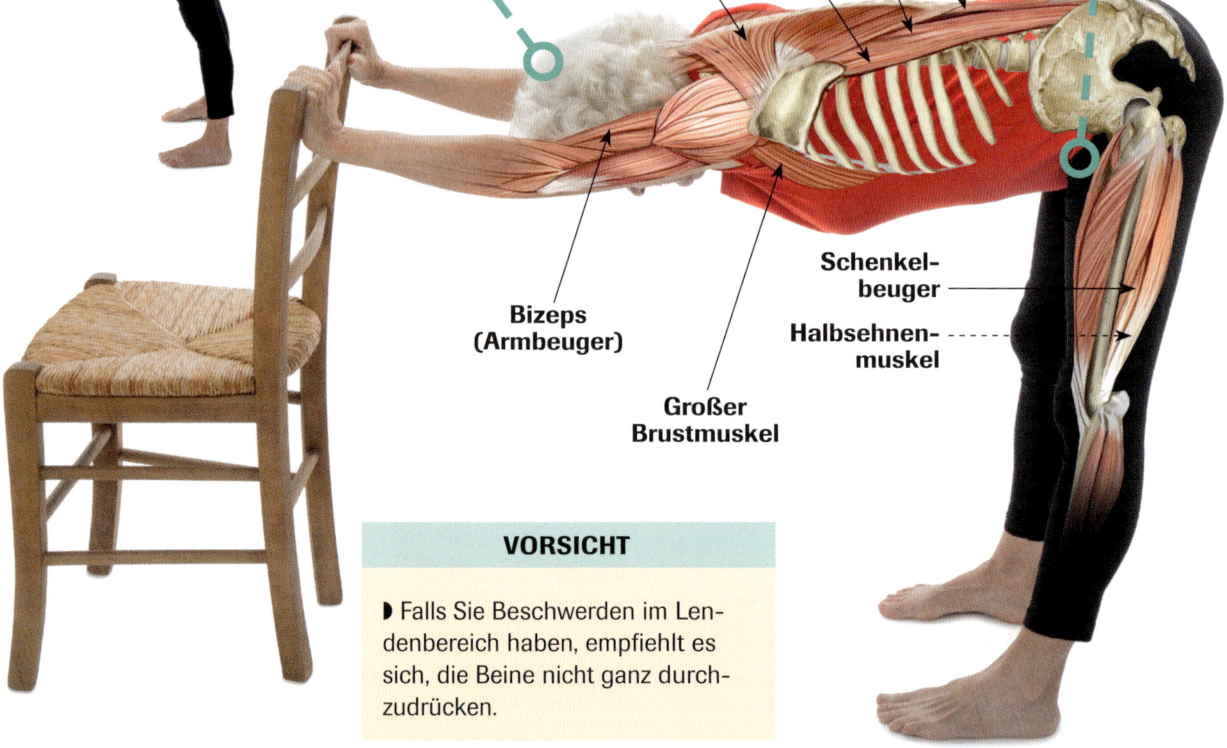

VORSICHT

◗ Falls Sie Beschwerden im Lendenbereich haben, empfiehlt es sich, die Beine nicht ganz durchzudrücken.

Statische Dehnungen des Oberkörpers. Extension. An der Wand

AUSGANGSPOSITION

◗ Stellen Sie sich vor eine Wand. Die Füße zeigen nach vorne, stehen hüftbreit auseinander und bilden eine Linie mit den Hüften. Beugen Sie die Arme in den Ellbogen und heben Sie sie an, sodass sich die Ellbogen auf Höhe der Schultern befinden und schulterbreit geöffnet sind. Stützen Sie die Unterarme und die Hände gegen die Wand.

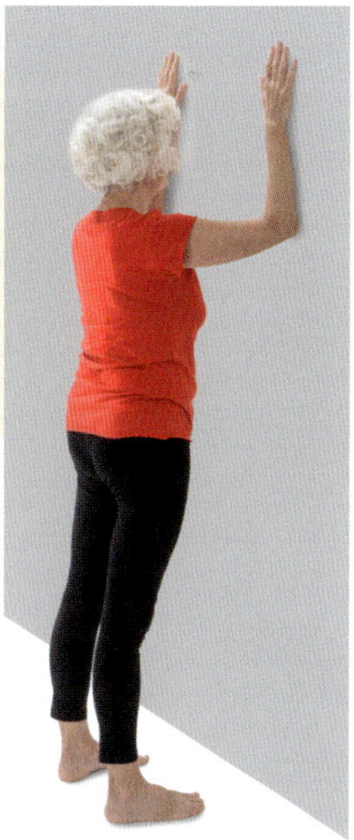

TECHNIK

◗ Beim Einatmen die Hände an der Wand nach oben schieben. Dabei werden die Arme gestreckt, und der Brustkorb nähert sich der Wand.

◗ Die Dehnung beim Ein- und Ausatmen 10 bis 15 Sekunden sanft halten.

◗ Zur Ausgangsposition zurückkehren, die Arme langsam senken.

◗ Den gesamten Bewegungsablauf dreimal wiederholen.

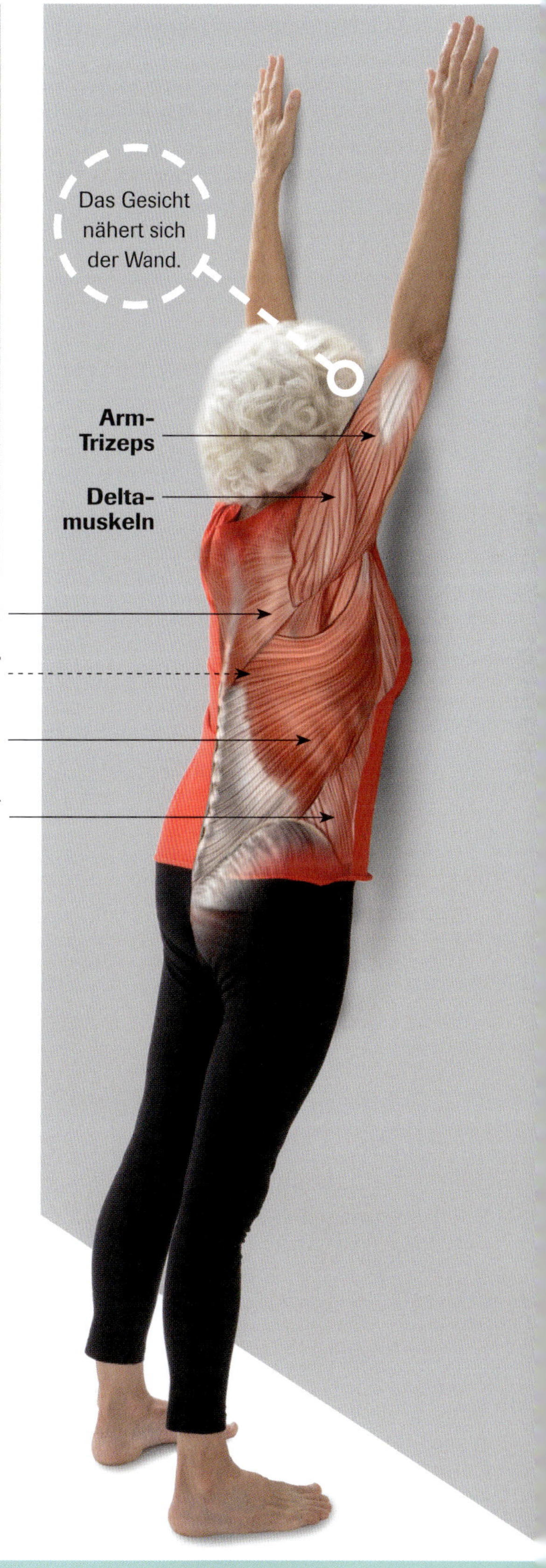

NUTZEN

◗ Beugt Hyperkyphose vor und hilft, diese zu korrigieren. Lindert Schmerzen und Beschwerden auf Höhe der Brustwirbelsäule.

◗ Dehnt den Brustkorb.

◗ Vergrößert die Mobilität der Schultern.

VORSICHT

◗ Falls Sie Beschwerden in den Schultern haben, sollten Sie die Arme nicht ganz ausstrecken.

Statische Dehnungen des Oberkörpers. Rotation. Auf dem Boden

AUSGANGSPOSITION

- Legen Sie sich auf einer Decke oder dicken Matte in Rückenlage auf den Boden. Die Beine sind geschlossen und in den Knien gebeugt, die Füße zeigen nach vorne.
- Die Arme sind im 90-Grad-Winkel zur Seite ausgestreckt, sodass im Körper eine Kreuzform entsteht. Die Hände befinden sich auf Höhe der Schultern, mit den Handflächen zum Boden.
- Der Kopf liegt gerade, das Kinn ist ein wenig geneigt. Die Lippen sind geöffnet, der Kiefer ist entspannt.

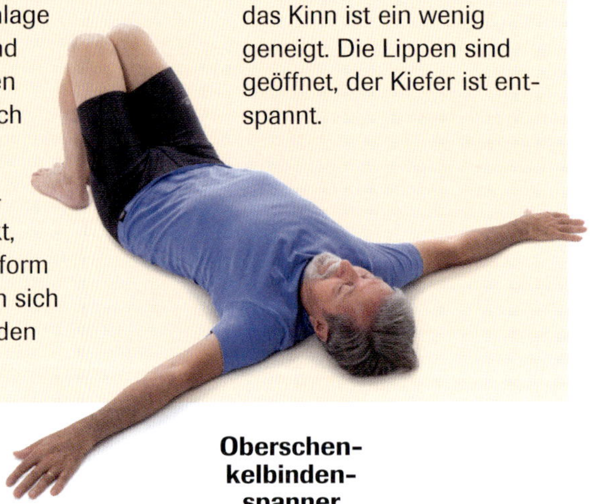

TECHNIK

- Einatmen. Beim Ausatmen die Beine zusammen Richtung Brust anziehen und dann langsam nach rechts Richtung Boden bewegen, sodass im Rücken eine Drehbewegung nach rechts entsteht, während sich der Kopf nach links dreht.
- Die Hände stützen sich fest auf den Boden.
- Die Beine möglichst weit in Richtung Arm bewegen, die maximale Drehung suchen und 20 bis 30 Sekunden halten. Dabei ruhig ein- und ausatmen.
- Anschließend die Beine vom Boden heben und in die Ausgangsposition zurück bewegen. Denselben Bewegungsablauf auf der anderen Seite durchführen.
- Die gesamte Übung dreimal wiederholen.

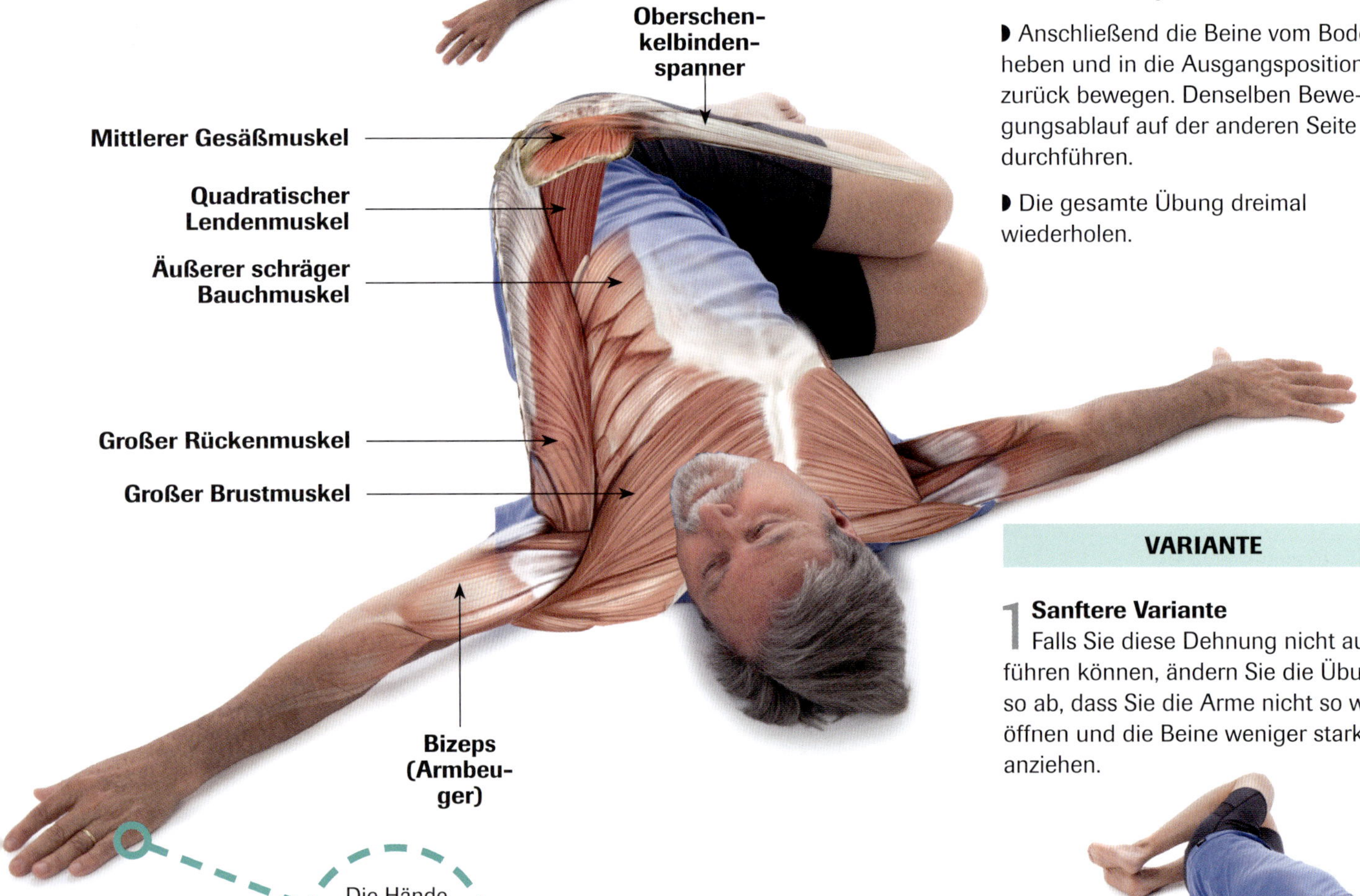

VARIANTE

1 Sanftere Variante
Falls Sie diese Dehnung nicht ausführen können, ändern Sie die Übung so ab, dass Sie die Arme nicht so weit öffnen und die Beine weniger stark anziehen.

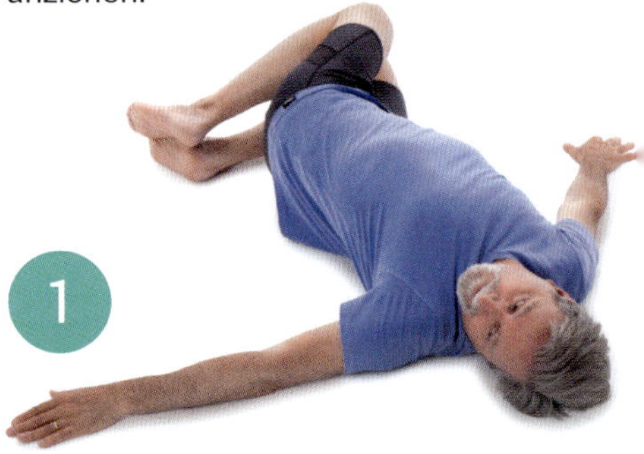

VORSICHT

- Falls in der Schulter Beschwerden auftreten, stützen Sie die Hand auf die Hüfte.

Statische Dehnungen des Oberkörpers. Rotation. Auf einem Stuhl

AUSGANGSPOSITION

- Ausgangsposition 2 einnehmen.

TECHNIK

- Einatmen. Beim Ausatmen den Oberkörper nach rechts drehen. Bei der Drehung die Arme mitnehmen, die linke Hand auf die Sitzfläche des Stuhls stützen und die rechte Hand auf die Lehne legen. Der Kopf wird ebenfalls nach rechts gedreht.
- Ruhig ein- und ausatmen und die Position 15 bis 20 Sekunden halten.
- Zur Ausgangsposition zurückkehren und denselben Bewegungsablauf auf der anderen Seite durchführen.
- Die gesamte Übung dreimal wiederholen.

NUTZEN

Gilt für die beiden Rotationsdehnungen des Rumpfes:

- Lindert Beschwerden im Lendenbereich, indem Blockaden der Wirbel gelöst werden.
- Korrigiert eine Hyperlordose.
- Verbessert den Verdauungsprozess durch die Drehung des Bauchs.
- Dehnt den Brustkorb.

VORSICHT

- Falls Sie Probleme mit der Halswirbelsäule haben, sollten Sie den Kopf nicht zu weit drehen.
- Falls die Knie empfindlich sind, bewegen Sie die Füße zu der Seite, zu der Sie sich drehen.

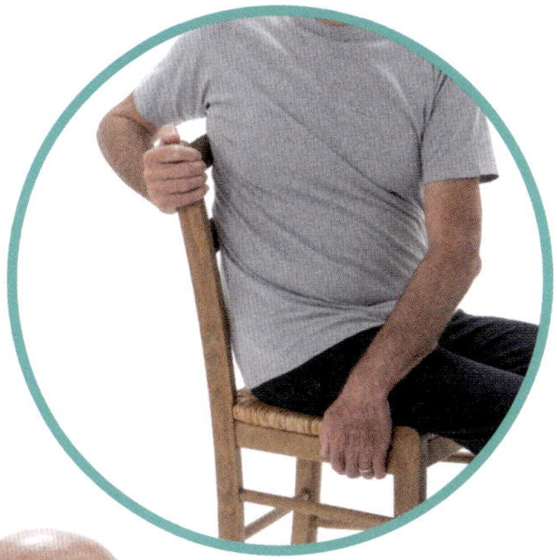

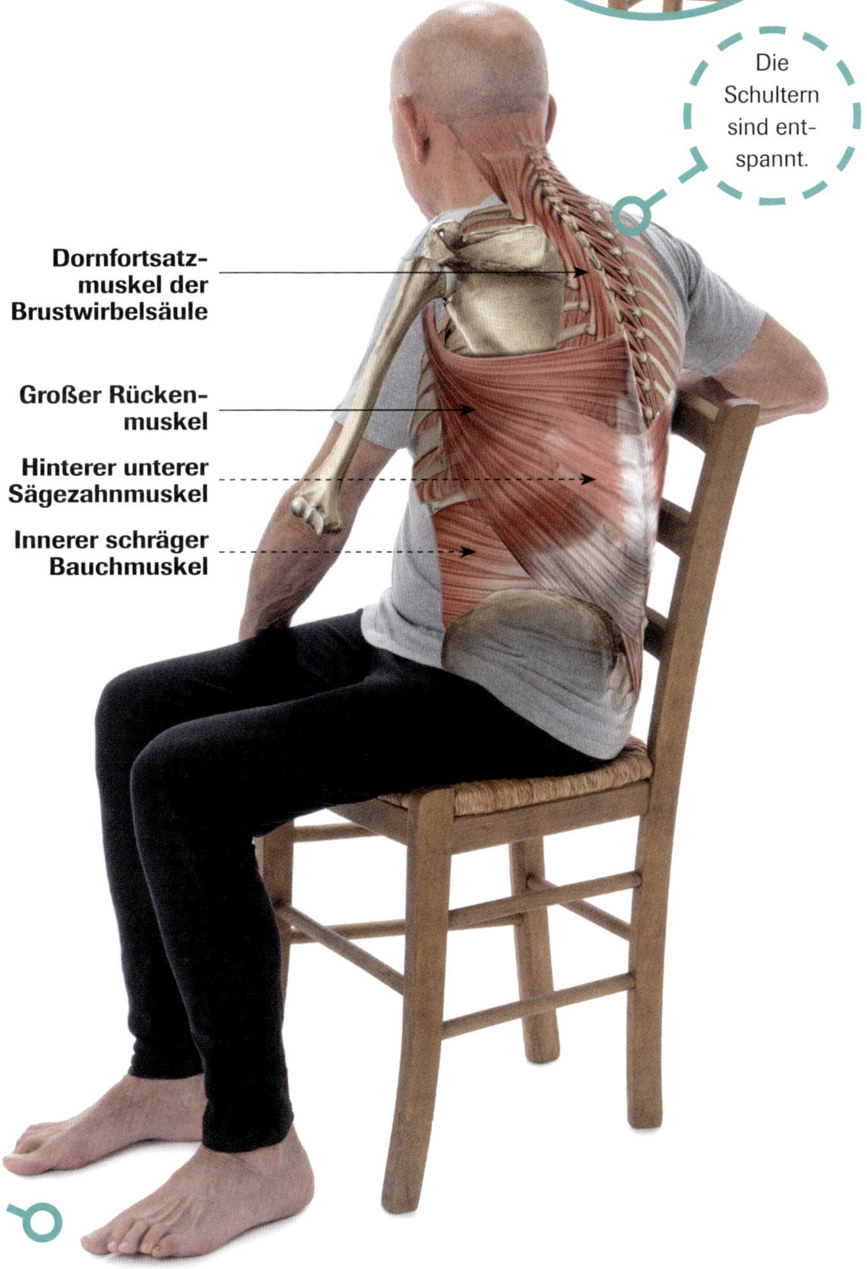

Statische Dehnungen des Oberkörpers. Lateralflexion. Auf einem Stuhl

AUSGANGSPOSITION

- Ausgangsposition 2 einnehmen.

TECHNIK

- Den rechten Arm nach oben heben, bis er sich neben dem Kopf befindet. Beim Einatmen den Oberkörper nach links beugen. Der Kopf zeigt weiterhin nach vorne. Der halb gebeugte rechte Arm begleitet die Beugung und bewegt sich über den Kopf.
- Die linke Hand stützt sich am Stuhlbein ab.
- Beim sanften Ein- und Ausatmen die Dehnung 10 bis 15 Sekunden halten. Dann zur Ausgangsposition zurückkehren. Denselben Bewegungsablauf auf der anderen Seite durchführen.
- Die gesamte Übung dreimal wiederholen.

VORSICHT

- Verwenden Sie auf jeden Fall einen stabilen Stuhl, der nicht kippt, wenn Sie sich zur Seite beugen.
- Falls Sie Probleme mit den Schultern haben, sollten Sie den Arm nicht bis über den Kopf heben, sondern nur so hoch, wie es Ihnen angenehm ist.

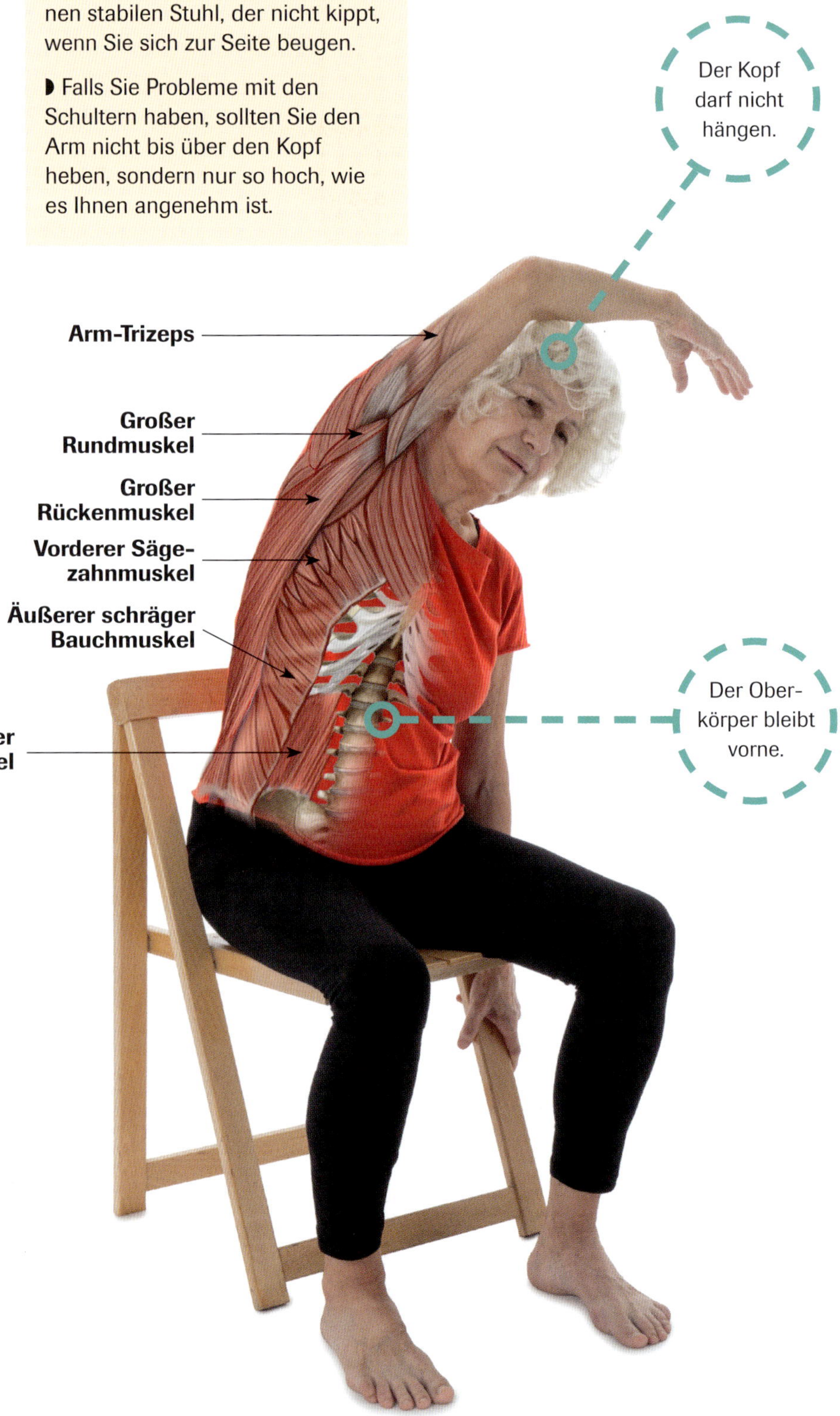

NUTZEN

Gilt für die beiden Lateralflexionen des Oberkörpers:

- Mobilisiert die Hüften und lindert dort Spannungen.
- Dehnt den Brustkorb und vergrößert das Lungenvolumen.
- Lindert Beschwerden im Rücken.

Statische Dehnungen des Oberkörpers. Lateralflexion. An der Wand

AUSGANGSPOSITION

- Stellen Sie sich neben eine Wand. Die linke Körperseite zeigt zur Wand, die Füße sind geschlossen. Das Becken ist leicht nach hinten gekippt.
- Stützen Sie die linke Hand mit gebeugtem Arm an der Wand ab.

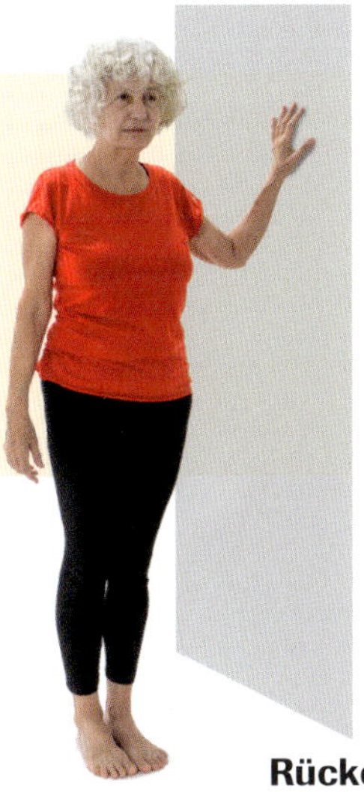

TECHNIK

- Der rechte Arm wird angehoben, bis er sich neben dem Kopf befindet.
- Beim Einatmen die rechte Hüfte nach außen bewegen und zugleich den Oberkörper Richtung Wand beugen und die Finger der rechten Hand gegen die Wand stützen. Der Kopf fällt nicht zur Seite, sondern bleibt am Arm.
- Beim sanften Ein- und Ausatmen die Dehnung 10 bis 15 Sekunden halten, dann zur Ausgangsposition zurückkehren. Denselben Bewegungsablauf auf der anderen Seite durchführen.
- Die gesamte Übung dreimal wiederholen.

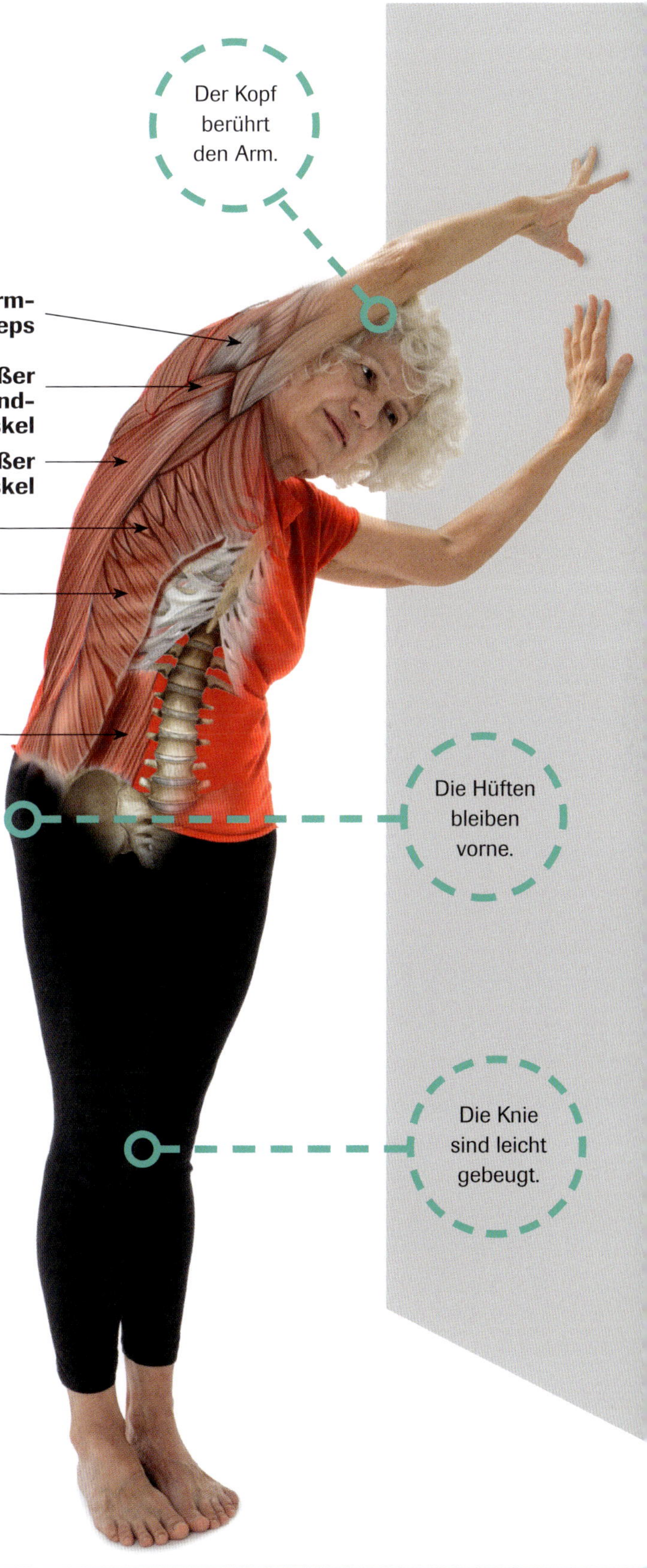

VORSICHT

- Falls Sie Beschwerden im Rücken spüren, stellen Sie die Füße weniger dicht nebeneinander und beugen die Beine ein wenig.

VARIANTE

1 Sanftere Variante
Falls Sie Probleme mit den Schultern haben, können Sie diese Übung so ausführen, dass sich der linke Unterarm nicht hebt und sich die rechte Hüfte nur sehr wenig nach außen bewegt.

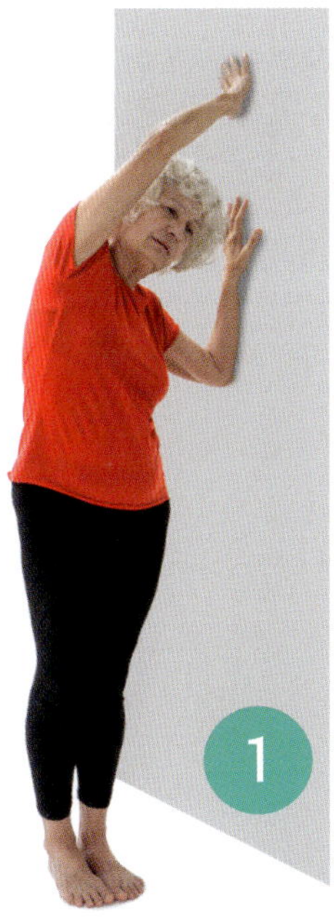

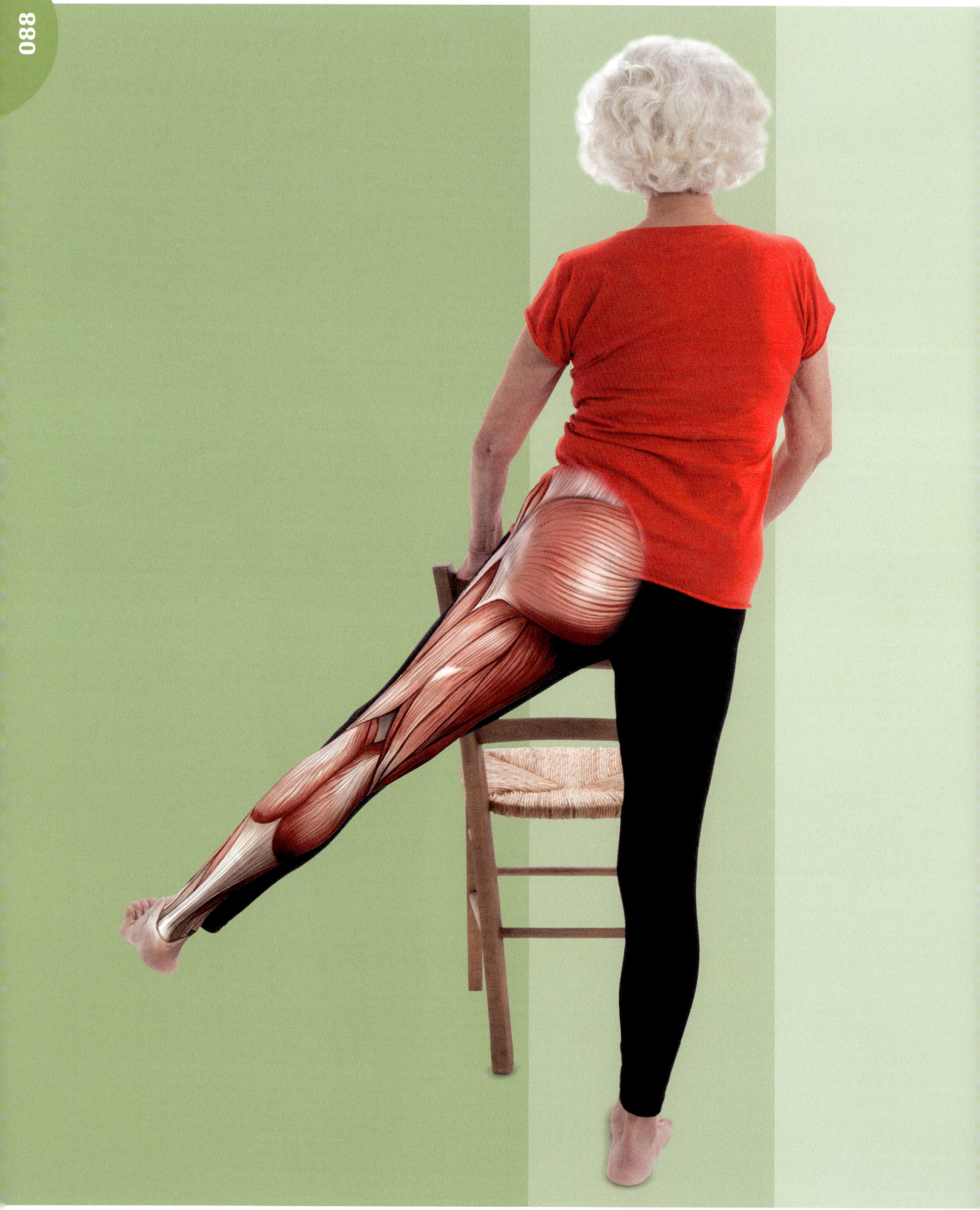

◀◀◀ Statische Dehnungen des Oberkörpers. Lateralflexion. Auf einem Stuhl und an der Wand

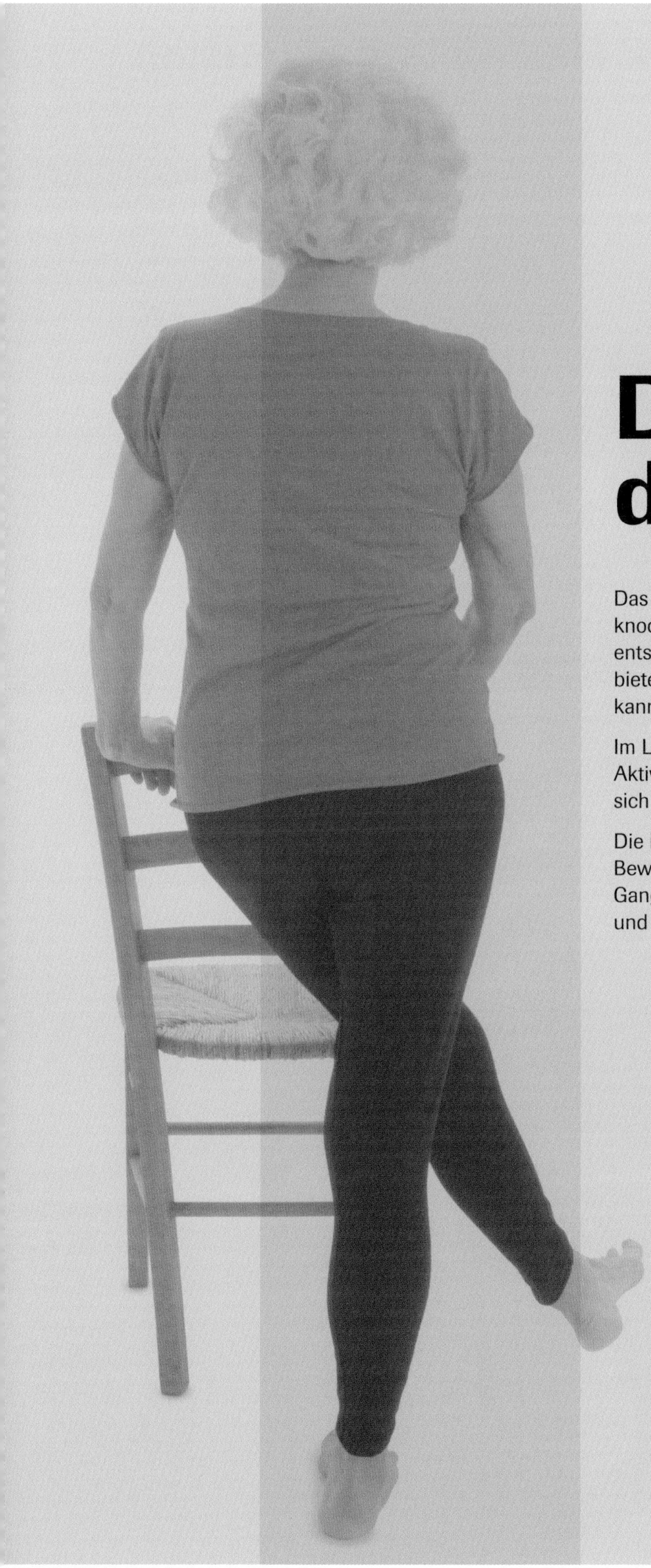

Dehnungen der Hüfte

Das Hüftgelenk verbindet das Becken mit dem Oberschenkelknochen. Es ist für das aufrechte Stehen und Gehen von entscheidender Bedeutung. Sein großer Bewegungsspielraum bietet dem Körper Stabilität, damit er sein Gewicht tragen kann.

Im Laufe der Jahre und infolge mangelnder körperlicher Aktivität verliert die Hüfte ihre Flexibilität. Ihre Steifheit kann sich auf den Rücken, die Knie und die Füße auswirken.

Die in diesem Kapitel vorgestellten Dehnungen helfen, die Beweglichkeit der Hüften wiederherzustellen, verbessern den Gang sowie das Gleichgewicht und lindern etwaige Schmerzen und Erkrankungen in diesem Bereich.

Dynamische Dehnungen. Flexion und Extension

AUSGANGSPOSITION

- Stellen Sie sich so hin, dass Ihre linke Seite parallel zu einer Stuhllehne steht, und stützen Sie die linke Hand auf die Rückenlehne des Stuhls.
- Die Füße sind hüftbreit geöffnet und zeigen nach vorne.

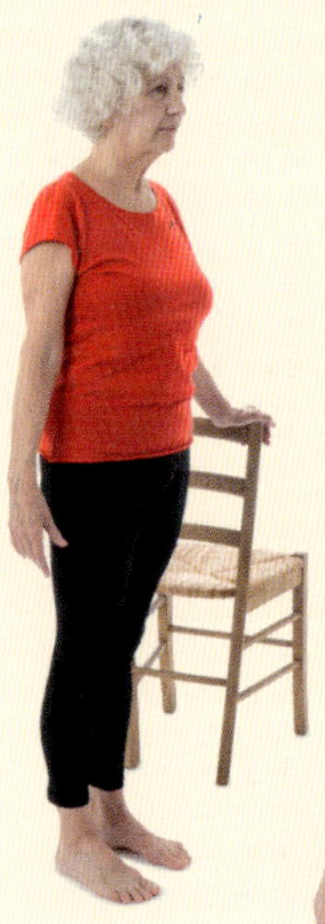

TECHNIK

- Bewegen Sie das gestreckte rechte Bein nach vorne, sodass es zu einer Flexionsbewegung in der Hüfte kommt.
- Halten Sie diese Position einige Sekunden. Anschließend bewegen Sie das Bein nach hinten und oben, ohne es zu beugen, sodass die Hüfte gedehnt wird. Die Dehnung kurz halten.
- Den Bewegungsablauf 10 bis 20 Mal wiederholen.
- Dann alles mit dem linken Bein wiederholen.

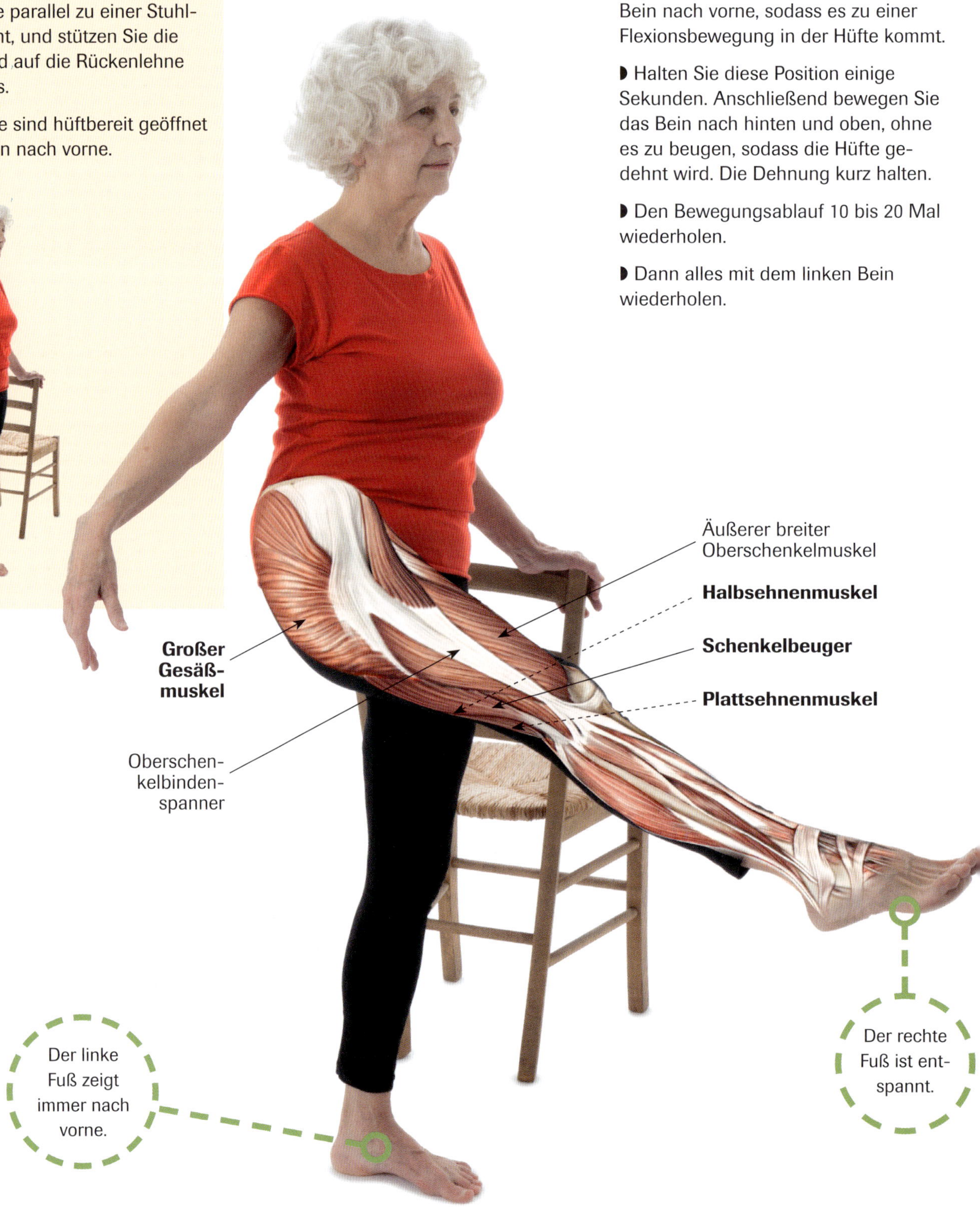

BEWEGUNGSABLAUF

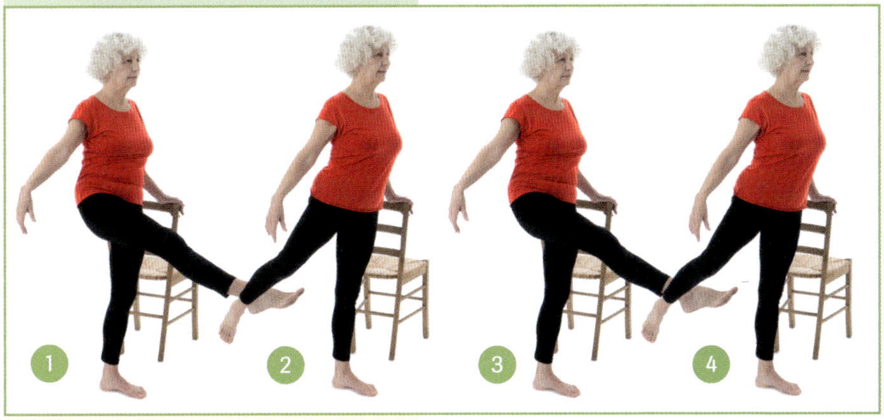

◗ Der Fuß, der sich bewegt, bleibt die ganze Zeit in einer Linie mit der Hüfte.

NUTZEN

◗ Verringert die Steifheit der Hüften und steigert ihre Beweglichkeit.

◗ Lindert durch Arthrose verursachte Schmerzen sowie andere Knochen- und Muskelprobleme.

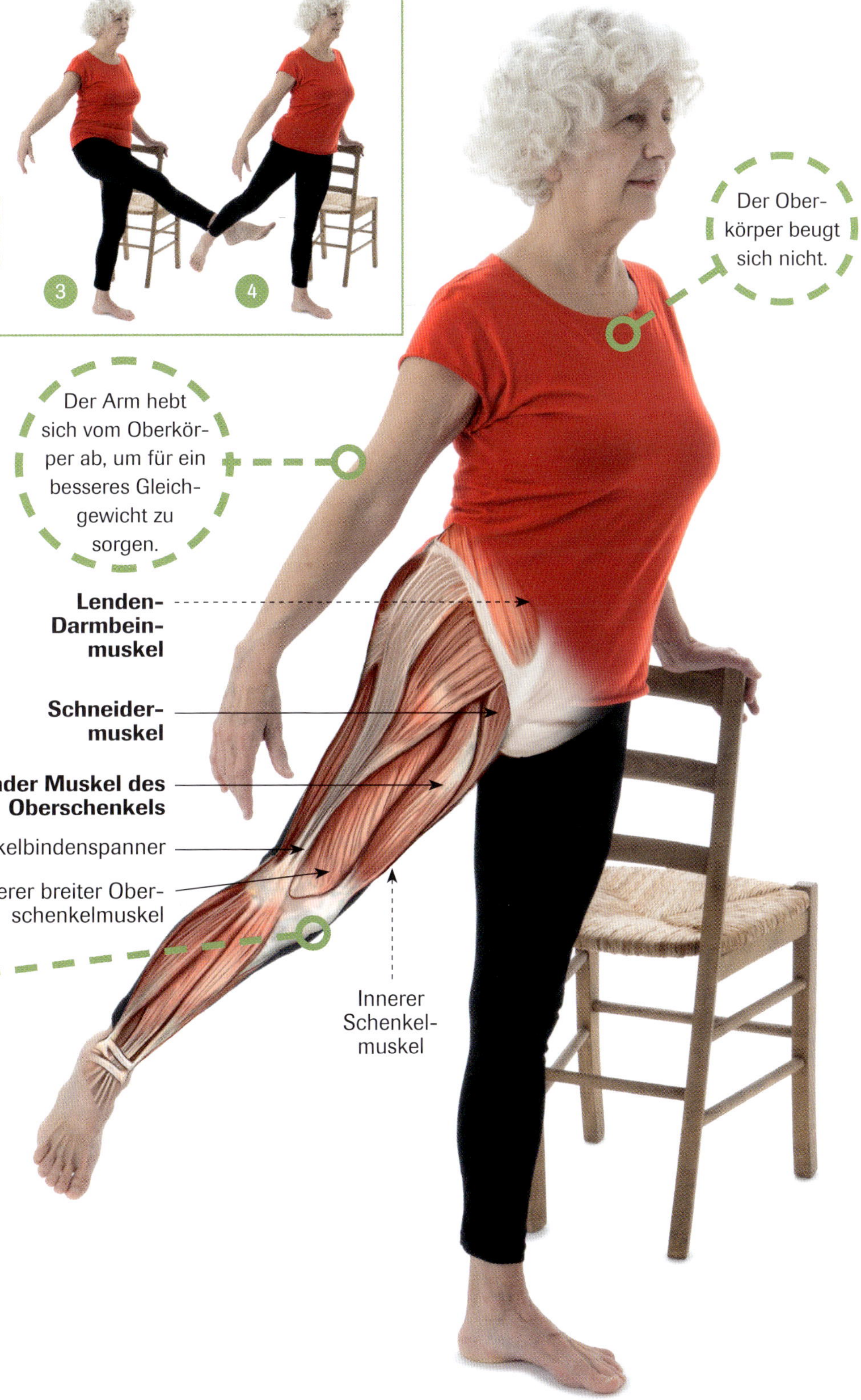

VORSICHT

◗ Falls Sie Beschwerden im Lendenbereich haben, führen Sie die Dehnung sanfter durch.

Dynamische Dehnungen. Innen- und Außenrotation

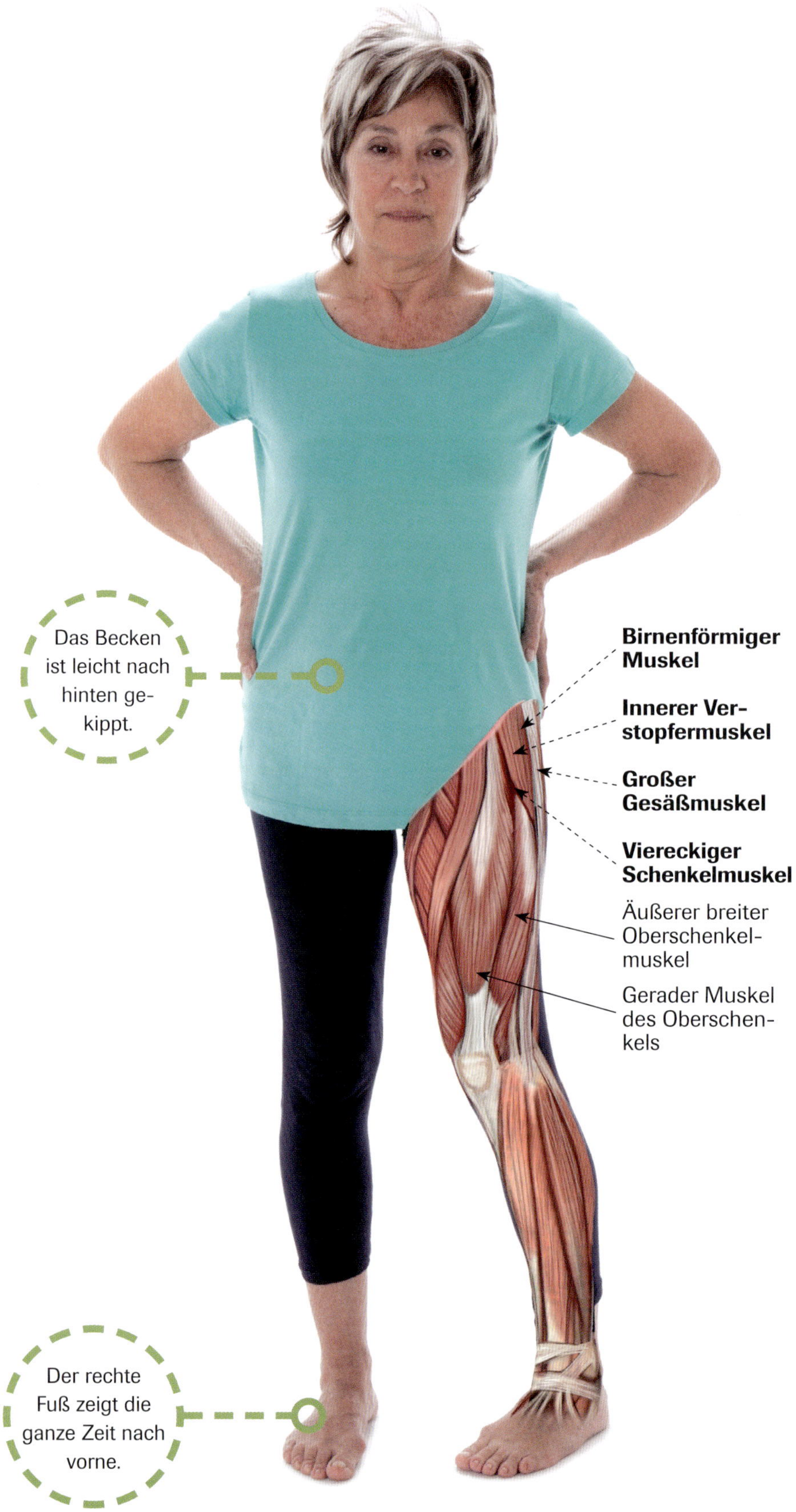

AUSGANGSPOSITION

- Ausgangsposition 1 einnehmen.

TECHNIK

- Die Hände auf die Hüften stützen.
- Den linken Fuß nach innen drehen, sodass es zu einer Innenrotation der Hüfte kommt, und diese Position einige Sekunden halten.
- Dann den Fuß nach außen bewegen, sodass es in der Hüfte zu einer Außenrotation kommt, und die Dehnung kurz halten.
- Den gesamten Bewegungsablauf 10 bis 20 Mal wiederholen.
- Dann alles mit dem rechten Bein wiederholen.

BEWEGUNGSABLAUF

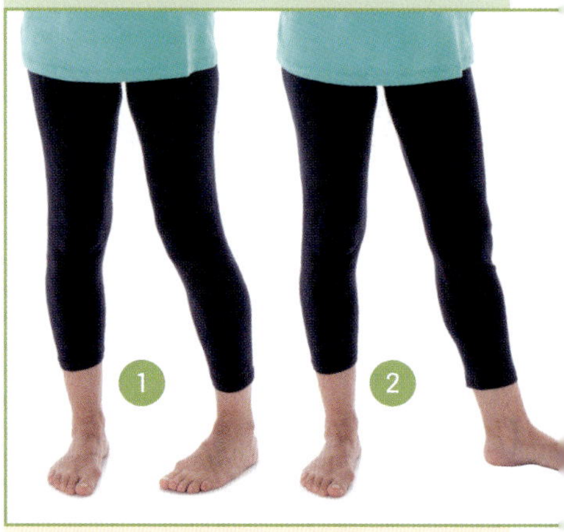

- Der Fuß führt die Dehnung durch, indem er sich abwechselnd nach innen und nach außen dreht.

NUTZEN

- Lindert Beschwerden in den Hüften und löst Verspannungen.

VORSICHT

- Falls die Knie empfindlich sind, muss der Grad der Drehung reduziert werden.

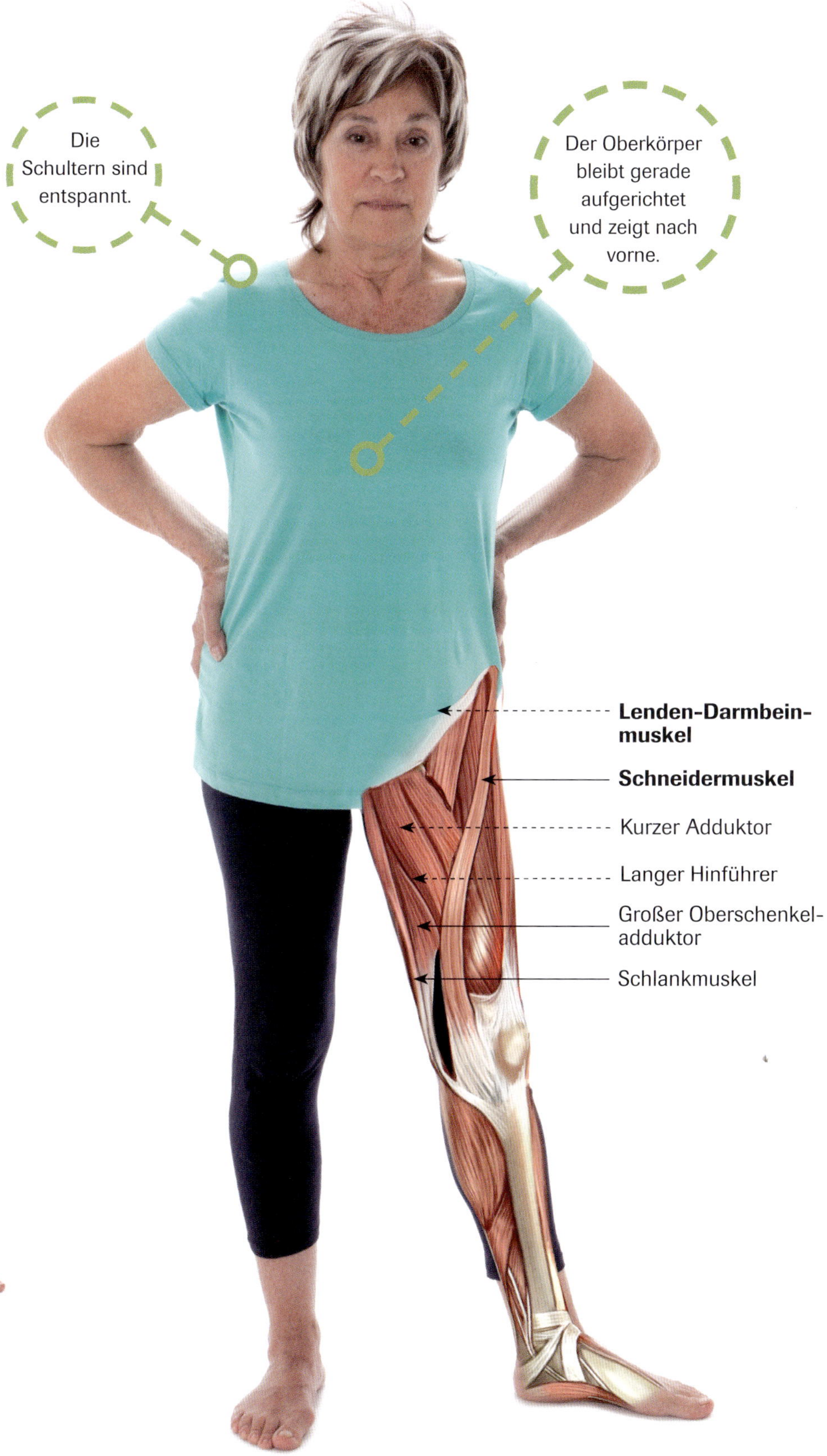

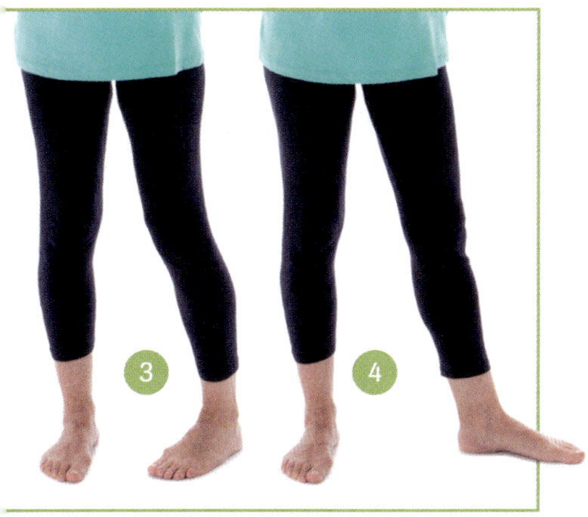

Dynamische Dehnungen. Abduktion und Adduktion

AUSGANGSPOSITION

- Stellen Sie sich aufrecht vor die Rückenlehne eines Stuhls und stützen Sie die Hände oben auf die Lehne.
- Die Füße stehen hüftbreit auseinander und zeigen nach vorne.

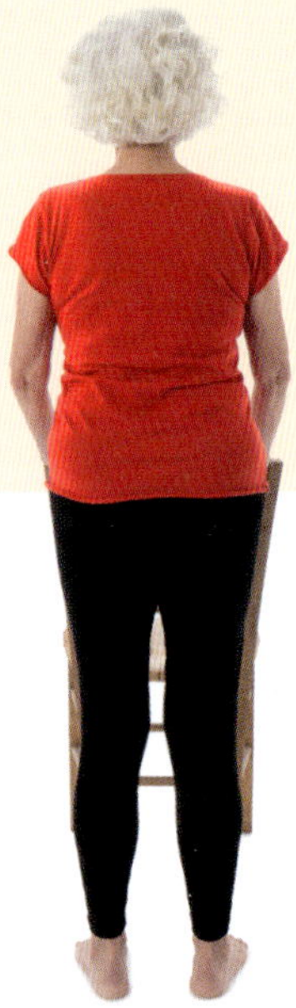

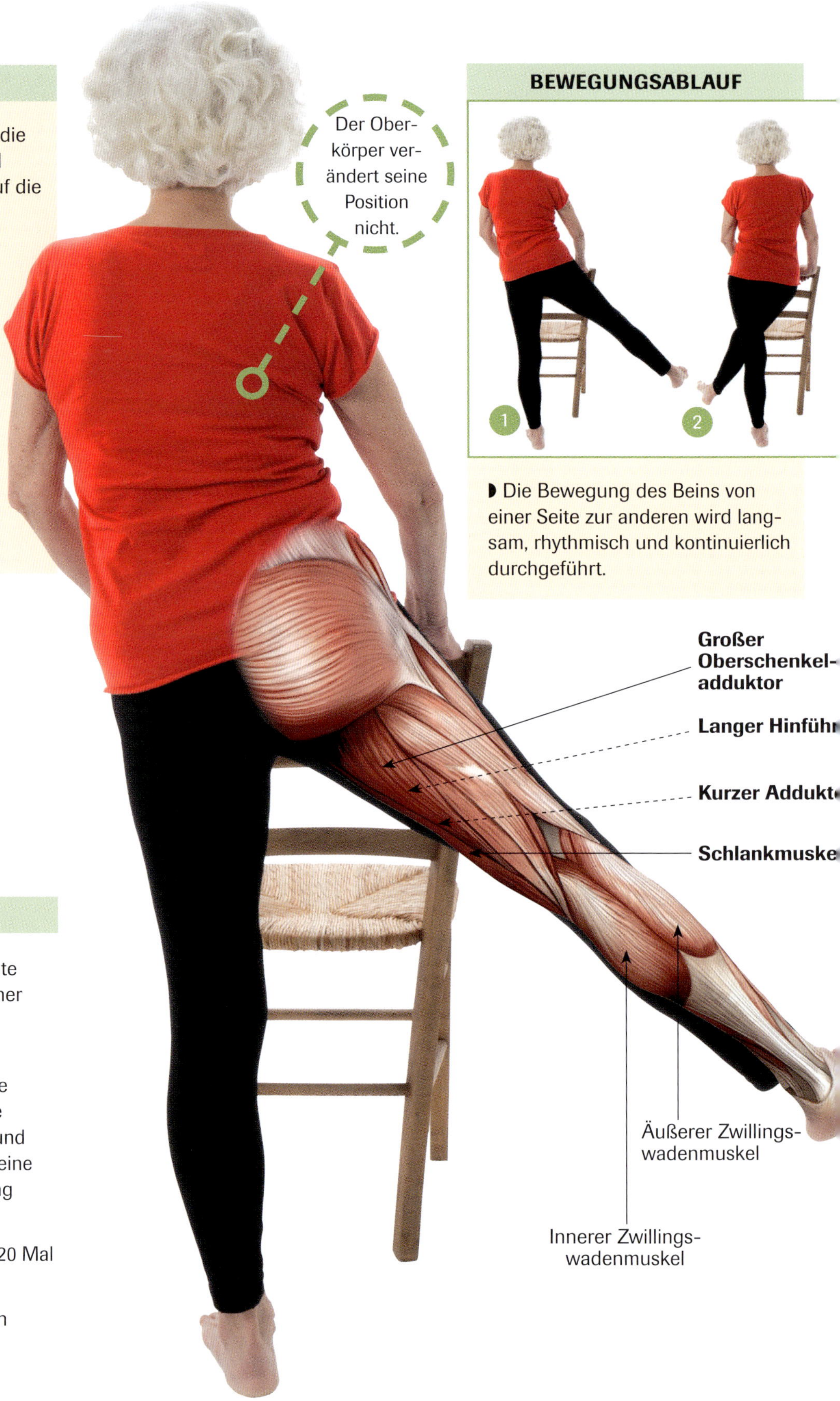

BEWEGUNGSABLAUF

- Die Bewegung des Beins von einer Seite zur anderen wird langsam, rhythmisch und kontinuierlich durchgeführt.

TECHNIK

- Heben Sie das gestreckte rechte Bein seitlich an, sodass es zu einer Abduktionsbewegung der Hüfte kommt.
- Halten Sie diese Position einige Sekunden. Danach bewegen Sie das gestreckte Bein nach links und nach oben, sodass in der Hüfte eine Adduktion entsteht. Die Dehnung kurz halten.
- Den Bewegungsablauf 10 bis 20 Mal wiederholen.
- Dann alles mit dem linken Bein wiederholen.

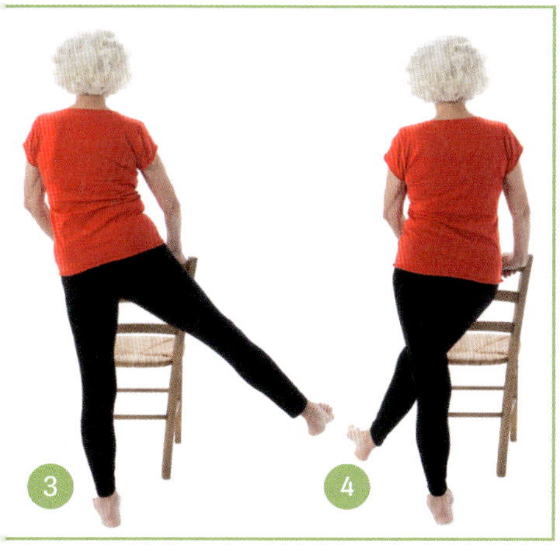

NUTZEN

- Mobilisiert die Hüften und vergrößert ihren Bewegungsspielraum.

VORSICHT

- Falls Sie Schmerzen in den Hüften haben, spreizen Sie das Bein weniger weit ab.

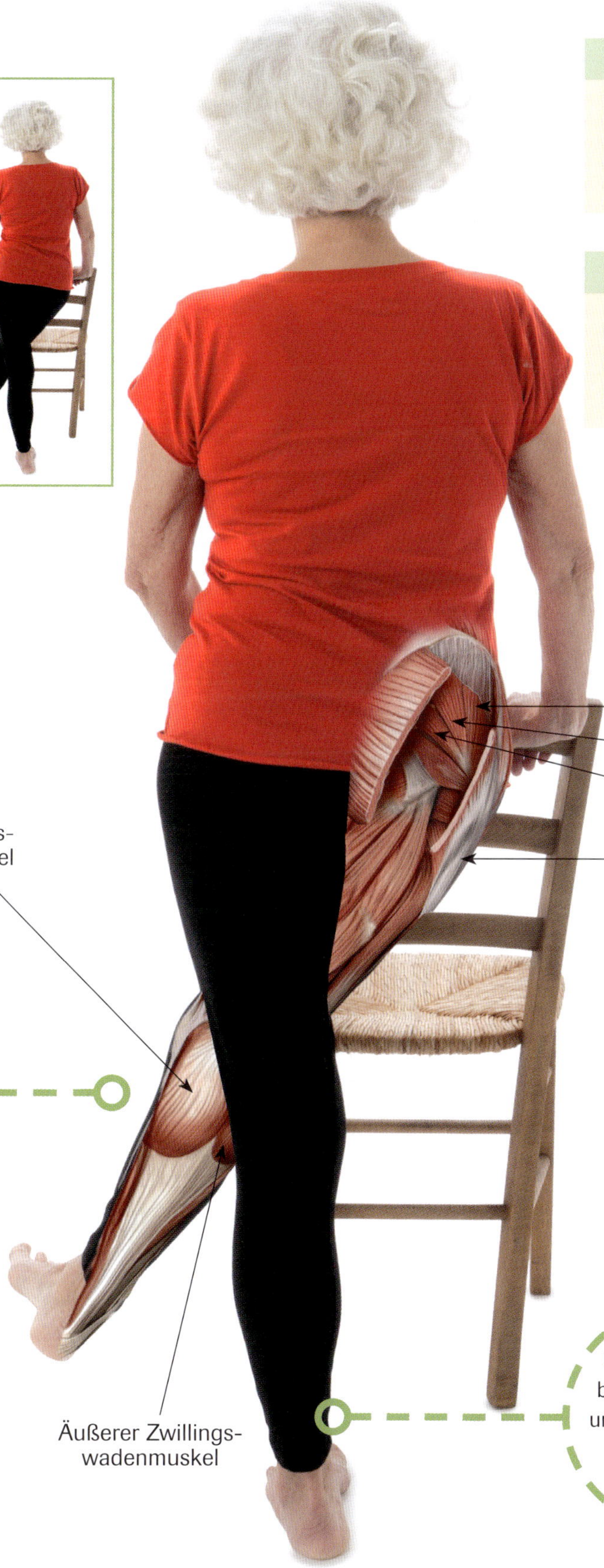

Dynamische Dehnungen. Lateralflexion

AUSGANGSPOSITION

- Ausgangsposition 1 einnehmen.

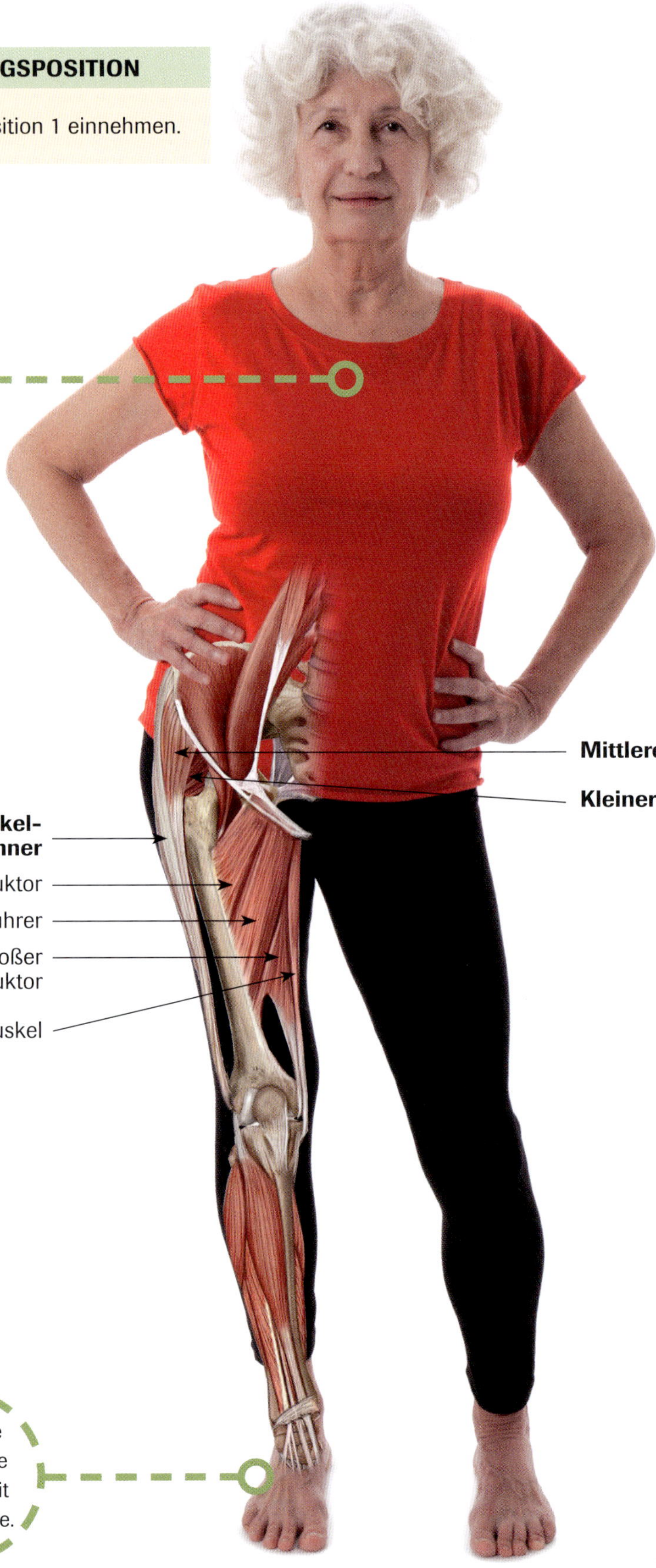

TECHNIK

- Stützen Sie die Hände auf die Hüften.
- Beugen Sie das linke Bein im Knie. Dann beugen Sie die rechte Hüfte nach außen und die linke nach innen.
- Diese Position einige Sekunden halten. Anschließend beugen Sie das rechte Bein im Knie und beugen dann die linke Hüfte nach außen und die rechte nach innen. Die Dehnung kurz halten.
- Den gesamten Bewegungsablauf 10 bis 20 Mal wiederholen.

BEWEGUNGSABLAUF

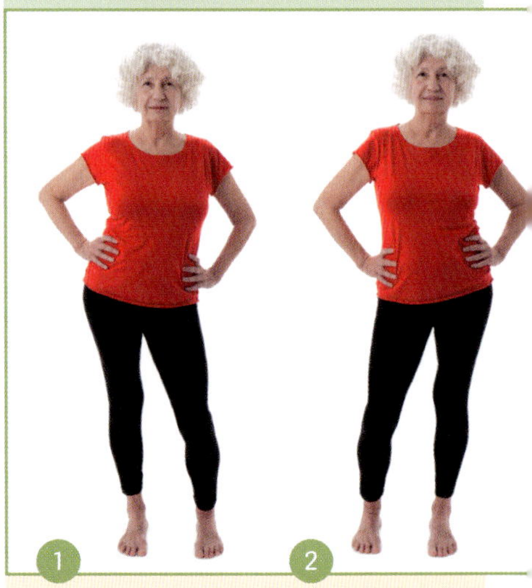

- Bei der Beugung werden die Knie abgewechselt, welche die Bewegung steuern.

NUTZEN

- Bringt die Hüften in Bewegung und baut deren Steifheit ab.
- Lindert und reduziert Schmerzen und Beschwerden in diesem Bereich.

VORSICHT

- Achten Sie darauf, dass das Knie gebeugt ist, um Steifheit und Beschwerden zu vermeiden.

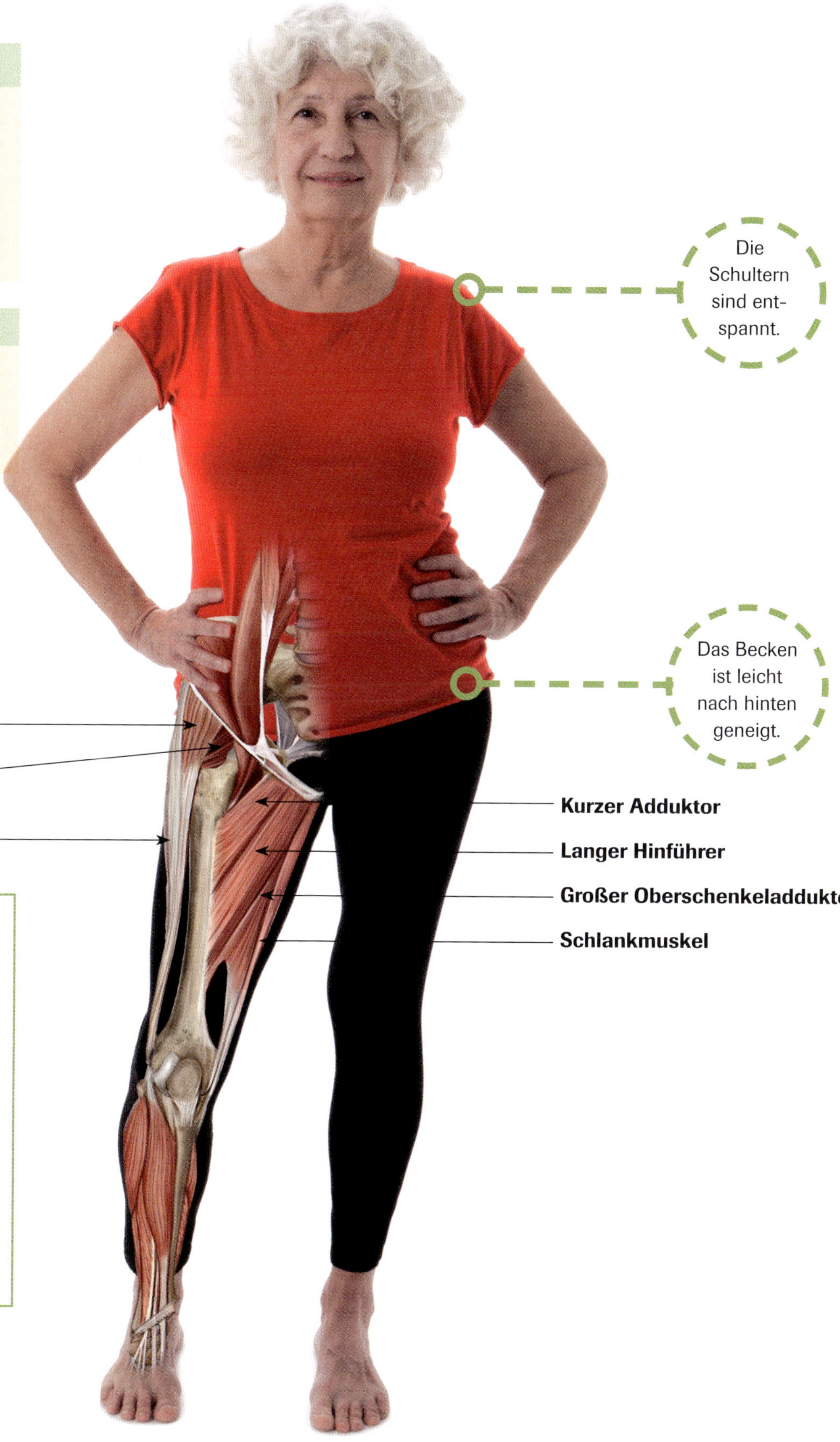

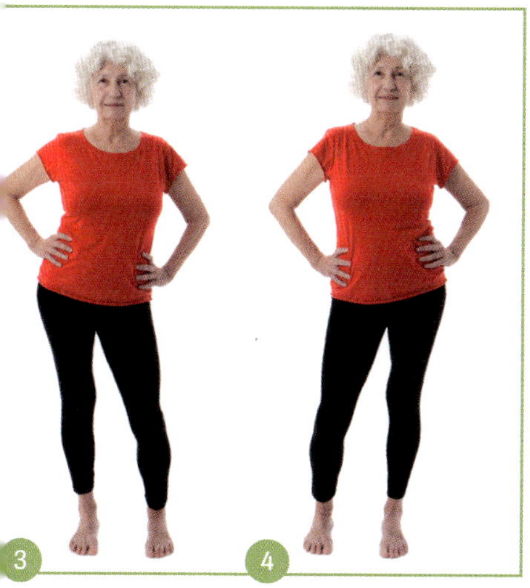

Dynamische Dehnungen. Retroversion und Anteversion

AUSGANGSPOSITION

- Ausgangsposition 1 einnehmen.
- Stützen Sie die Hände auf die Hüften und kippen Sie das Becken leicht nach hinten.

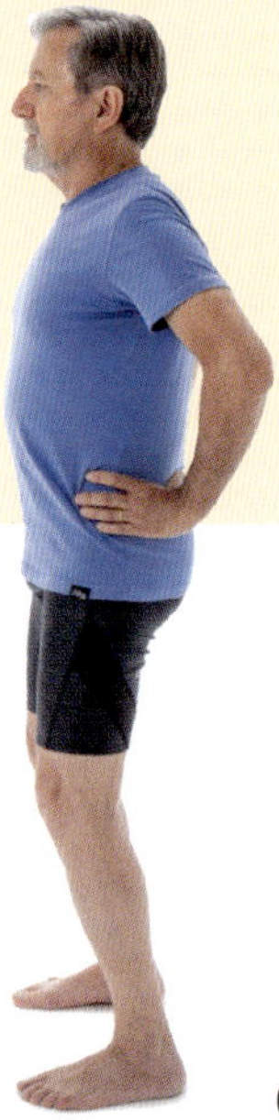

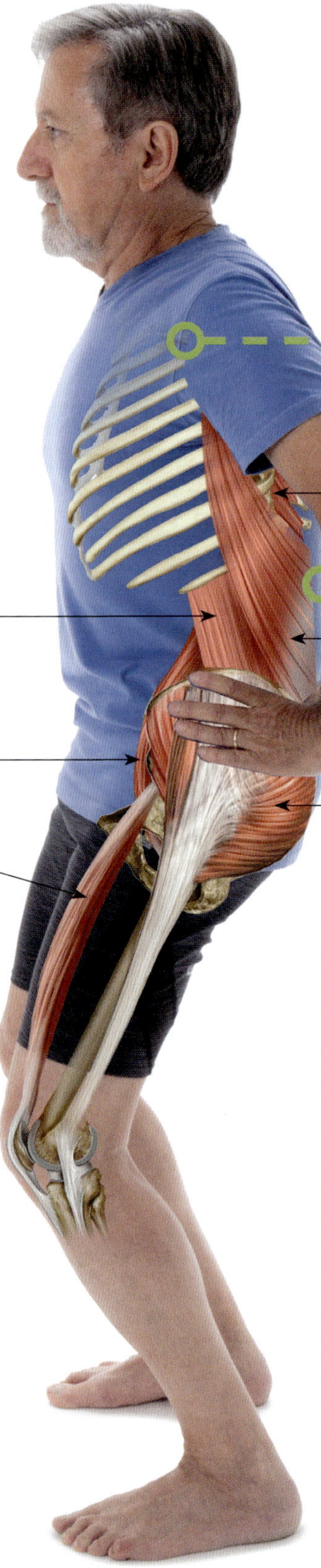

TECHNIK

- Einatmen. Beim Ausatmen das Becken nach hinten bewegen und dabei eine große Retroversionsbewegung ausführen, zugleich die Beine in den Knien beugen.
- Halten Sie diese Position einige Sekunden. Beim Einatmen kehren Sie dann zur Ausgangsposition zurück, indem Sie das Becken nach vorne kippen (Anteversion). Die Dehnung kurz halten und zur Ausgangsposition zurückkehren.
- Den Bewegungsablauf 10 bis 20 Mal wiederholen.

BEWEGUNGSABLAUF

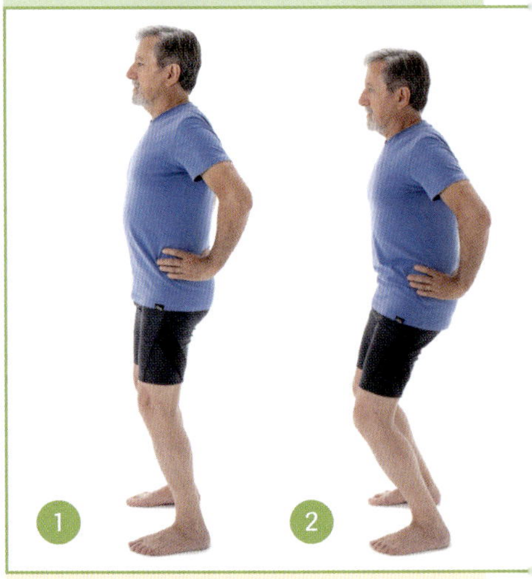

- Die Bewegung erfolgt aus den Hüften vorwärts und rückwärts, nicht aus dem Rumpf.

NUTZEN

- Entspannt die Hüften und das Becken.
- Befreit den Lendenbereich von Verspannungen und Beschwerden, lindert Hexenschuss.
- Vergrößert das Lungenvolumen.

VORSICHT

- Falls Sie Beschwerden im Lendenwirbelbereich haben, führen Sie die Retroversionsbewegung sanfter durch.
- Falls Sie Probleme mit der Atmung haben, achten Sie bei der Dehnung nicht auf die Atemphasen. Die Atmung sollte während der gesamten Übung ruhig und gleichmäßig erfolgen.

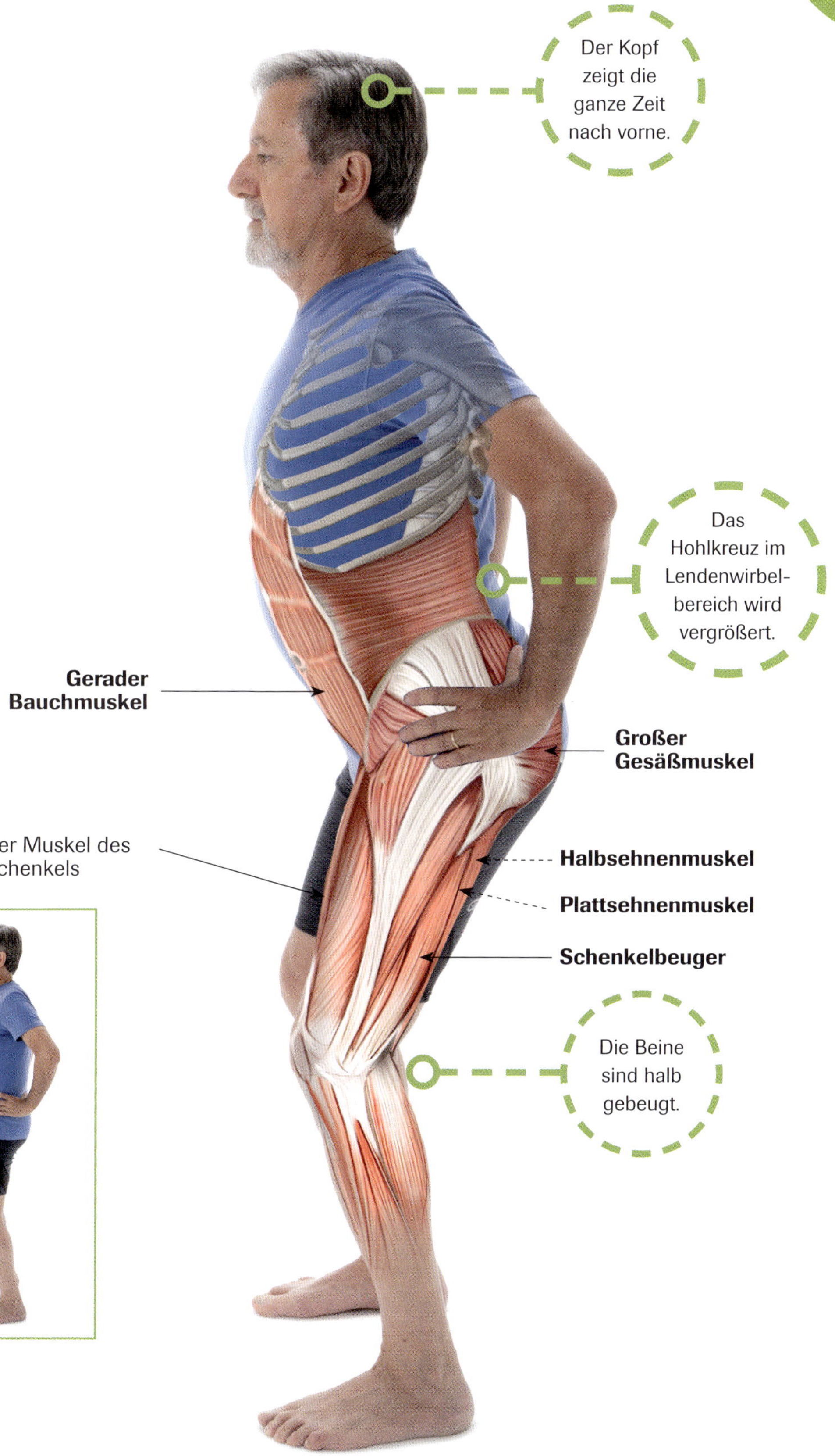

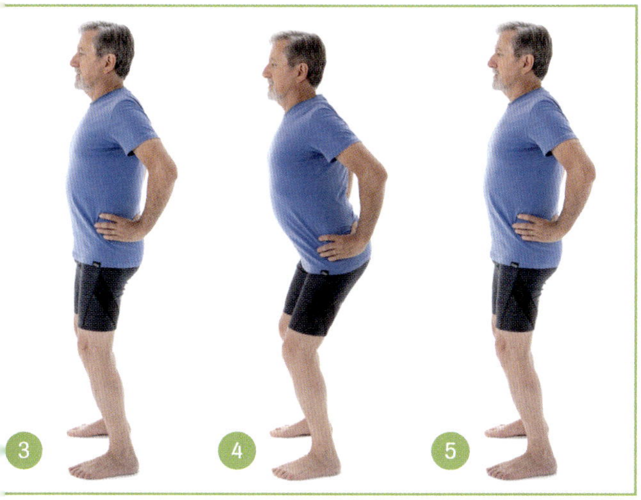

Statische Dehnungen. Flexion in Rückenlage

AUSGANGSPOSITION

◗ Ausgangsposition 3 einnehmen.

NUTZEN

Gilt für die Flexion in Rücken- und Seitenlage:

◗ Entspannt die Hüften und steigert ihre Beweglichkeit.

◗ Lindert Probleme durch Hexenschuss und Ischias.

TECHNIK

◗ Heben Sie den linken Fuß vom Boden und legen Sie die Hände mit verschränkten Fingern um das Knie. Heben Sie das Knie zum Brustkorb, sodass die Hüfte gebeugt wird.

◗ Üben Sie mit den Händen Druck auf das Knie aus und bewegen Sie es Richtung Brustkorb. Die Dehnung 10 bis 15 Sekunden halten.

◗ Zur Ausgangsposition zurückkehren und die gesamte Übung dreimal wiederholen.

◗ Dann alle Schritte mit dem rechten Bein ausführen.

VORSICHT

◗ Das rechte Bein bleibt gebeugt, um Beschwerden im Lendenbereich zu vermeiden.

◗ Der Kopf bleibt auf dem Boden liegen und bewegt sich nicht nach hinten, damit keine Verspannungen im Hals auftreten.

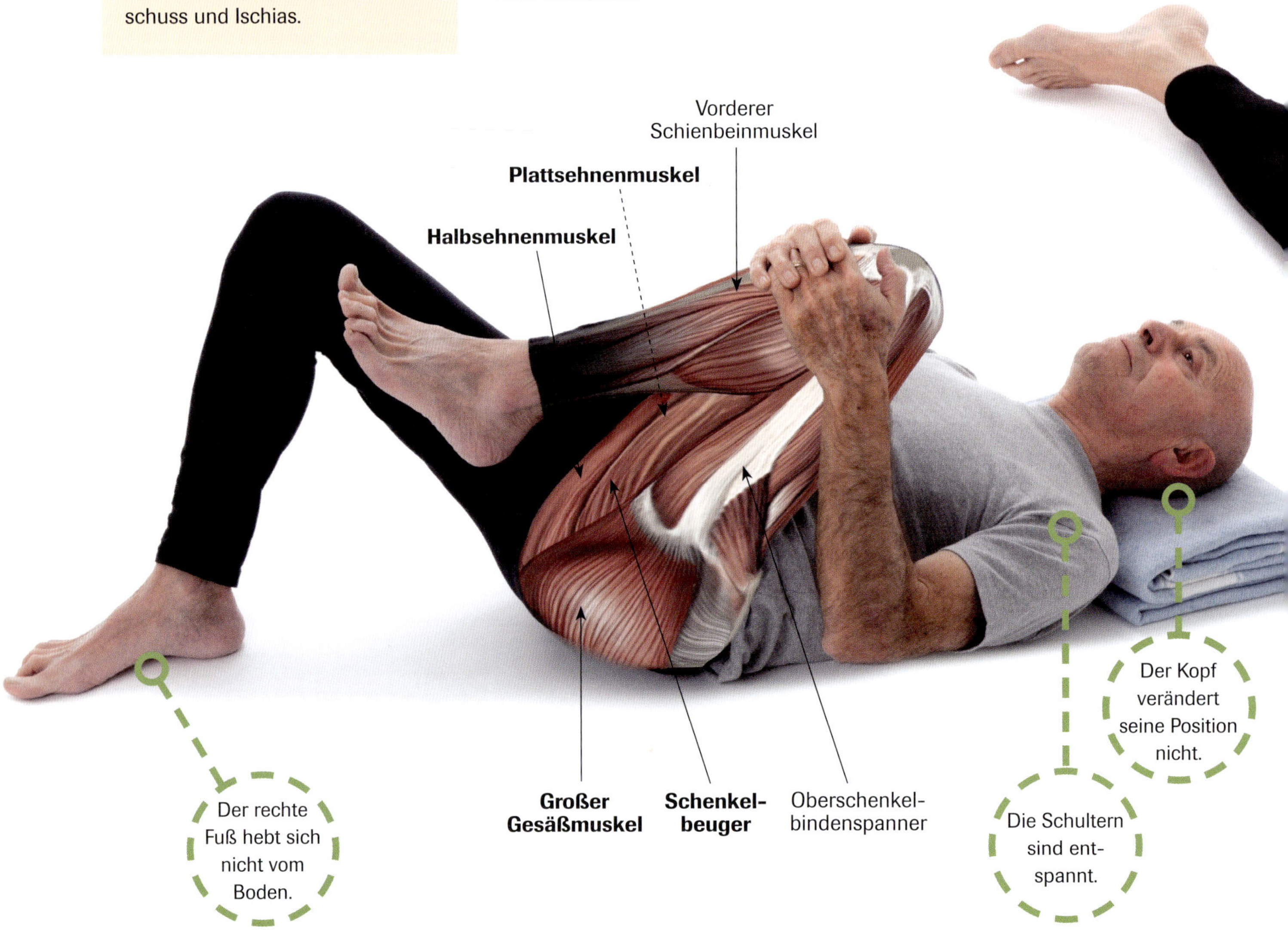

Statische Dehnungen. Flexion in Seitenlage

AUSGANGSPOSITION

- Ausgangsposition 4 einnehmen.

TECHNIK

- Das rechte Knie zum Brustkorb bewegen und mit der Hand umfassen, sodass es zu einer Beugung der Hüfte kommt.
- Das Bein gegen den Brustkorb drücken und diese Position 10 bis 15 Sekunden halten.
- Zur Ausgangsposition zurückkehren und die gesamte Übung dreimal wiederholen.
- Auf die rechte Seite legen und alle Schritte mit dem linken Bein ausführen.

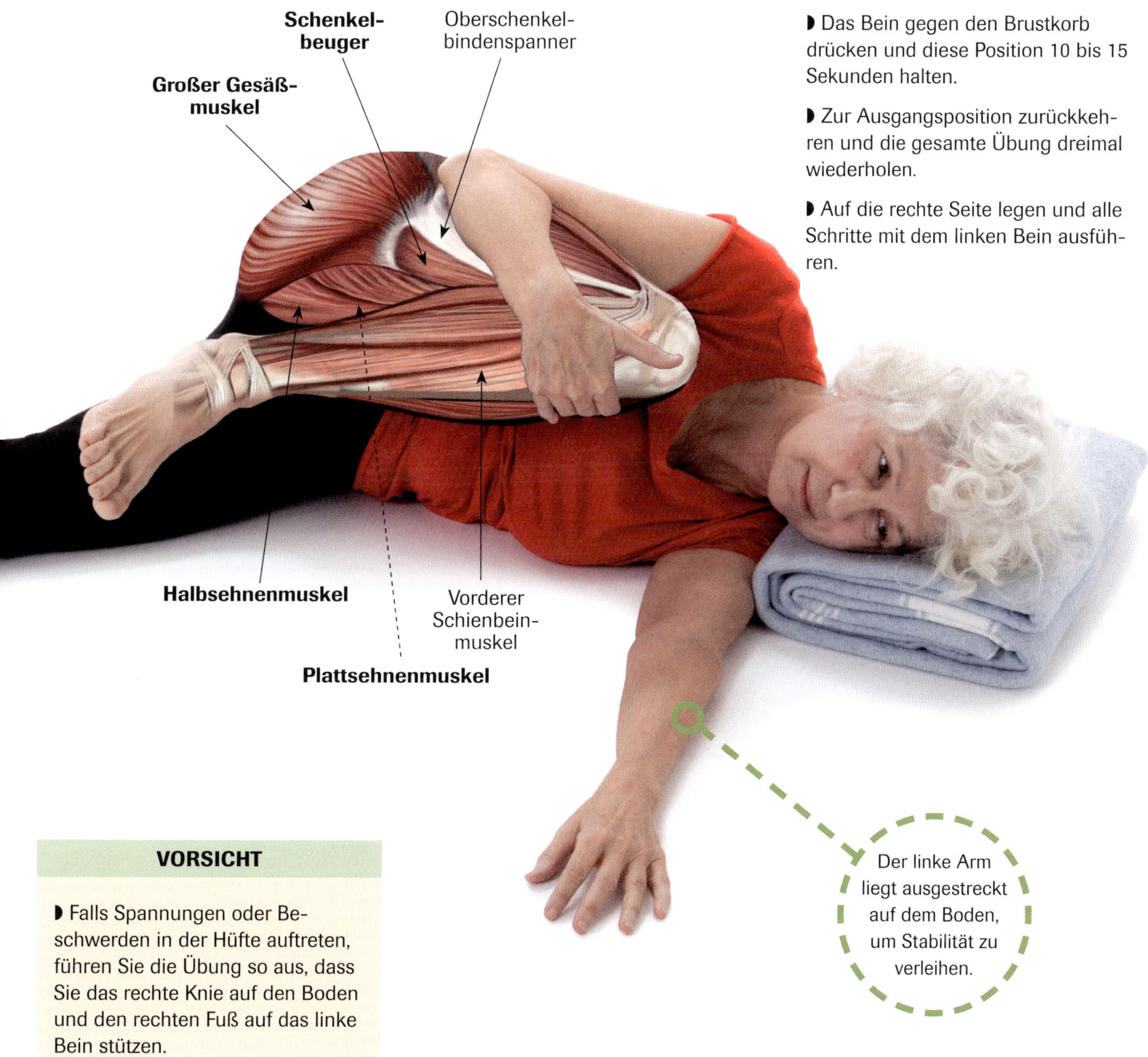

VORSICHT

- Falls Spannungen oder Beschwerden in der Hüfte auftreten, führen Sie die Übung so aus, dass Sie das rechte Knie auf den Boden und den rechten Fuß auf das linke Bein stützen.

Statische Dehnungen. Extension in Seitenlage

AUSGANGSPOSITION

- Ausgangsposition 4 einnehmen.

NUTZEN

- Baut Spannung in den Hüften ab und vergrößert ihren Bewegungsspielraum.

TECHNIK

- Bewegen Sie das gestreckte rechte Bein nach hinten, sodass es zu einer Streckung der Hüfte kommt.
- Die rechte Hand stützt sich auf den Boden, um für Gleichgewicht zu sorgen.
- Die Dehnung 10 bis 15 Sekunden halten.
- Zur Ausgangsposition zurückkehren und den Bewegungsablauf dreimal wiederholen.
- Legen Sie sich auf die rechte Seite. Dann die gesamte Übung mit dem linken Bein wiederholen.

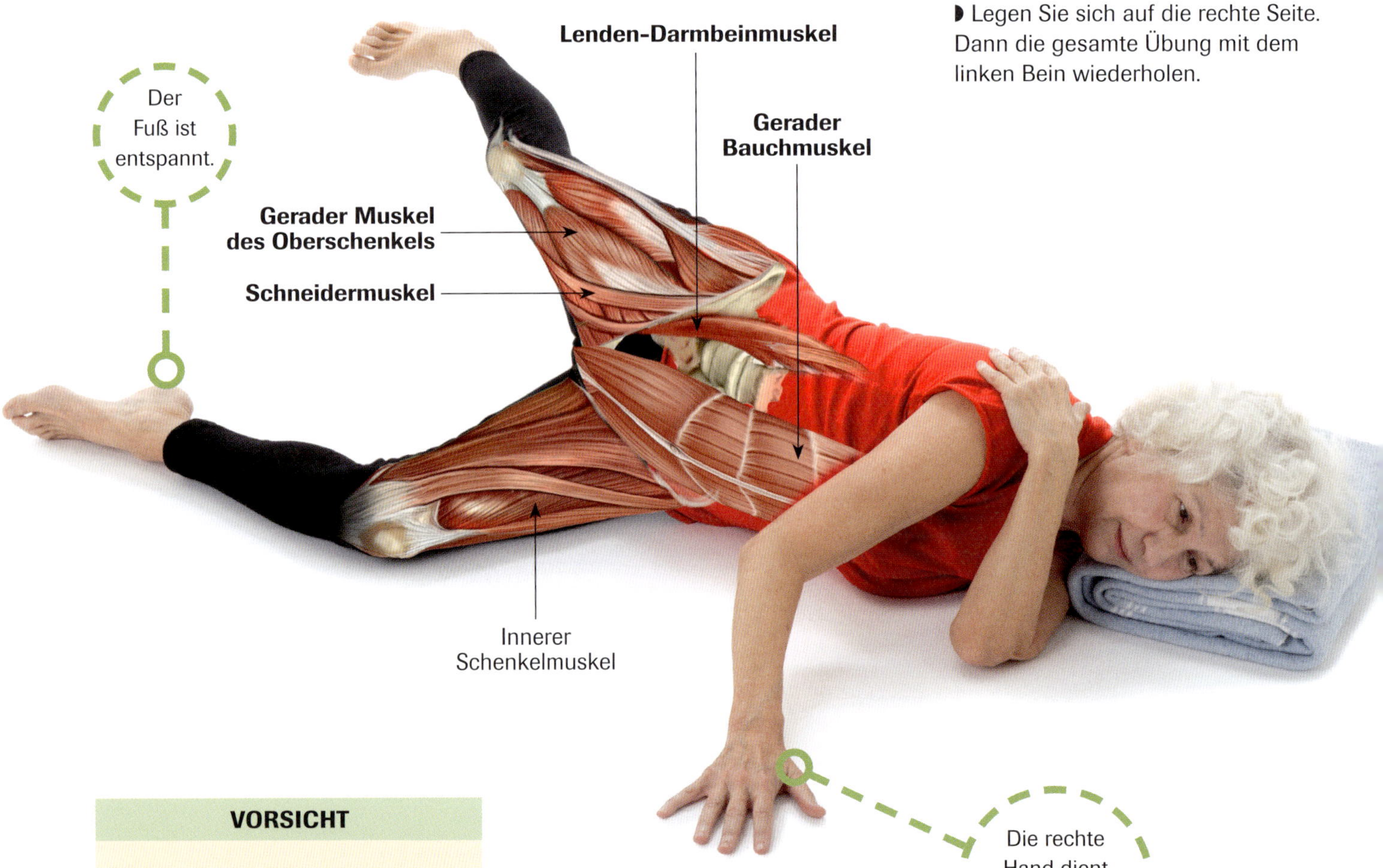

VORSICHT

- Bei der Durchführung der Streckung (Extension) bleibt der rechte Fuß möglichst in einer Linie mit der Hüfte. Dadurch wird verhindert, dass sich diese falsch bewegt, was sie beeinträchtigen könnte.

Statische Dehnungen. Lateralflexion

AUSGANGSPOSITION

- Stellen Sie sich neben eine Wand, sodass Ihre linke Seite parallel zur Wand ausgerichtet ist.
- Stützen Sie die rechte Hand auf die Hüfte und die linke Hand mit ausgestrecktem Arm auf Höhe der Schulter gegen die Wand.
- Die Füße zeigen nach vorne.

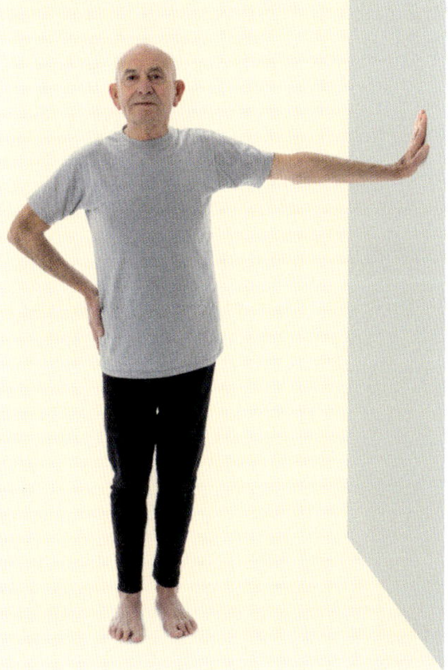

NUTZEN

- Mobilisiert die Hüften und entspannt sie.
- Lindert durch Arthrose verursachte Schmerzen sowie andere Probleme der Knochen und Muskeln.

VORSICHT

- Das rechte Knie muss gebeugt sein, um es nicht zu überlasten.

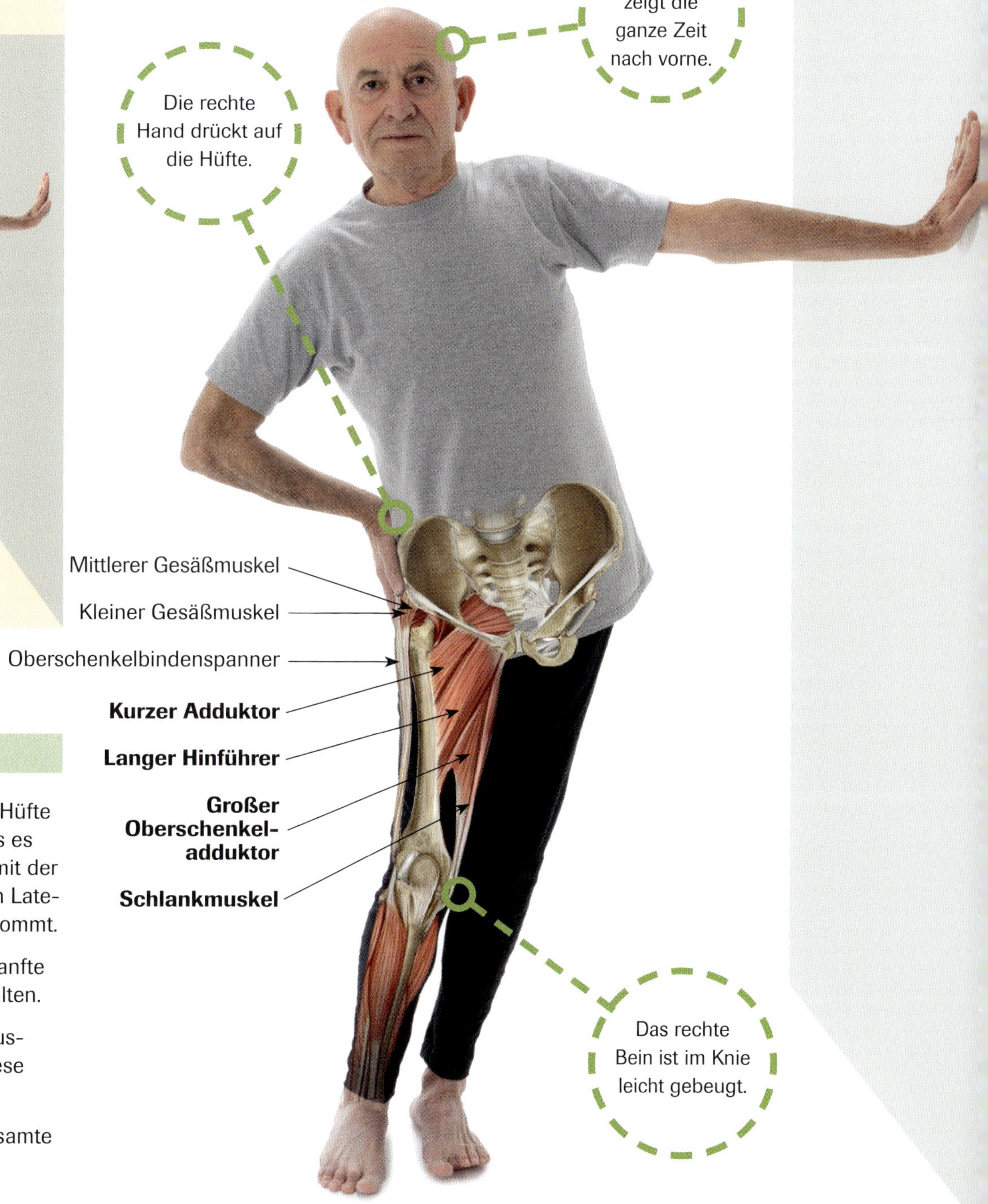

TECHNIK

- Einatmen. Beim Ausatmen die Hüfte Richtung Wand schieben, sodass es zu einer äußeren Lateralflexion mit der linken Seite und zu einer inneren Lateralflexion mit der rechten Seite kommt.
- Beim Ein- und Ausatmen die sanfte Dehnung 10 bis 15 Sekunden halten.
- Während des Einatmens zur Ausgangsposition zurückkehren. Diese Dehnung dreimal wiederholen.
- Die Seite wechseln und die gesamte Übung wiederholen.

Statische Dehnungen. Außenrotation

AUSGANGSPOSITION

- Ausgangsposition 3 einnehmen.

TECHNIK

- Den linken Fuß anheben und das Knie nach links bewegen, sodass die Hüfte eine Außenrotation vollzieht.
- Mit der linken Hand das Knie unterstützen und nach außen ziehen.
- Die Dehnung 10 bis 15 Sekunden halten.
- Zur Ausgangsposition zurückkehren und den Bewegungsablauf dreimal wiederholen.
- Die gesamte Übung mit dem rechten Bein wiederholen.

NUTZEN

- Lindert eine Steifheit der Hüften und verbessert ihre Beweglichkeit.

VORSICHT

- Halten Sie das linke Knie zur Seite, ohne es anzuheben. Dadurch schützen Sie die Hüfte vor einer Überdehnung.

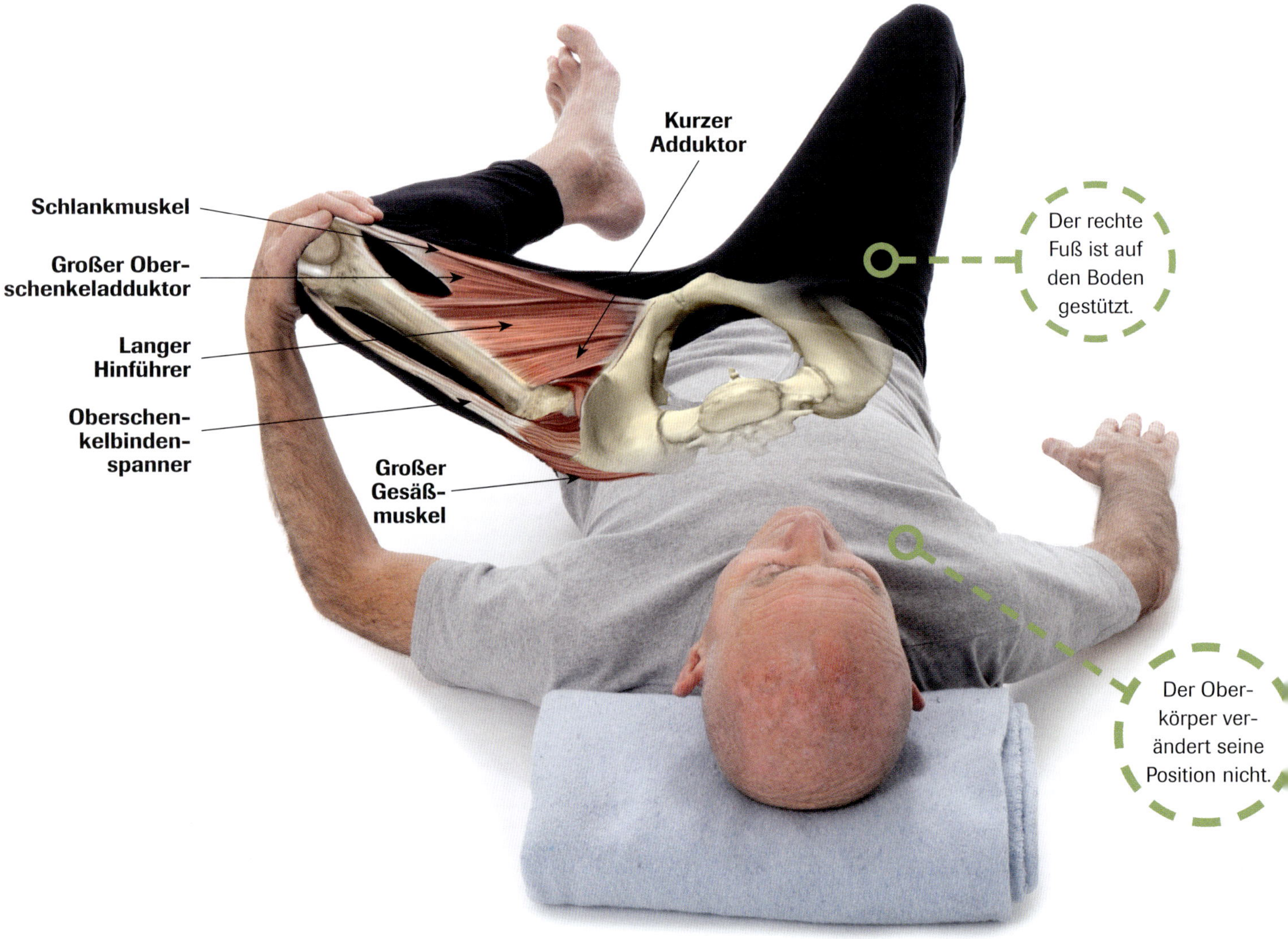

Statische Dehnungen. Innenrotation

AUSGANGSPOSITION

- Ausgangsposition 3 einnehmen.

TECHNIK

- Den linken Fuß anheben und das Knie nach rechts bewegen, sodass es in der Hüfte zu einer Innenrotation kommt.
- Mit der rechten Hand das Knie unterstützen und nach innen ziehen.
- Die Dehnung 10 bis 15 Sekunden halten.
- Zur Ausgangsposition zurückkehren und den Bewegungsablauf dreimal wiederholen.
- Die gesamte Übung mit dem rechten Bein wiederholen.

VORSICHT

- Achten Sie darauf, dass sich das rechte Bein nicht nach außen bewegt. So vermeiden Sie Spannungen in der Hüfte auf dieser Seite und im Lendenbereich.

NUTZEN

- Mobilisiert die Hüften.
- Lindert durch Arthrose hervorgerufene Schmerzen und andere Probleme der Knochen und Muskeln.
- Korrigiert eine Hyperlordose und lindert Hexenschuss.

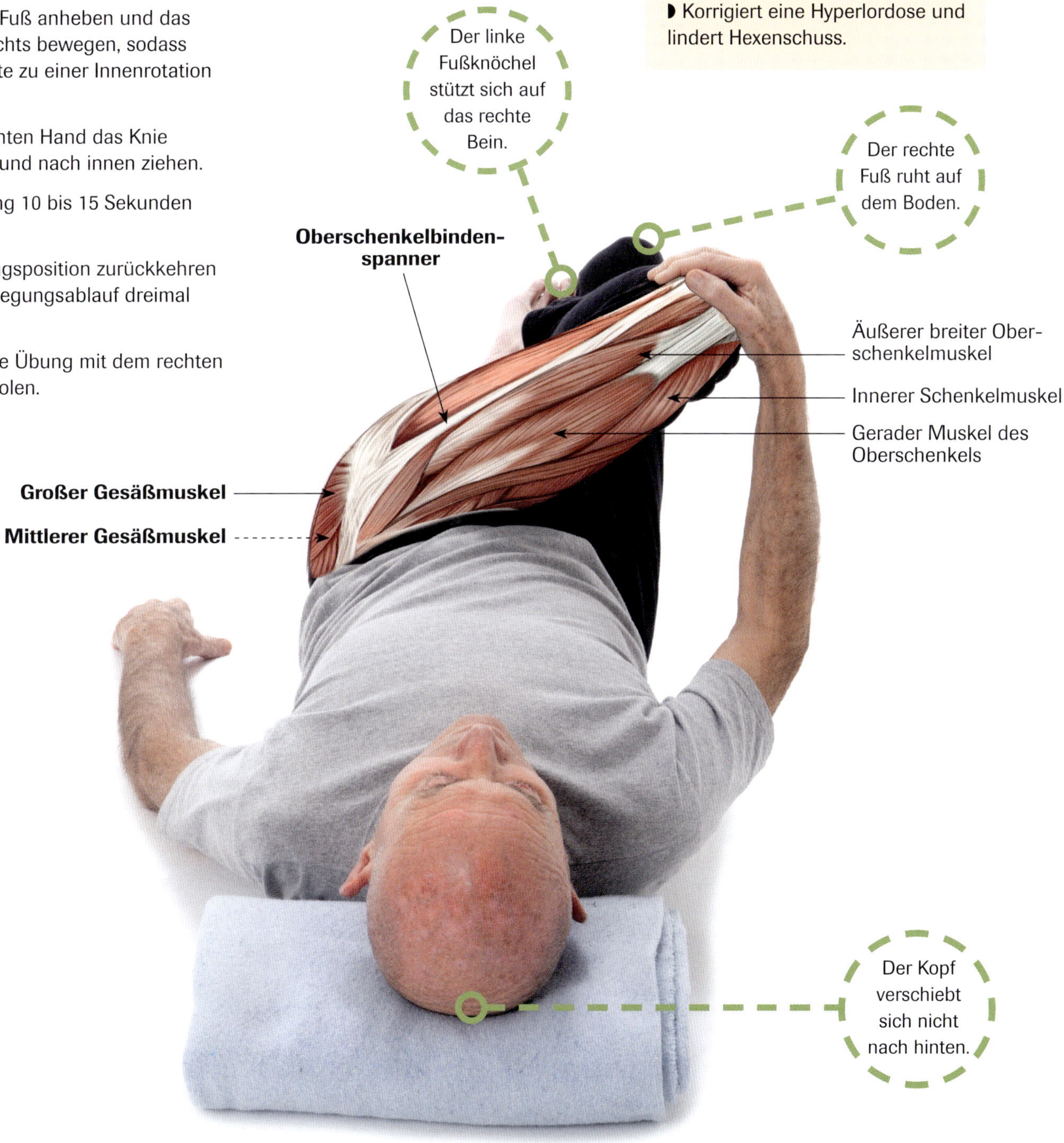

Statische Dehnungen. Abduktion

AUSGANGSPOSITION

Gilt für die Abduktion und Adduktion:

- Legen Sie sich in Rückenlage auf den Boden und nähern Sie den Oberkörper so weit wie möglich der Wand. Heben Sie die Beine und stützen Sie die geschlossenen, gestreckten Beine gegen die Wand.
- Die Arme liegen entspannt seitlich ausgestreckt auf dem Boden.
- Kopf, Oberkörper und Beine bilden eine Linie.
- Gegebenenfalls können Sie sich eine Stütze unter den Kopf legen (ein Kissen oder eine Decke).

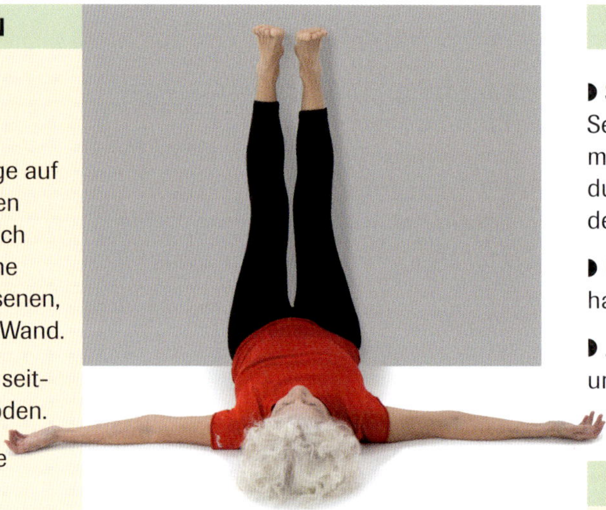

TECHNIK

- Spreizen Sie die Beine zu beiden Seiten ab und streben Sie dabei die maximal mögliche Öffnung an. Dadurch kommt es zu einer Abduktion der Hüften.
- Die Dehnung 10 bis 15 Sekunden halten.
- Zur Ausgangsposition zurückkehren und den Bewegungsablauf dreimal wiederholen.

VORSICHT

- Falls die Dehnung zu stark ist, öffnen Sie die Beine nur so weit, wie es Ihnen angenehm ist.
- Die Füße zeigen die ganze Zeit nach vorne und fallen nicht zur Seite. Dadurch wird zur richtigen Haltung der Hüften beigetragen und eine schädliche Öffnung vermieden.

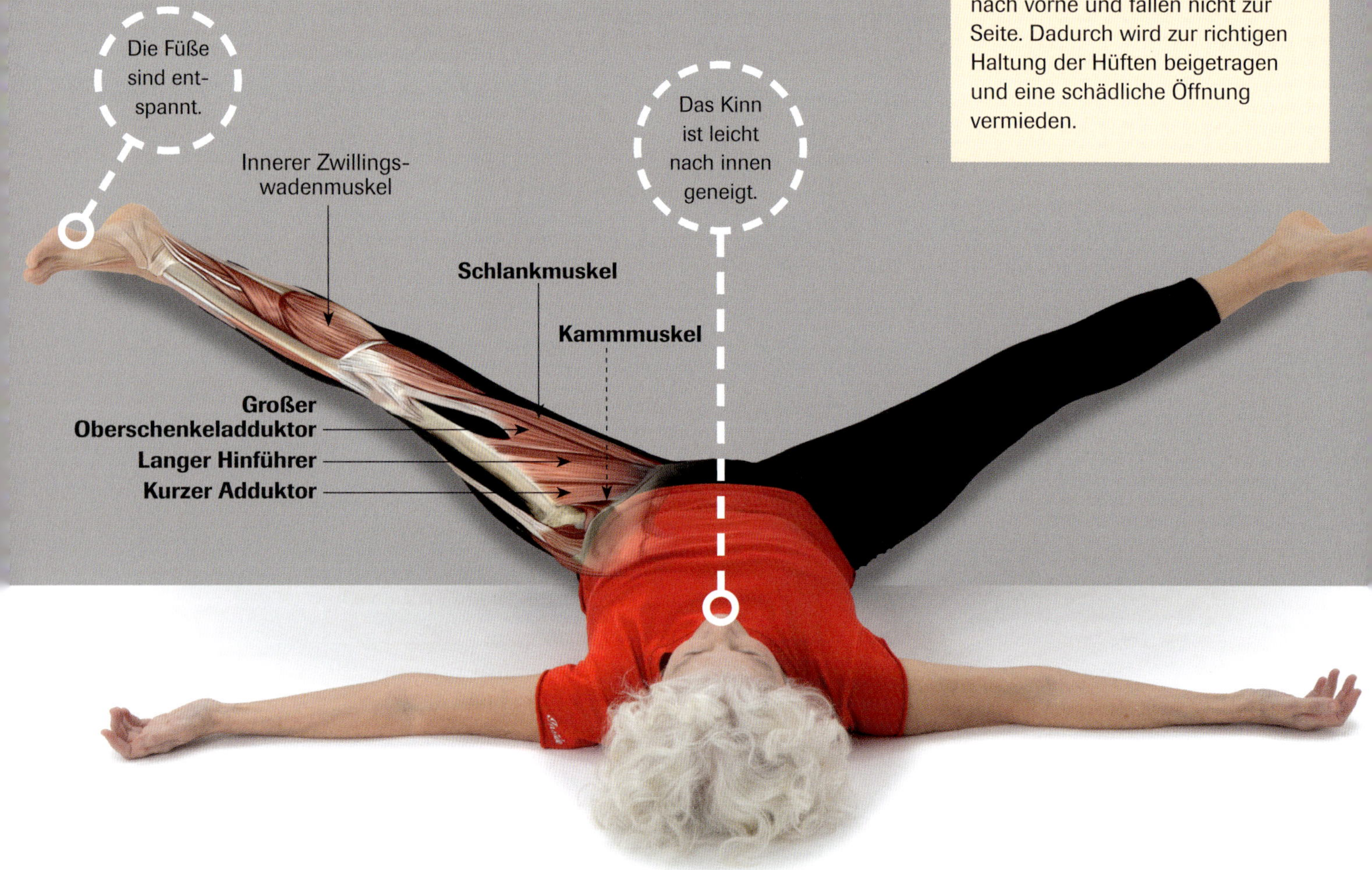

Statische Dehnungen. Adduktion

TECHNIK

- Die Beine überkreuzen, indem Sie das linke Bein über das rechte bewegen, sodass es in den Hüften zu einer Adduktion kommt.
- Die Position 10 bis 15 Sekunden halten.
- Zur Ausgangsposition zurückkehren und den Bewegungsablauf dreimal wiederholen.
- Die Überkreuzung der Beine umkehren und die gesamte Übung wiederholen.

VORSICHT

Gilt für Abduktion und Adduktion:

- Falls Beschwerden im Lendenbereich auftreten, rücken Sie ein Stückchen von der Wand ab, stützen den unteren Teil des Rückens nicht mehr dagegen und legen ein Kissen unter den Kopf.

NUTZEN

Gilt für Abduktion und Adduktion:

- Stärkt die Hüften und vergrößert ihren Bewegungsspielraum, indem die Steifheit gelindert wird.
- Verbessert die Blutzirkulation in den Beinen.
- Sorgt für eine bessere Körperhaltung.

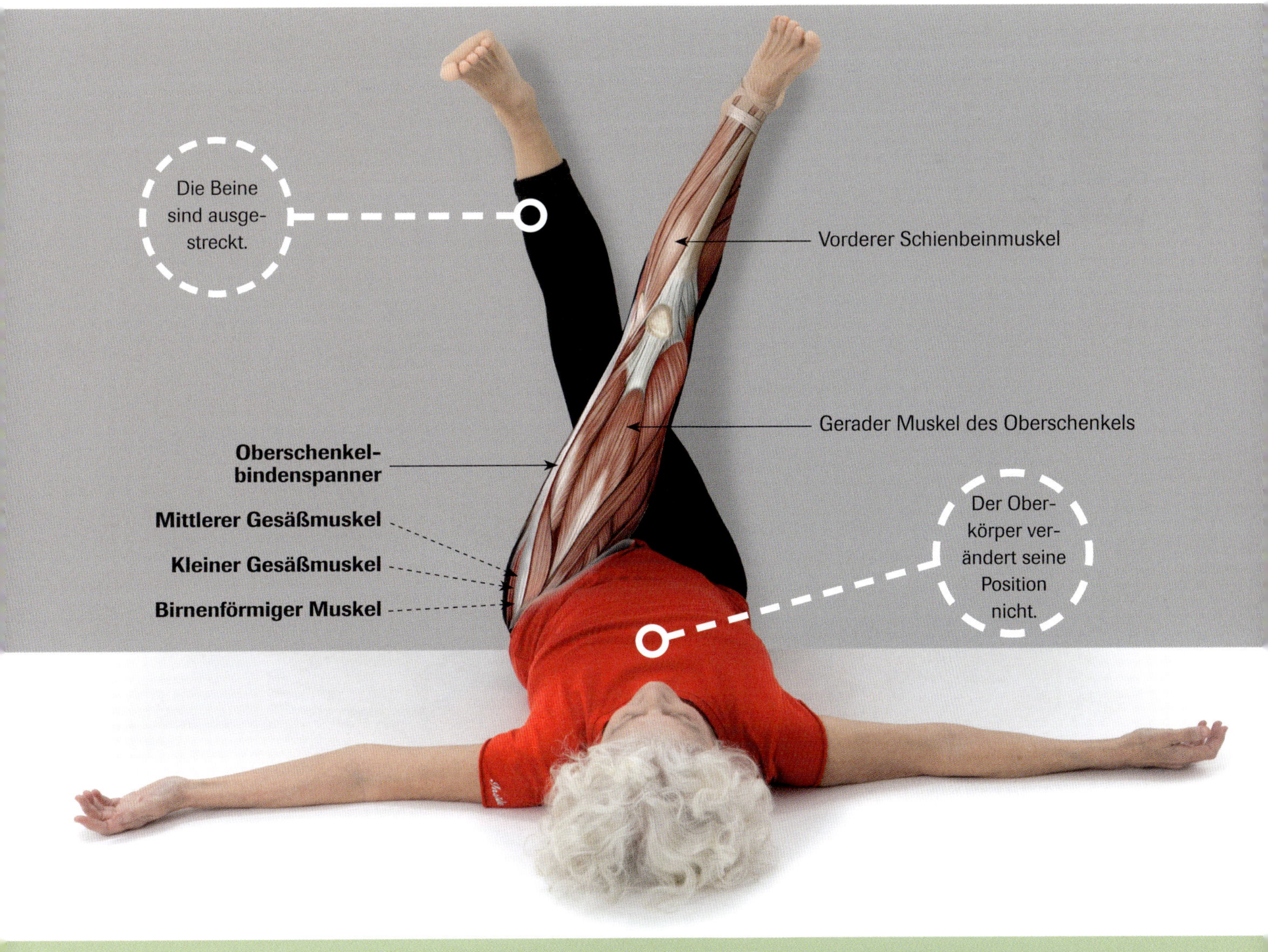

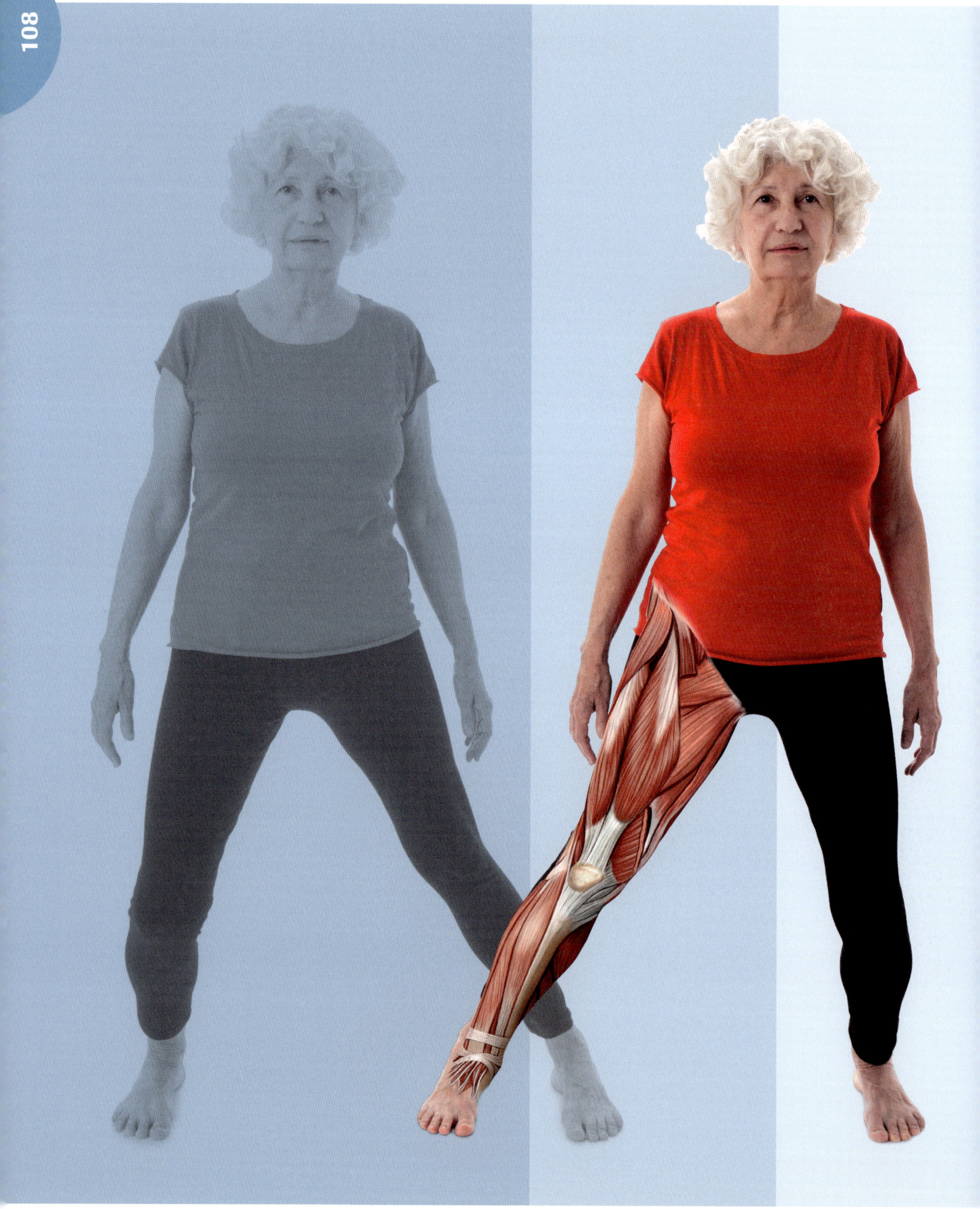

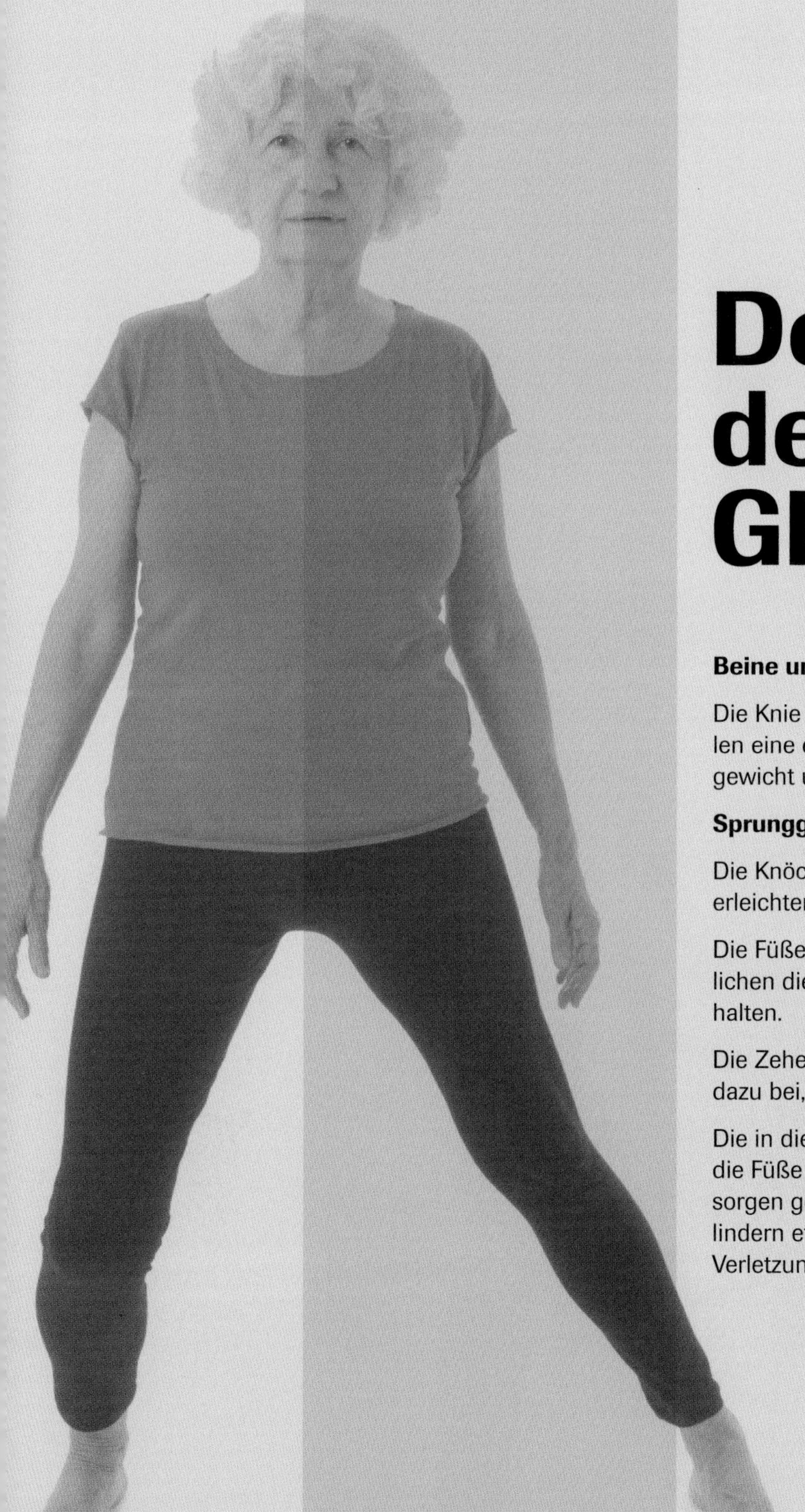

Dehnungen der unteren Gliedmaßen

Beine und Knie

Die Knie ermöglichen es den Beinen, sich zu beugen. Sie spielen eine entscheidende Rolle beim Gehen, tragen das Körpergewicht und federn Sprünge ab.

Sprunggelenke und Füße

Die Knöchel bieten den Füßen Stabilität. Ihre große Mobilität erleichtert die Fortbewegung und die Bewegungen der Füße.

Die Füße sind die Basis des Körpers. Sie bieten Halt, ermöglichen die Fortbewegung und helfen, das Gleichgewicht zu halten.

Die Zehen sorgen für mehr Halt auf dem Boden und tragen dazu bei, den Fuß zu festigen und nach vorne zu bewegen.

Die in diesem Kapitel vorgestellten Dehnungen entspannen die Füße und stärken die Knie sowie die Sprunggelenke. Sie sorgen generell für mehr Flexibilität der unteren Gliedmaßen, lindern etwaige Beschwerden und erleichtern die Heilung von Verletzungen.

Dynamische Dehnungen der Knie. Flexion und Extension 1 ▶▶▶

Dynamische Dehnungen der Knie. Flexion und Extension 1

AUSGANGSPOSITION

- Stellen Sie sich neben einen Stuhl, sodass die rechte Körperseite parallel zur Rückenlehne ist. Die rechte Hand stützt sich oben auf der Rückenlehne ab, die linke Hand liegt auf der Hüfte.
- Die Füße sind geöffnet und zeigen nach vorne.

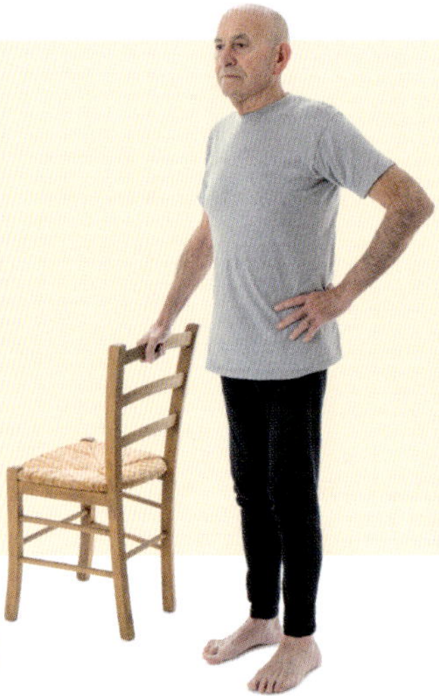

NUTZEN

- Lindert Verspannungen in den Beinen, da die Muskulatur entspannt wird.
- Mobilisiert die Knie und verbessert ihre Bewegungsfähigkeit.

TECHNIK

- Das linke Bein beugen und den Fuß nach hinten bewegen, bis er auf Höhe des Knies ist.
- Anschließend das Bein nach vorne strecken, das Knie durchdrücken und die Dehnung einige Sekunden halten.
- Die Dehnung 10 bis 20 Mal wiederholen.
- Die gesamte Übung mit dem rechten Bein wiederholen.

VORSICHT

- Halten Sie sich gut am Stuhl fest, um nicht das Gleichgewicht zu verlieren.

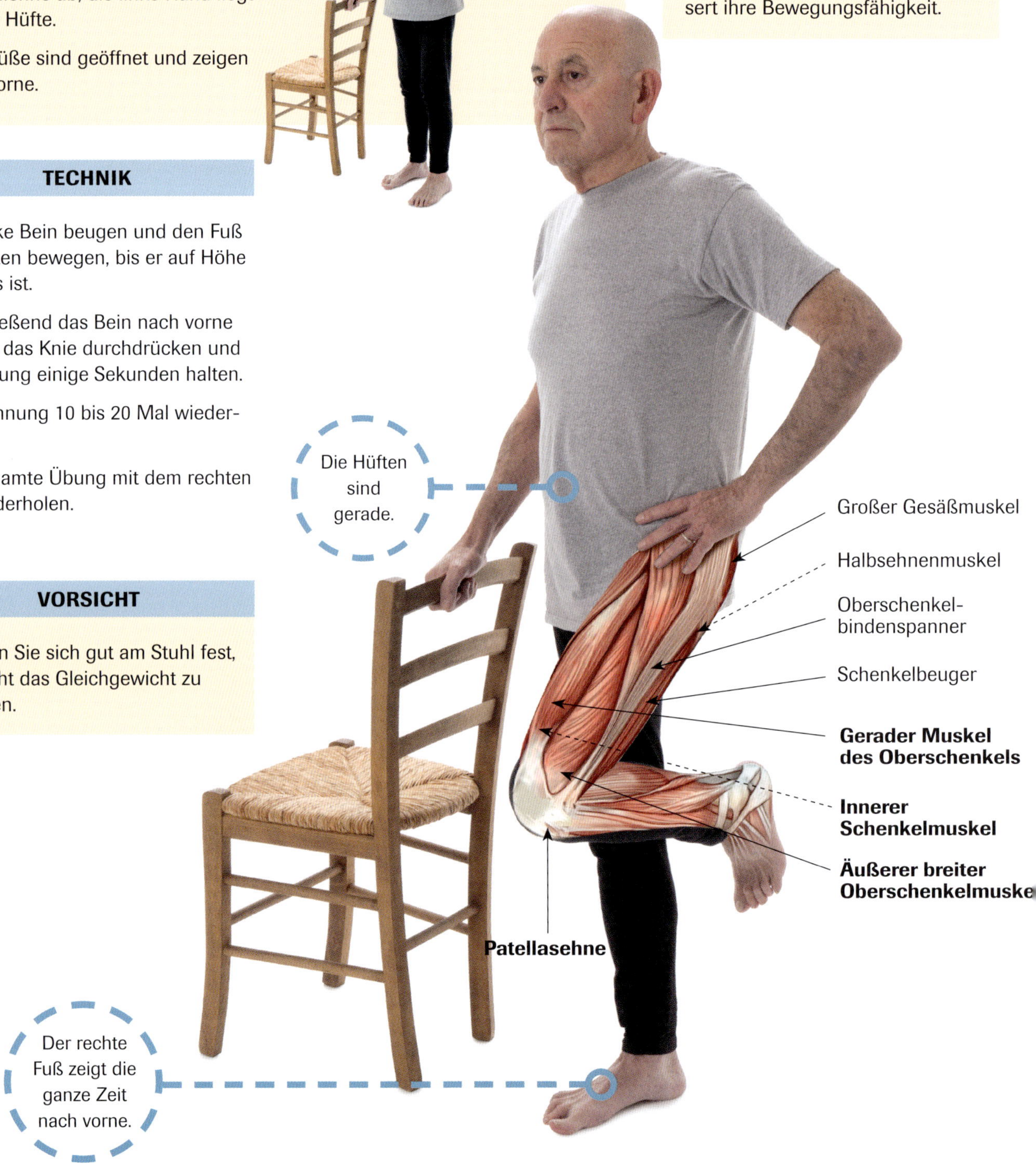

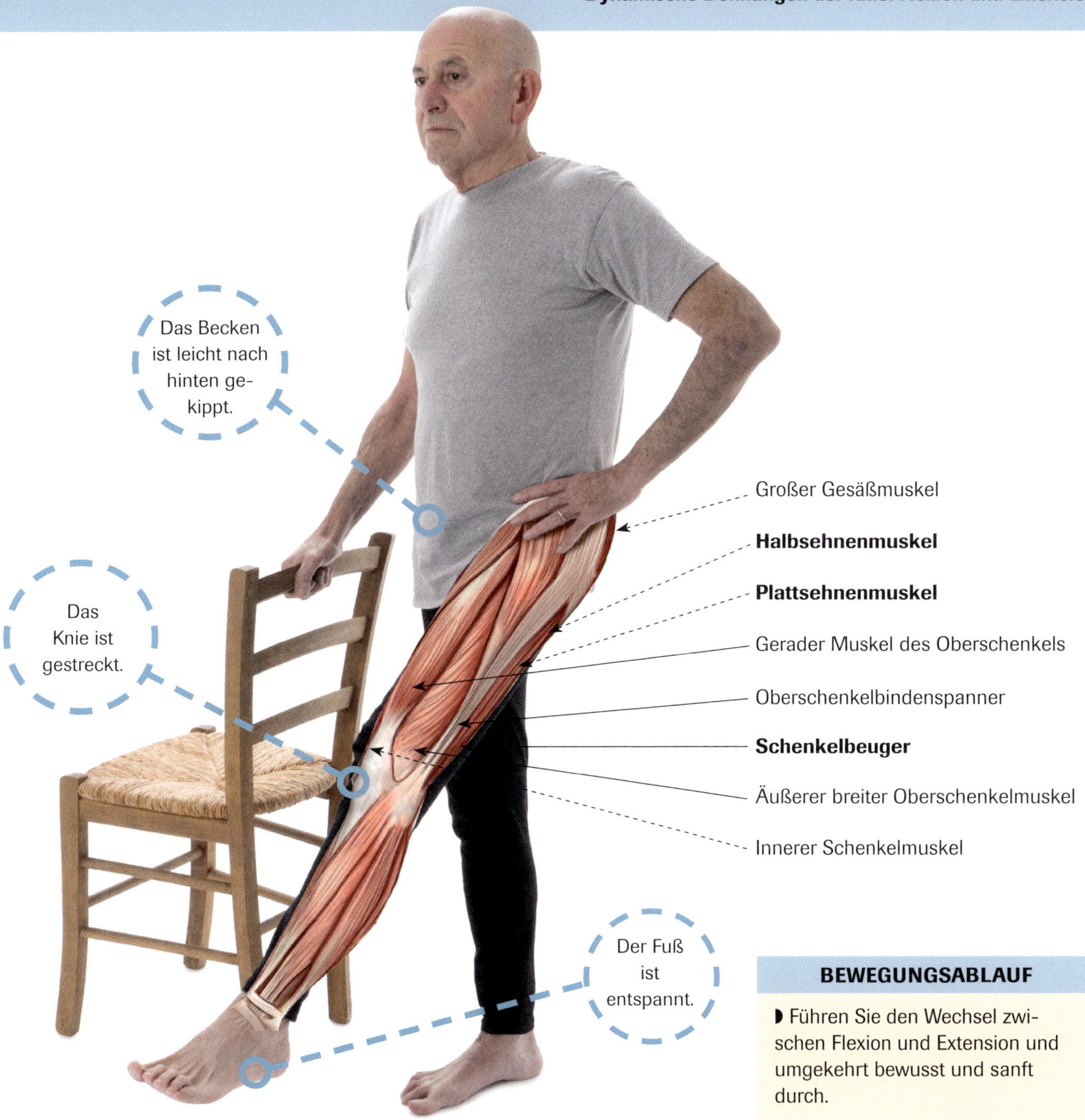

BEWEGUNGSABLAUF

◗ Führen Sie den Wechsel zwischen Flexion und Extension und umgekehrt bewusst und sanft durch.

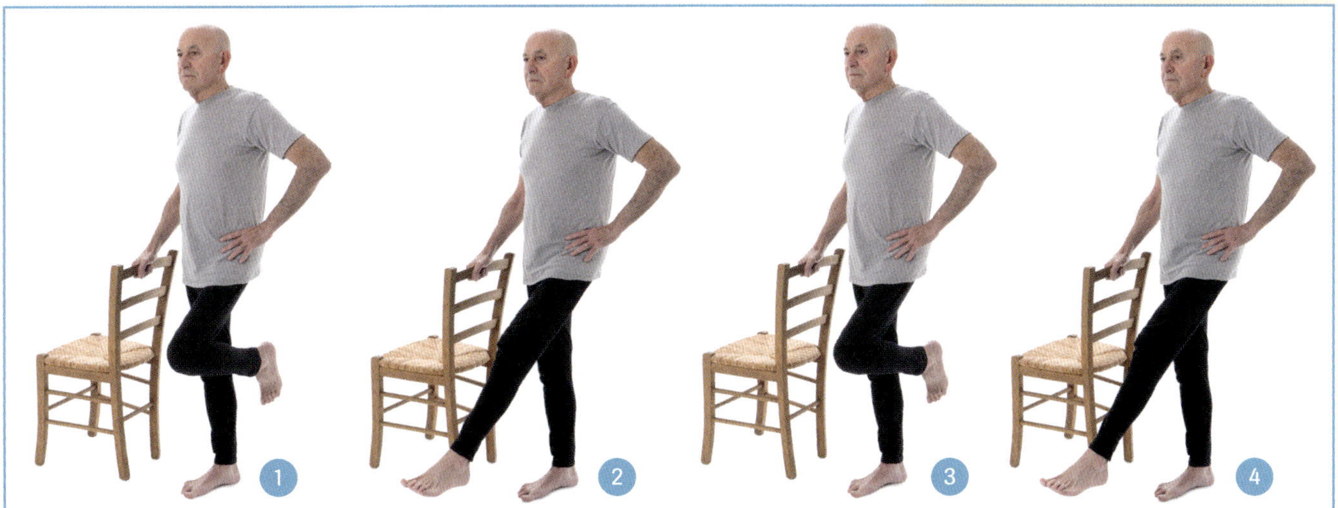

Dynamische Dehnungen der Knie. Flexion und Extension 2

AUSGANGSPOSITION

- Stellen Sie sich mit gespreizten Beinen auf, die Füße zeigen nach vorne.
- Die Arme sind entspannt und hängen seitlich am Körper.

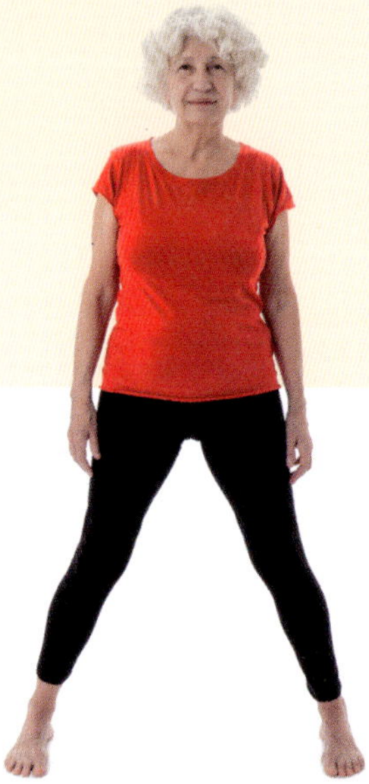

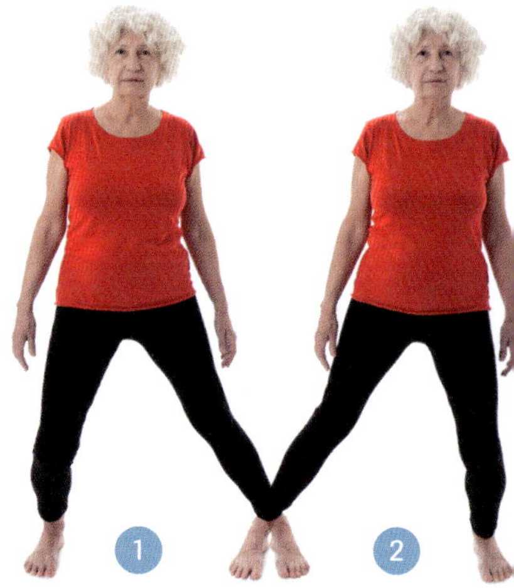

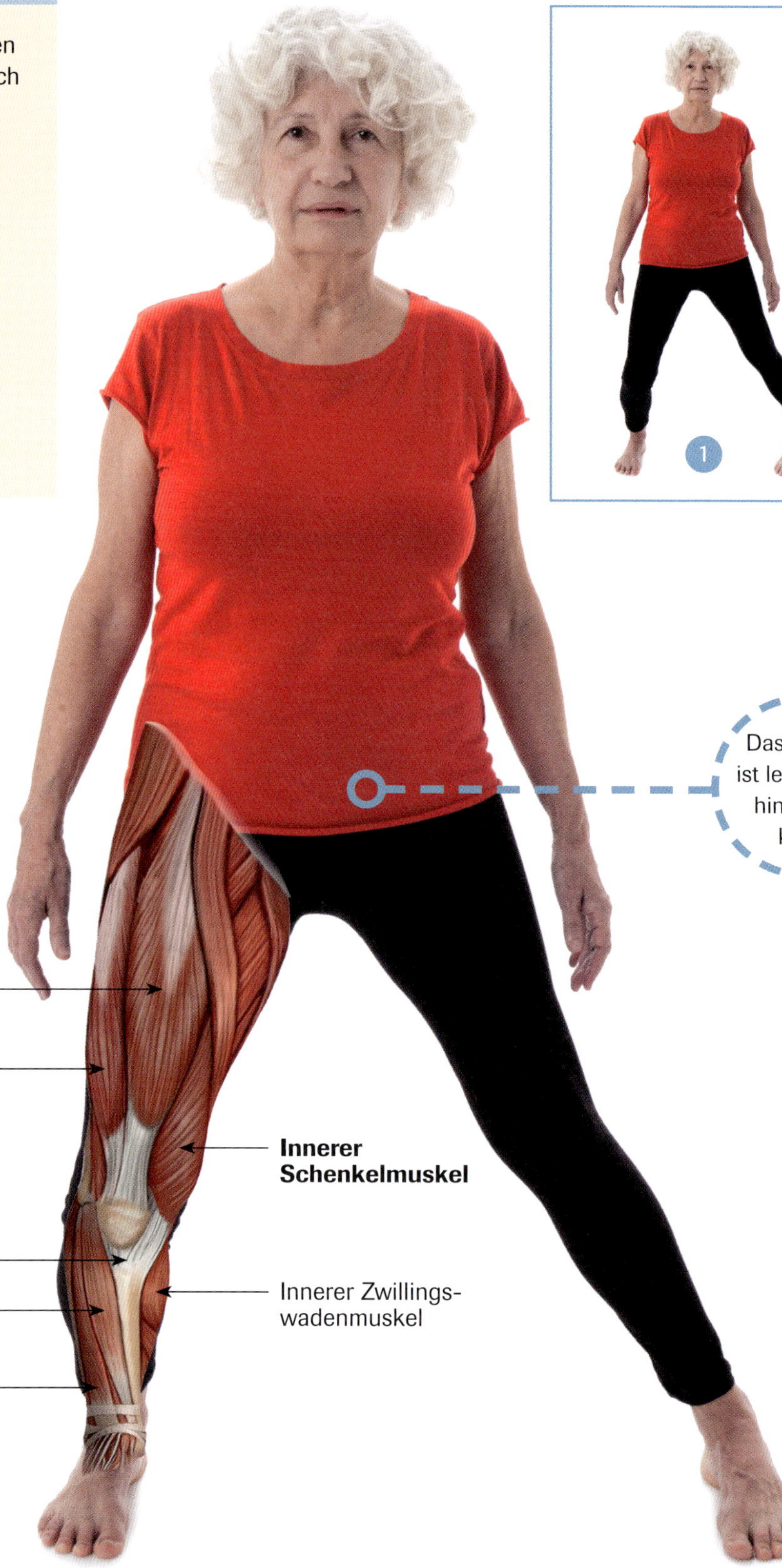

BEWEGUNGSABLAUF

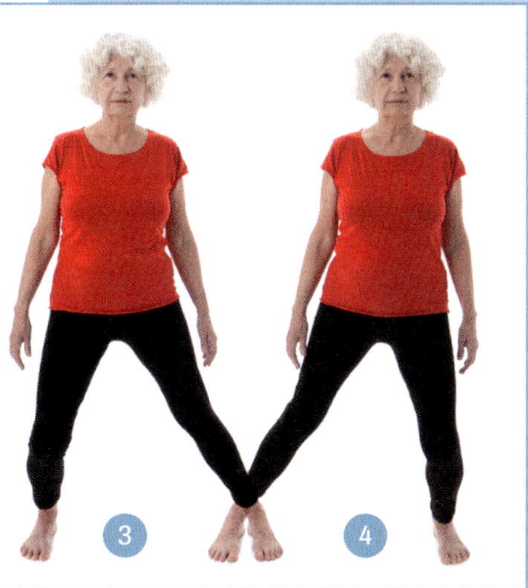

◗ Der Oberkörper bleibt während der gesamten Übung in der Mitte, beugt sich nicht und bewegt sich zu keiner der beiden Seiten.

TECHNIK

◗ Beugen Sie das rechte Bein, während das linke gestreckt bleibt.

◗ Halten Sie diese Position einige Sekunden. Anschließend strecken Sie das rechte Bein, beugen das linke und halten wiederum kurze Zeit die Dehnung.

◗ Die gesamte Übung 10 bis 20 Mal wiederholen.

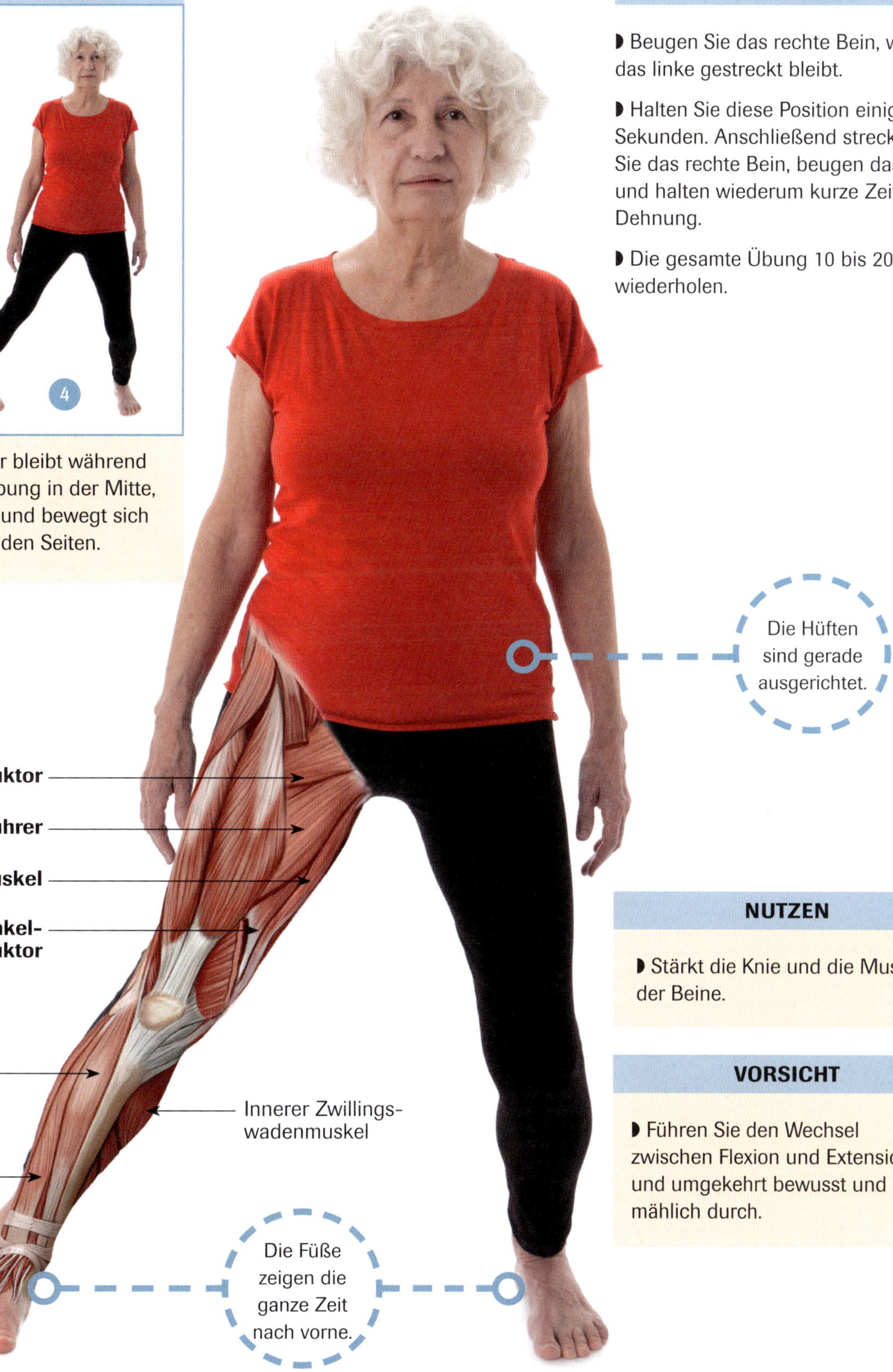

NUTZEN

◗ Stärkt die Knie und die Muskeln der Beine.

VORSICHT

◗ Führen Sie den Wechsel zwischen Flexion und Extension und umgekehrt bewusst und allmählich durch.

Dynamische Dehnungen der Fußgelenke. Dorsal- und Plantarflexion

AUSGANGSPOSITION

- Ausgangsposition 2 einnehmen.

NUTZEN

- Stärkt die Sprunggelenke und hilft bei der Heilung von Verstauchungen und Brüchen.
- Lindert Beschwerden der Füße.
- Kräftigt die Muskulatur der Beine.

TECHNIK

- Das gestreckte rechte Bein heben und den Fuß nach oben biegen, sodass es im Sprunggelenk zu einer Dorsalflexion kommt. Die Position einige Sekunden halten.
- Anschließend den Fuß nach unten bewegen, sodass es im Gelenk zu einer Plantarflexion kommt. Die Dehnung kurz halten.
- Den gesamten Bewegungsablauf 10 bis 20 Mal wiederholen.
- Die Übung mit dem linken Fuß wiederholen.

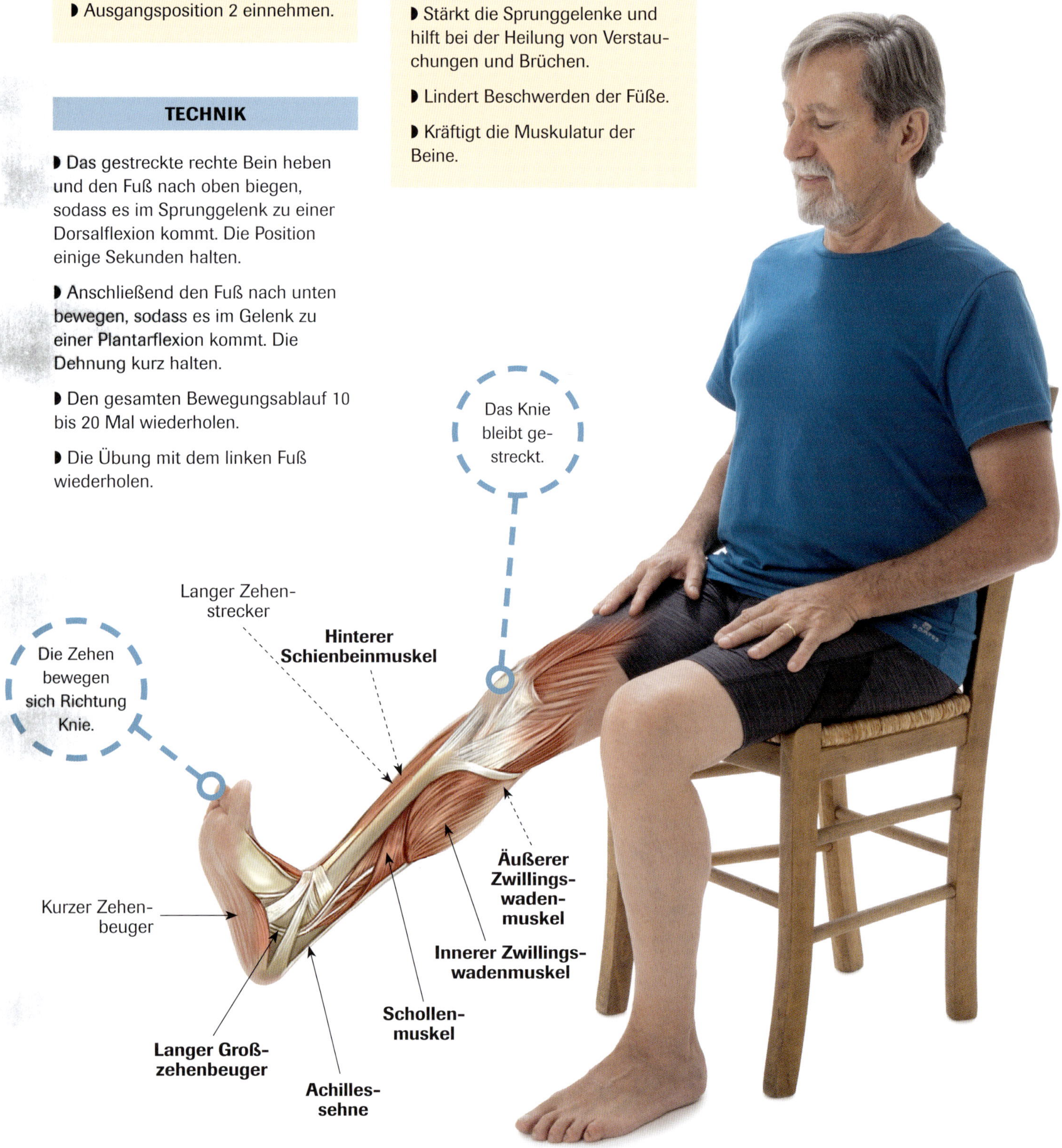

BEWEGUNGSABLAUF

◗ Die Beugungen werden bis zur maximalen Dehnung ausgeführt.

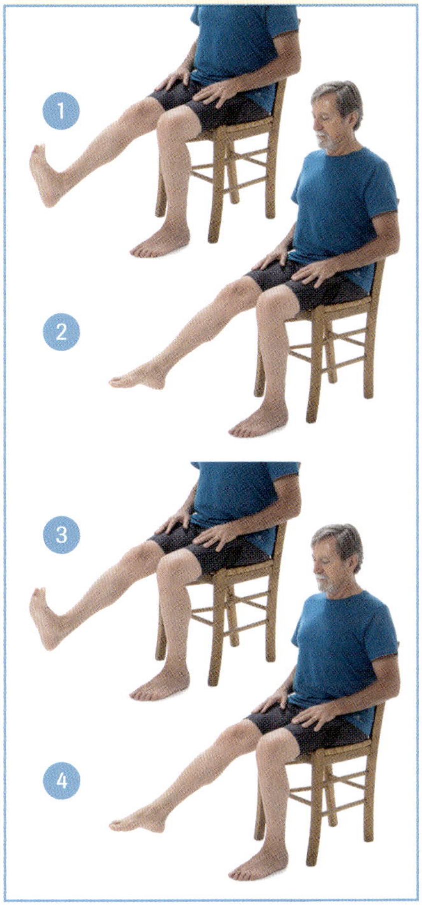

VORSICHT

◗ Falls Beschwerden im angehobenen Bein auftreten, sollten Sie das Bein nicht so weit vom Boden abheben.

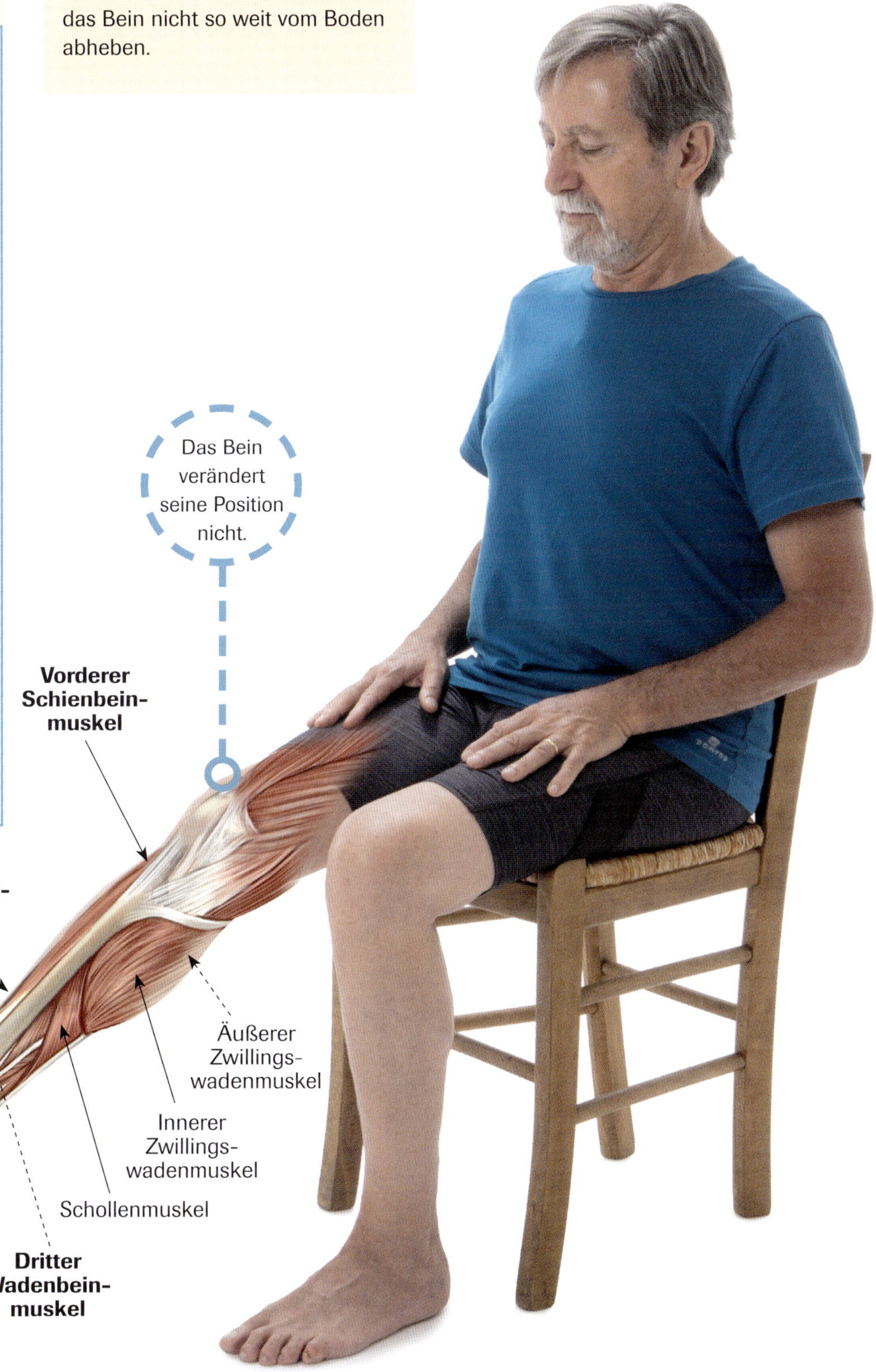

Dynamische Dehnungen der Fußgelenke. Adduktion und Abduktion

AUSGANGSPOSITION

- Ausgangsposition 2 einnehmen.

TECHNIK

- Heben Sie die Beine einige Zentimeter vom Boden. Bewegen Sie die Zehenspitzen nach innen, sodass es zu einer Adduktion der Fußknöchel kommt. Diese Position einige Sekunden halten.
- Dann die Zehenspitzen nach außen bewegen, sodass es zu einer Abduktion der Fußknöchel kommt, und die Dehnung kurz halten.
- Die gesamte Bewegungsabfolge 10 bis 20 Mal wiederholen.

NUTZEN

- Löst Blockaden in den Sprunggelenken und hilft bei der Heilung von Verstauchungen und Brüchen.

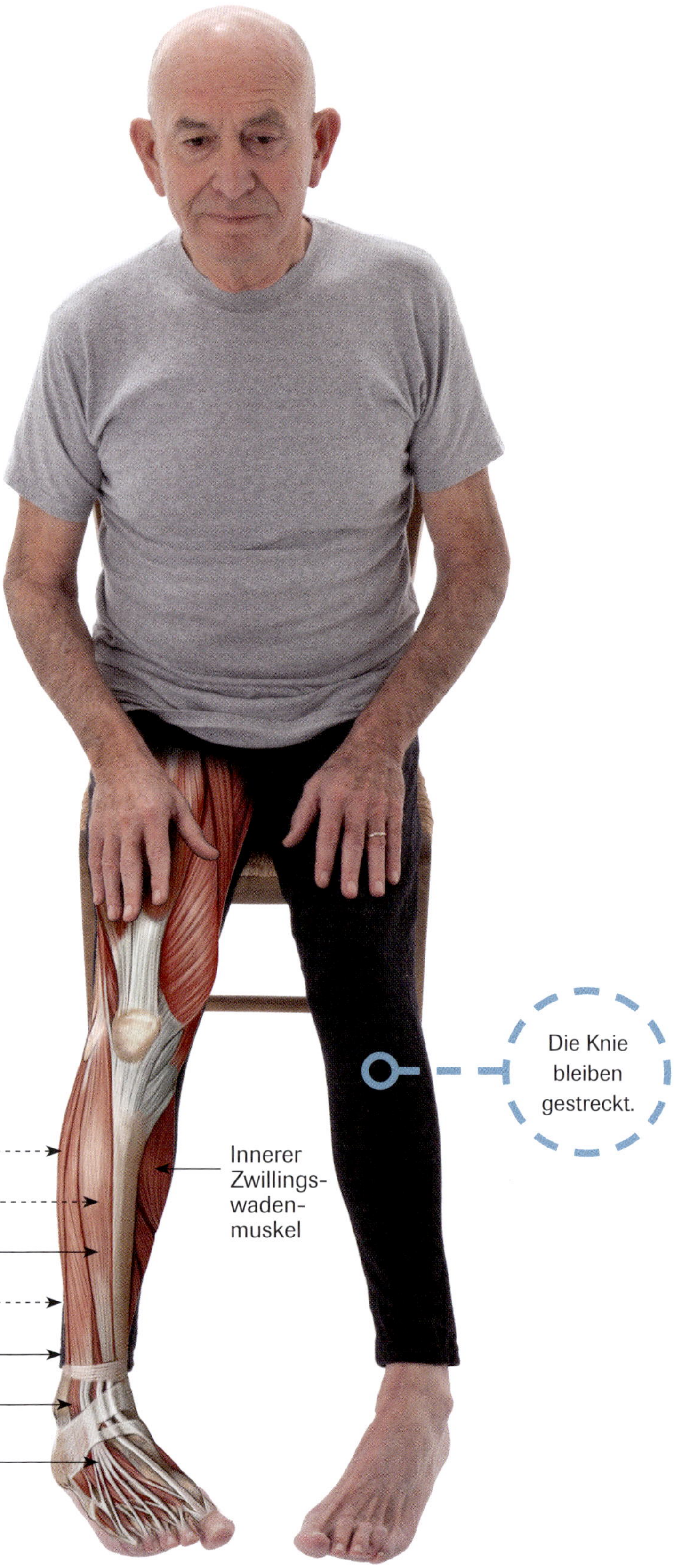

BEWEGUNGSABLAUF

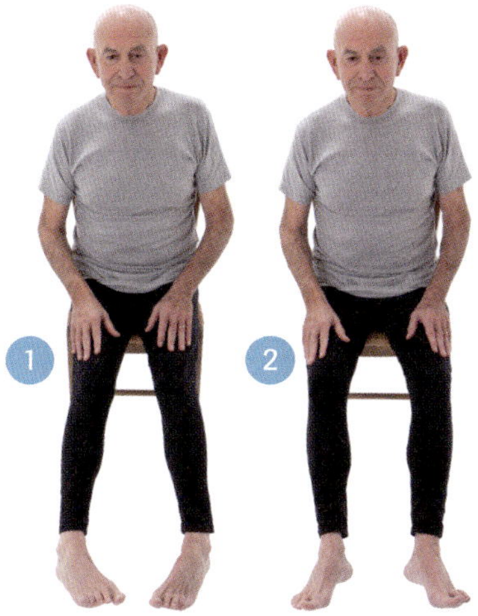

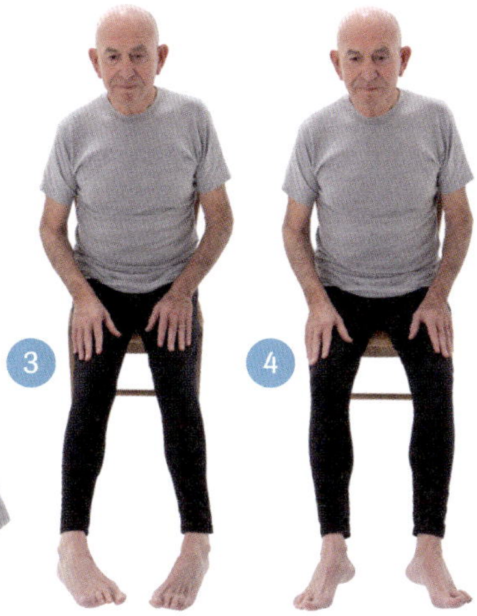

◗ Die Bewegung der Adduktion und Abduktion wird mit beiden Füßen gleichzeitig durchgeführt.

VORSICHT

◗ Achten Sie darauf, dass Ihre Füße während der Dehnung entspannt sind, um das Auftreten von Verspannungen zu vermeiden.

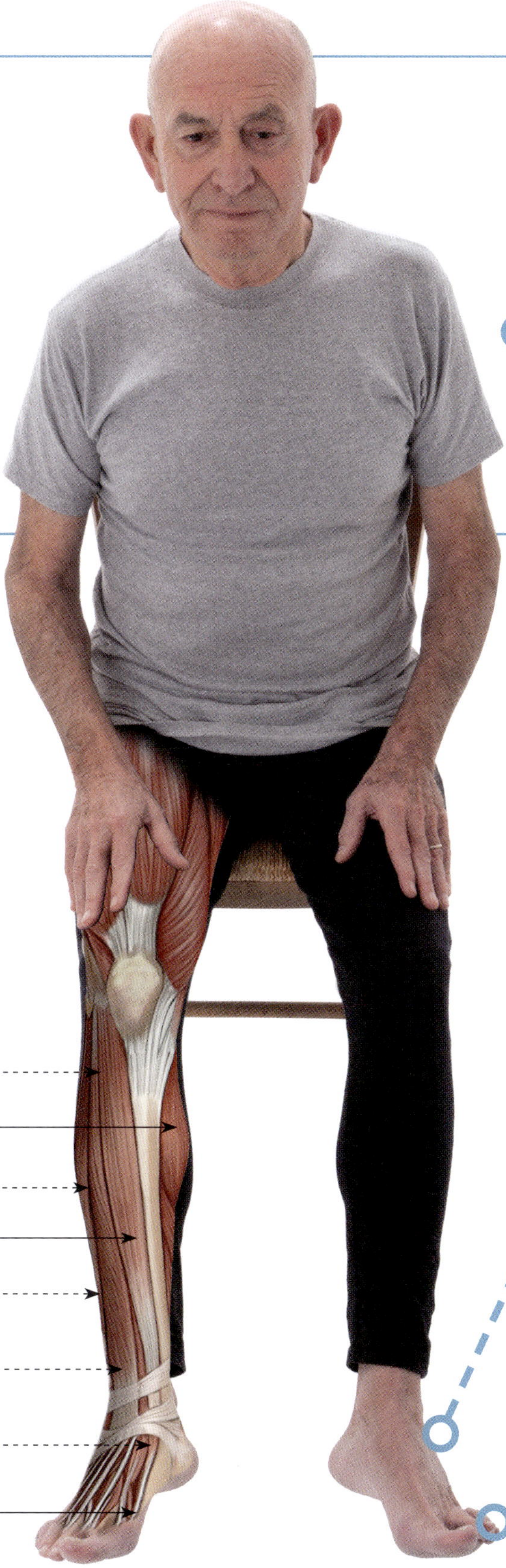

Dynamische Dehnungen der Fußgelenke. Zirkumduktion nach außen

AUSGANGSPOSITION

- Ausgangsposition 2 einnehmen.

NUTZEN

- Stärkt das Sprunggelenk.
- Verhindert und lindert mögliche Verletzungen am Fuß.

BEWEGUNGSABLAUF

- Die Bewegung wird langsam, rhythmisch und kontinuierlich ausgeführt. Sie kombiniert Plantarflexion, Abduktion, Dorsalflexion und Adduktion.

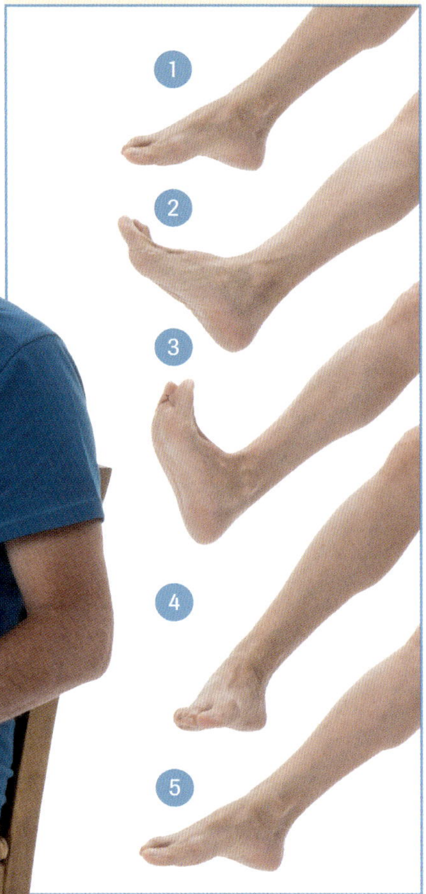

TECHNIK

- Das gestreckte rechte Bein heben und die Zehenspitzen nach unten biegen, sodass eine Plantarflexion entsteht. Nach und nach mit einer Abduktionsbewegung den Fuß nach oben und nach außen drehen, bis es zu einer Dorsalflexion kommt. Danach mit einer Bewegung der Adduktion und Plantarflexion nach innen drehen, bis die Ausgangsposition wieder erreicht ist. Den gesamten Bewegungsablauf 10 bis 20 Mal wiederholen.
- Die ganze Übung mit dem linken Fuß wiederholen.

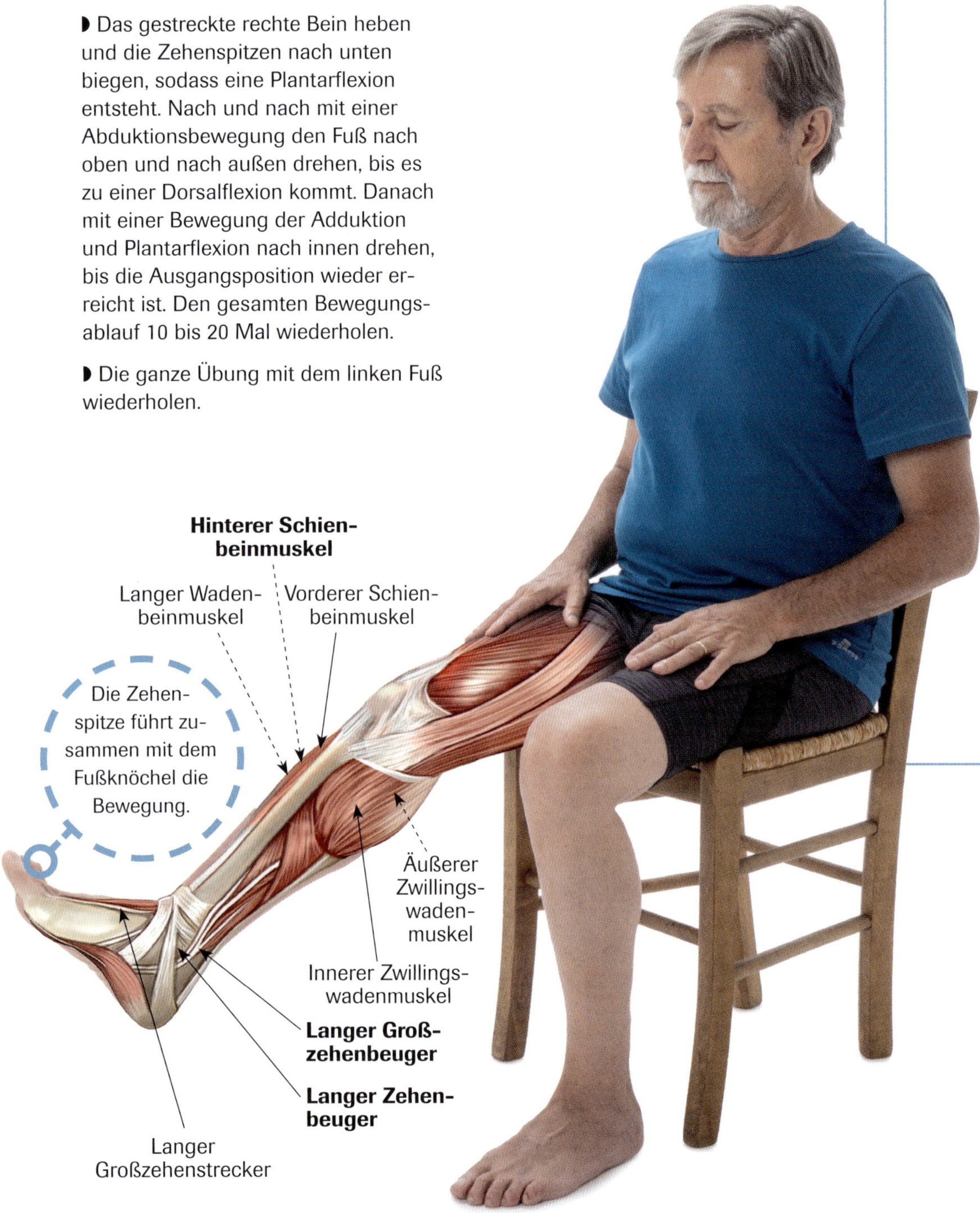

Dynamische Dehnungen der Fußgelenke. Zirkumduktion nach innen

AUSGANGSPOSITION

◗ Ausgangsposition 2 einnehmen.

VORSICHT

◗ Falls Sie Schmerzen in den Sprunggelenken haben, führen Sie die Drehungen in kleinerem Umfang aus und vermeiden es, eine maximale Dehnung zu erreichen.

BEWEGUNGSABLAUF

◗ Die Übung wechselt zwischen Plantarflexion, Adduktion, Dorsalflexion und Abduktion

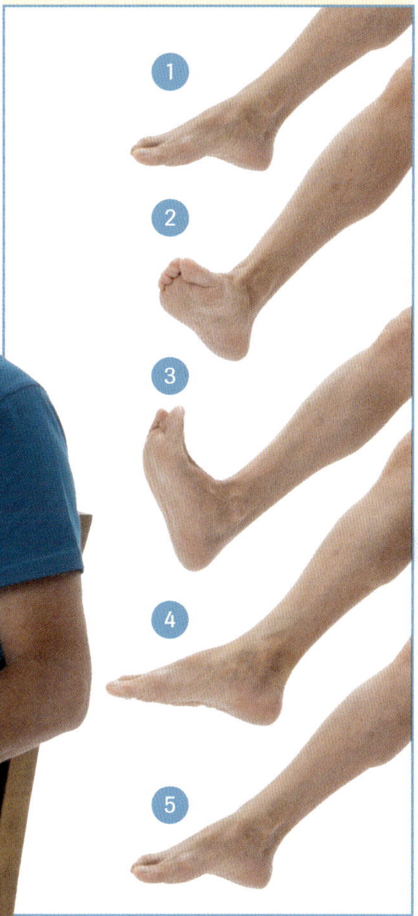

TECHNIK

◗ Das gestreckte rechte Bein anheben und die Zehenspitzen nach unten biegen, sodass es zu einer Plantarflexion kommt. Langsam in einer Adduktionsbewegung den Fuß nach oben und nach innen drehen, bis er sich in einer Dorsalflexion befindet. Anschließend mit einer Bewegung der Abduktion und Plantarflexion nach außen drehen, bis die Ausgangsposition wieder erreicht ist. Den gesamten Bewegungsablauf 10 bis 20 Mal wiederholen.

◗ Den Fuß wechseln und die gesamte Übung wiederholen.

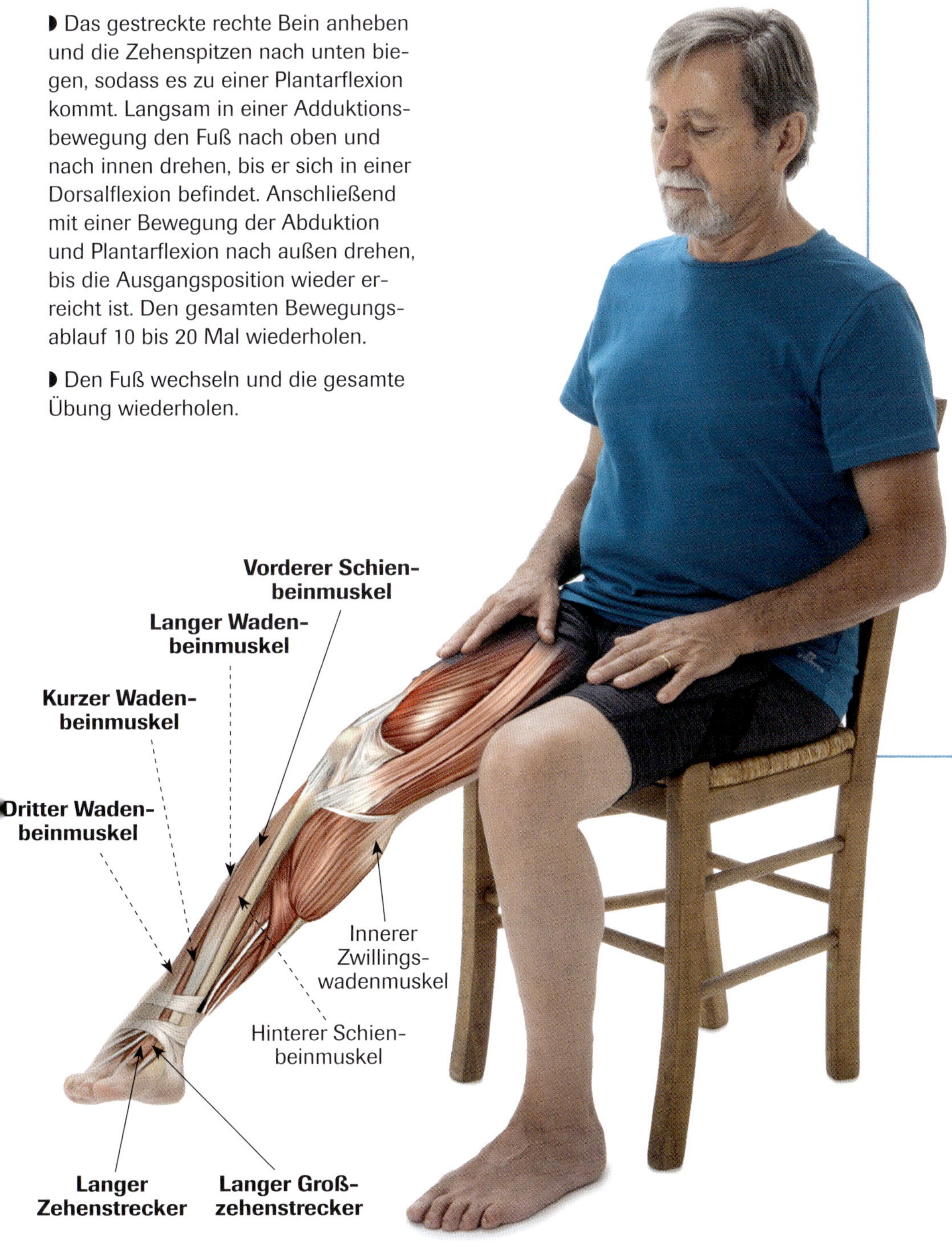

Dynamische Dehnungen der Zehen. Extension und Flexion

AUSGANGSPOSITION

- Ausgangsposition 2 einnehmen.

TECHNIK

- Stützen Sie die Fersen auf den Boden, heben Sie die Fußsohlen an und strecken Sie die Zehen nach oben Richtung Fußrücken. Die Dehnung kurz halten.
- Anschließend die Zehen beugen und Richtung Boden biegen. Diese Position einige Sekunden halten.
- Den gesamten Bewegungsablauf 10 bis 20 Mal wiederholen.

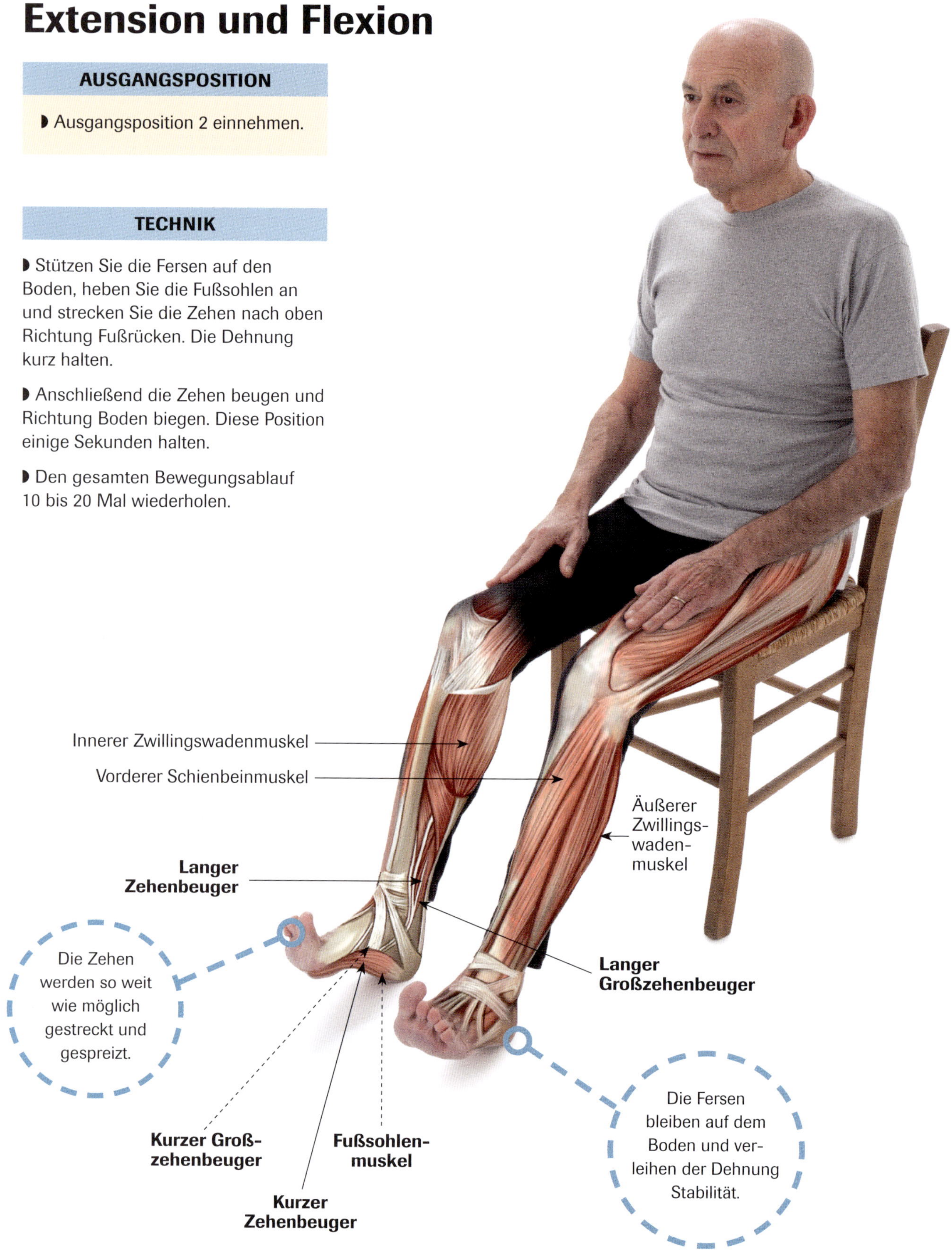

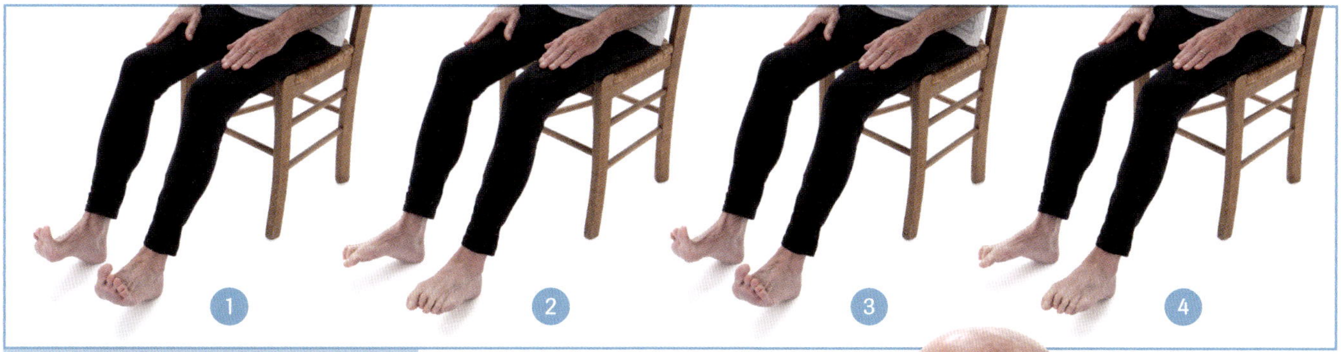

BEWEGUNGSABLAUF

- Die Zehen spreizen sich während der Extension und schließen sich während der Flexion.

VORSICHT

- Falls Sie Beschwerden in den Sprunggelenken haben, führen Sie die Dehnung sanfter durch und stützen einen Teil der Fußsohle auf den Boden.

NUTZEN

- Verbessert den Halt der Füße.
- Mobilisiert die Zehen und lindert deren Steifheit.
- Kräftigt die Muskulatur der Füße, Sprunggelenke und Waden.

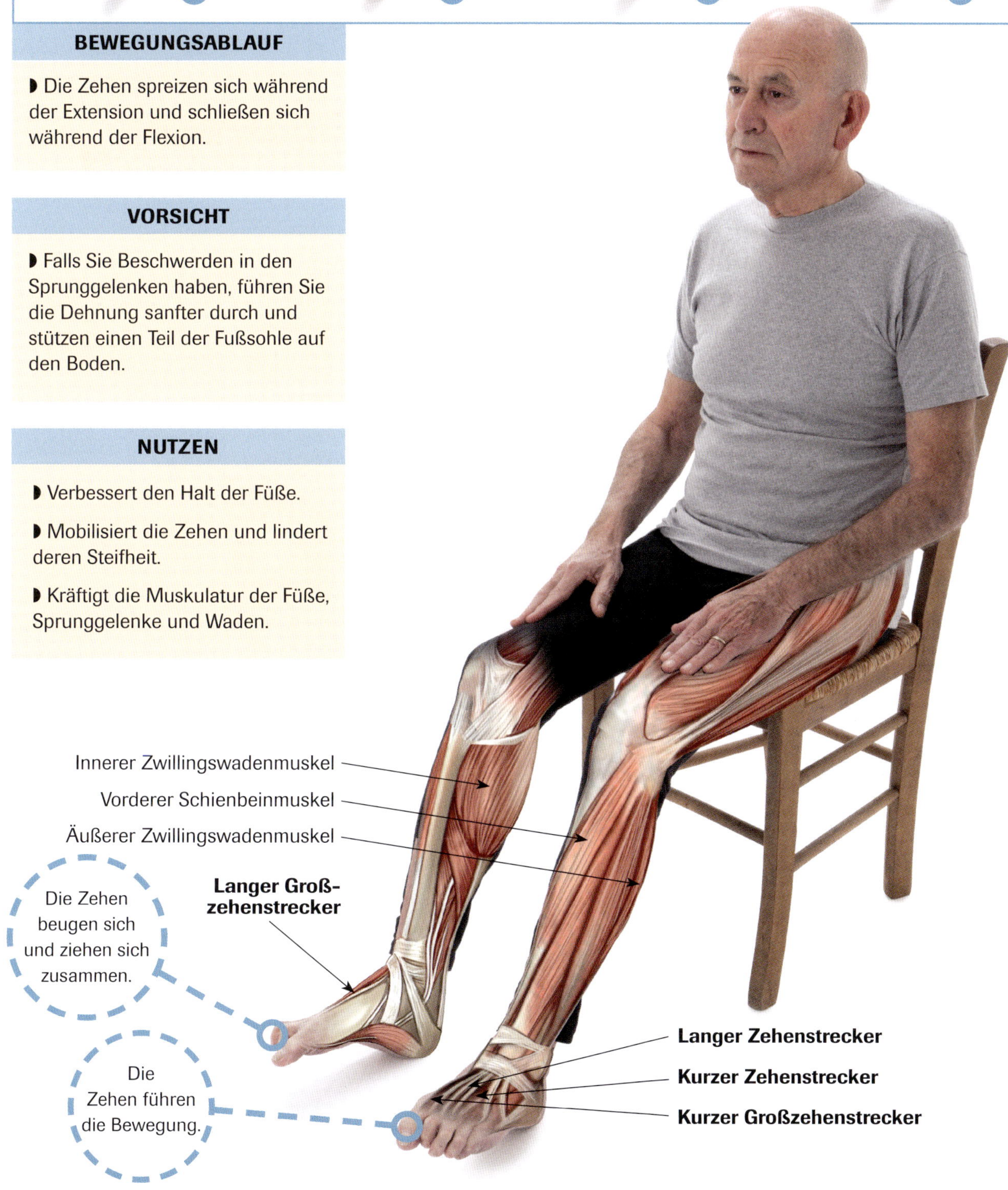

Statische Dehnungen der Knie. Flexion und Extension

AUSGANGSPOSITION

Gilt für Flexion und Extension

◗ Stellen Sie sich seitlich vor einen Stuhl, sodass sich die Rückenlehne neben Ihrem linken Bein befindet. Stützen Sie die linke Hand auf die Rückenlehne. Heben Sie den rechten Fuß und stellen Sie ihn auf die Sitzfläche, sodass das Bein sich im Knie zu einem 90-Grad-Winkel beugt. Die Füße zeigen nach vorne.

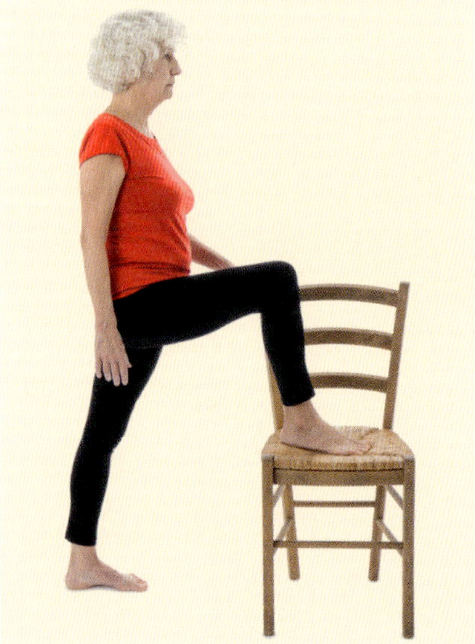

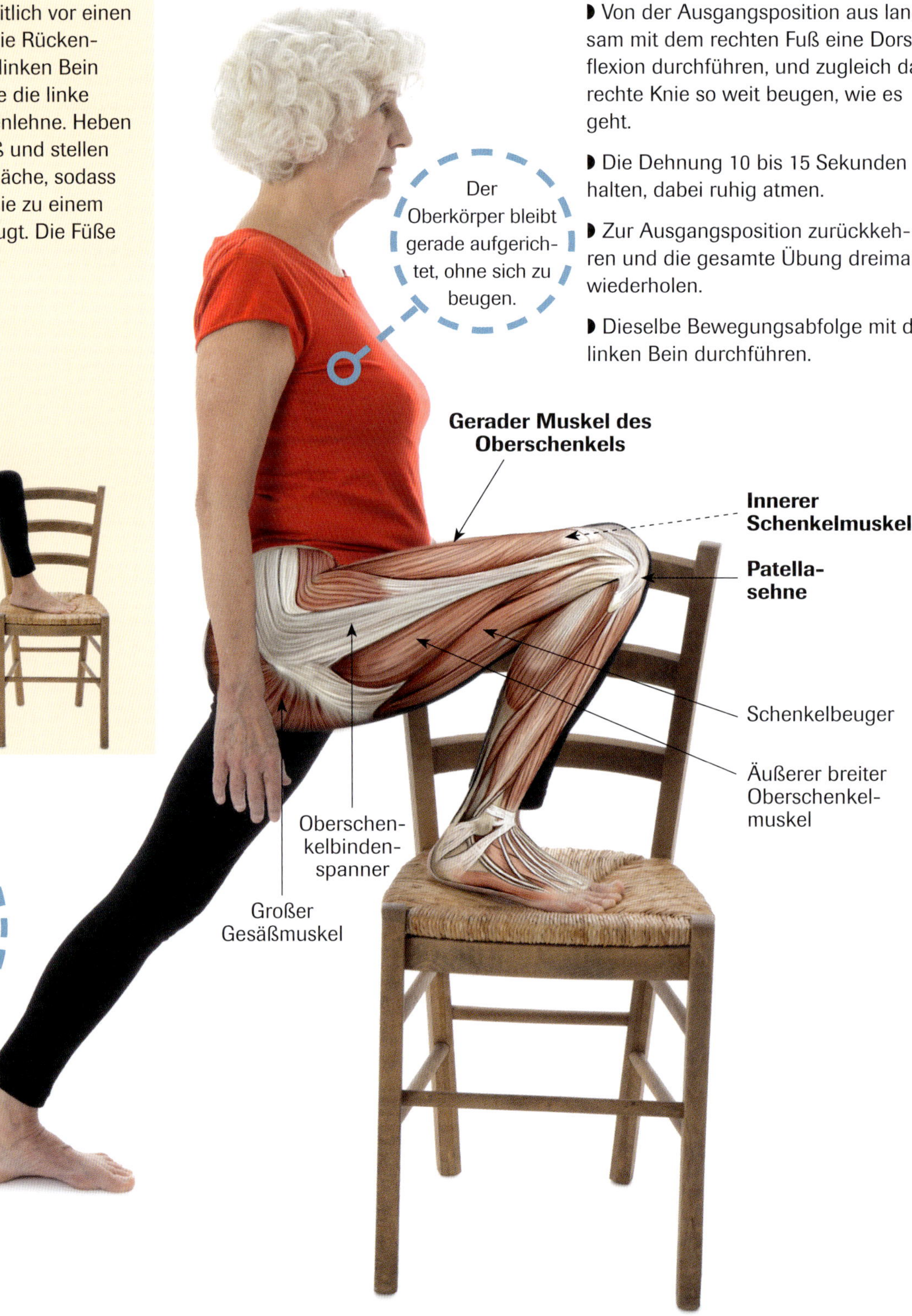
Der Oberkörper bleibt gerade aufgerichtet, ohne sich zu beugen.
Die Füße bleiben vorne und fest auf dem Boden beziehungsweise dem Sitz abgestützt, ohne dass sich die Fersen heben.
Gerader Muskel des Oberschenkels
Innerer Schenkelmuskel
Patellasehne
Schenkelbeuger
Äußerer breiter Oberschenkelmuskel
Oberschenkelbindenspanner
Großer Gesäßmuskel

TECHNIK

Gilt für die Flexion

◗ Von der Ausgangsposition aus langsam mit dem rechten Fuß eine Dorsalflexion durchführen, und zugleich das rechte Knie so weit beugen, wie es geht.

◗ Die Dehnung 10 bis 15 Sekunden halten, dabei ruhig atmen.

◗ Zur Ausgangsposition zurückkehren und die gesamte Übung dreimal wiederholen.

◗ Dieselbe Bewegungsabfolge mit dem linken Bein durchführen.

TECHNIK

Gilt für die Extension

- Von der Ausgangsposition aus das rechte Bein strecken und die Ferse auf dem Sitz abstützen.
- Die Dehnung 10 bis 15 Sekunden halten, dabei ruhig atmen.
- Zur Ausgangsposition zurückkehren und die gesamte Übung dreimal wiederholen.
- Dieselbe Bewegungsabfolge mit dem linken Bein durchführen.

VORSICHT

Gilt für Flexion und Extension

- Es empfiehlt sich, den Stuhl während der Übung an eine Wand zu lehnen, damit er nicht verrutscht.
- Falls Sie Beschwerden im Lendenbereich oder im Standbein haben, beugen Sie dieses.
- Das rechte Bein kann leicht gebeugt bleiben, falls es während der Extension zu Verspannungen kommt.

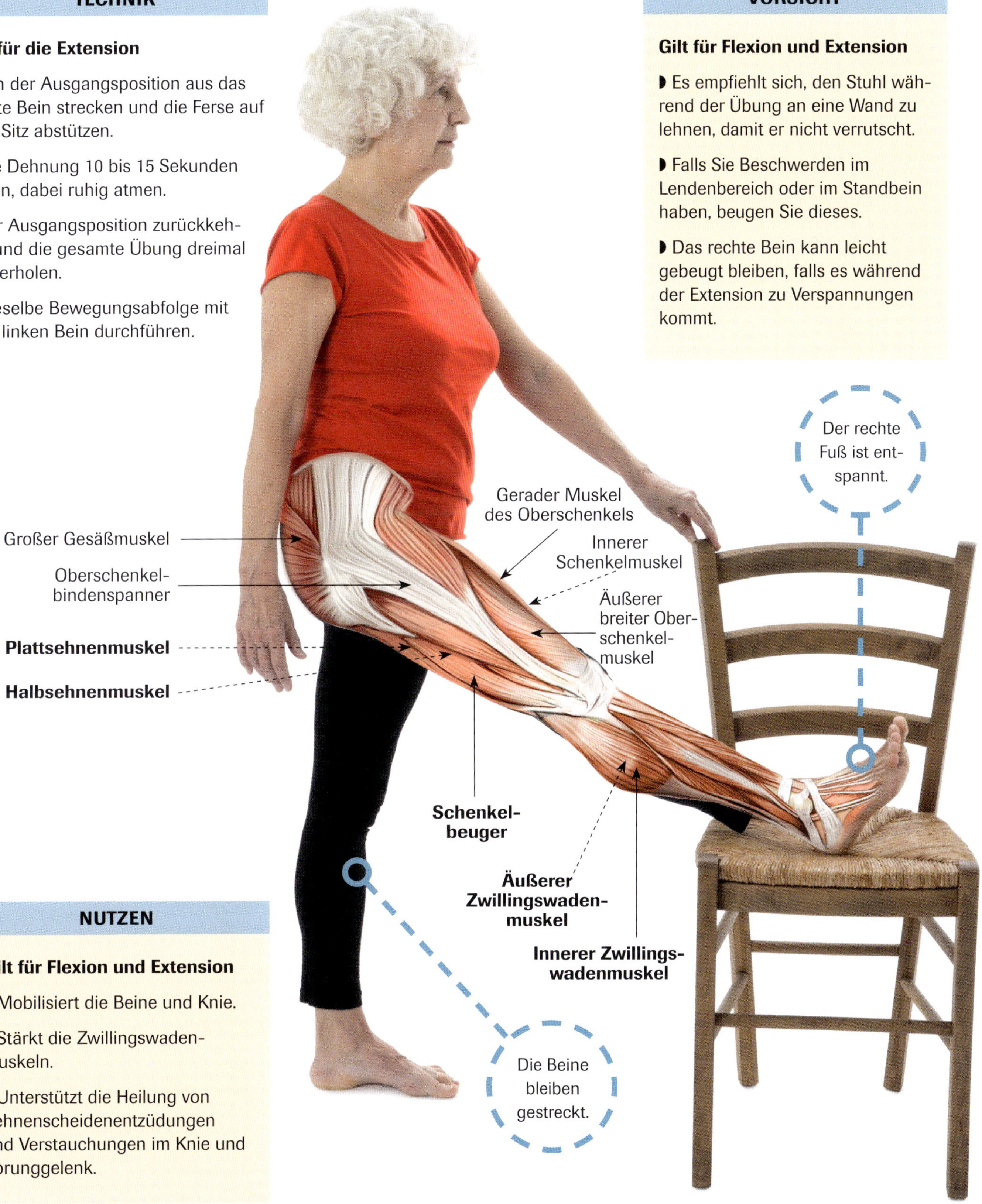

NUTZEN

Gilt für Flexion und Extension

- Mobilisiert die Beine und Knie.
- Stärkt die Zwillingswadenmuskeln.
- Unterstützt die Heilung von Sehnenscheidenentzüdungen und Verstauchungen im Knie und Sprunggelenk.

Statische Dehnungen der Fußgelenke. Kleine und große Dorsalflexion

AUSGANGSPOSITION

Gilt für die kleine und große Dorsalflexion

◗ Stellen Sie sich vor eine Wand. Die Füße sind geöffnet und bilden eine gerade Linie mit den Hüften. Das rechte Bein steht vor dem linken, sodass zwischen den beiden Füßen 15 bis 20 cm Abstand sind. Die Hände sind schulterbreit auseinander auf Höhe der Schultern gegen die Wand gestützt.

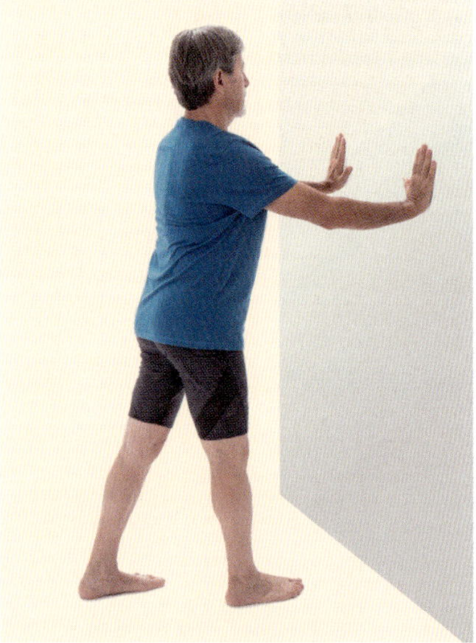

TECHNIK

Gilt für die kleine Dorsalflexion

◗ Beugen Sie das rechte Knie und lassen Sie das linke Bein gestreckt, während die Füße eine Dorsalflexion vollziehen. Drücken Sie die Hände gegen die Wand und den linken Fuß auf den Boden. Die Dehnung 10 bis 15 Sekunden halten.

◗ Zur Ausgangsposition zurückkehren und die gesamte Übung dreimal wiederholen.

◗ Dieselbe Bewegungsabfolge mit dem linken Bein vor dem rechten durchführen.

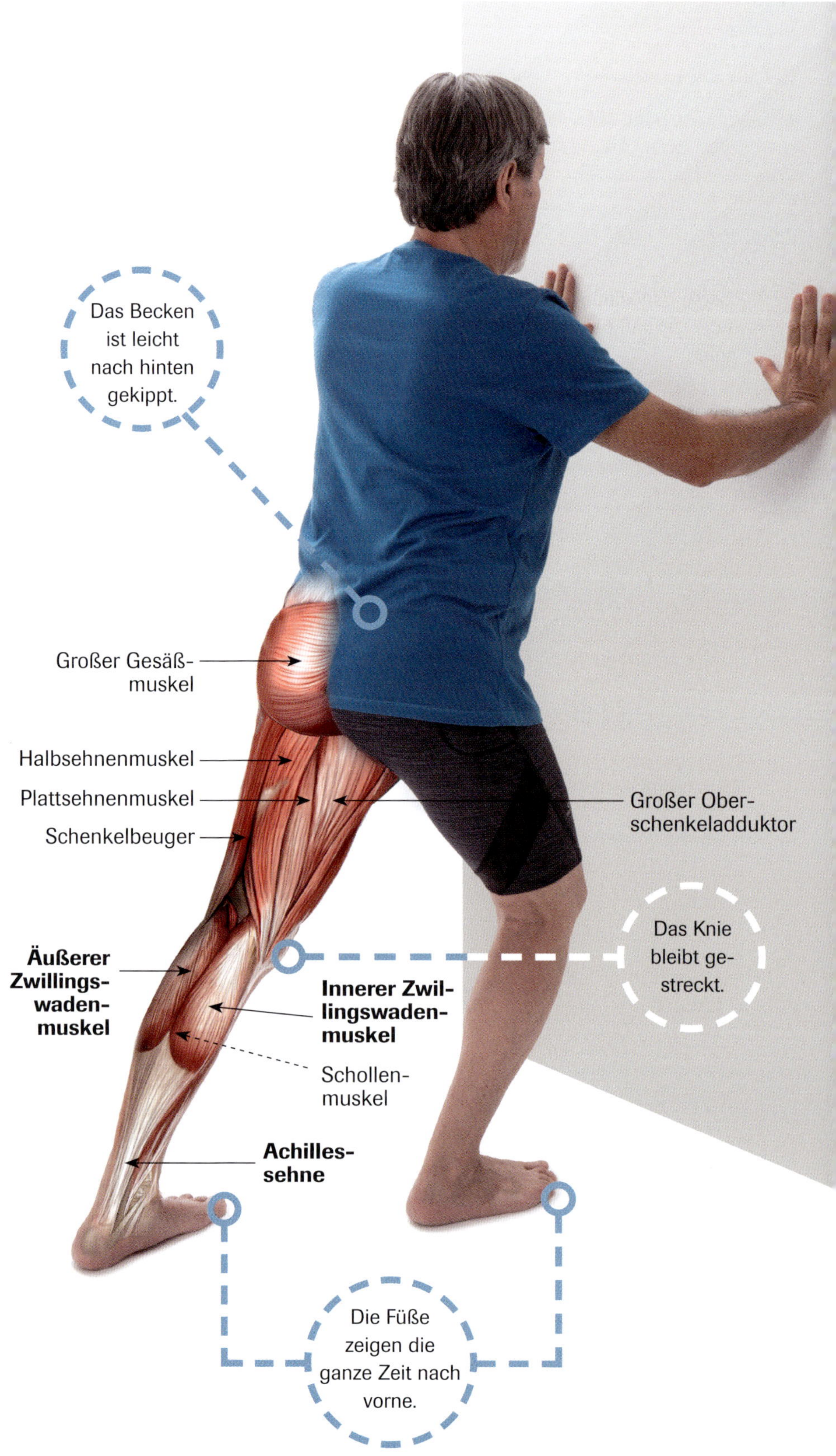

TECHNIK

Gilt für die große Dorsalflexion

◗ Beugen Sie beide Knie, während die Füße eine Dorsalflexion vollziehen. Drücken Sie die Hände gegen die Wand und den linken Fuß auf den Boden. Die Dehnung 10 bis 15 Sekunden halten.

◗ Zur Ausgangsposition zurückkehren und die gesamte Übung dreimal wiederholen.

◗ Dieselbe Bewegungsabfolge mit dem linken Bein vor dem rechten durchführen.

NUTZEN

Gilt für die kleine und große Dorsalflexion

◗ Mobilisiert die Fußknöchel.

◗ Kräftigt die Muskulatur der Füße und verbessert den Gang.

◗ Kräftigt die Waden.

◗ Reduziert Beschwerden der Achillessehne.

VORSICHT

Gilt für die kleine und große Dorsalflexion

◗ Wird das linke Bein bei den Dehnungen übermäßig belastet, üben Sie mit dem Fuß lediglich geringen Druck auf den Boden aus.

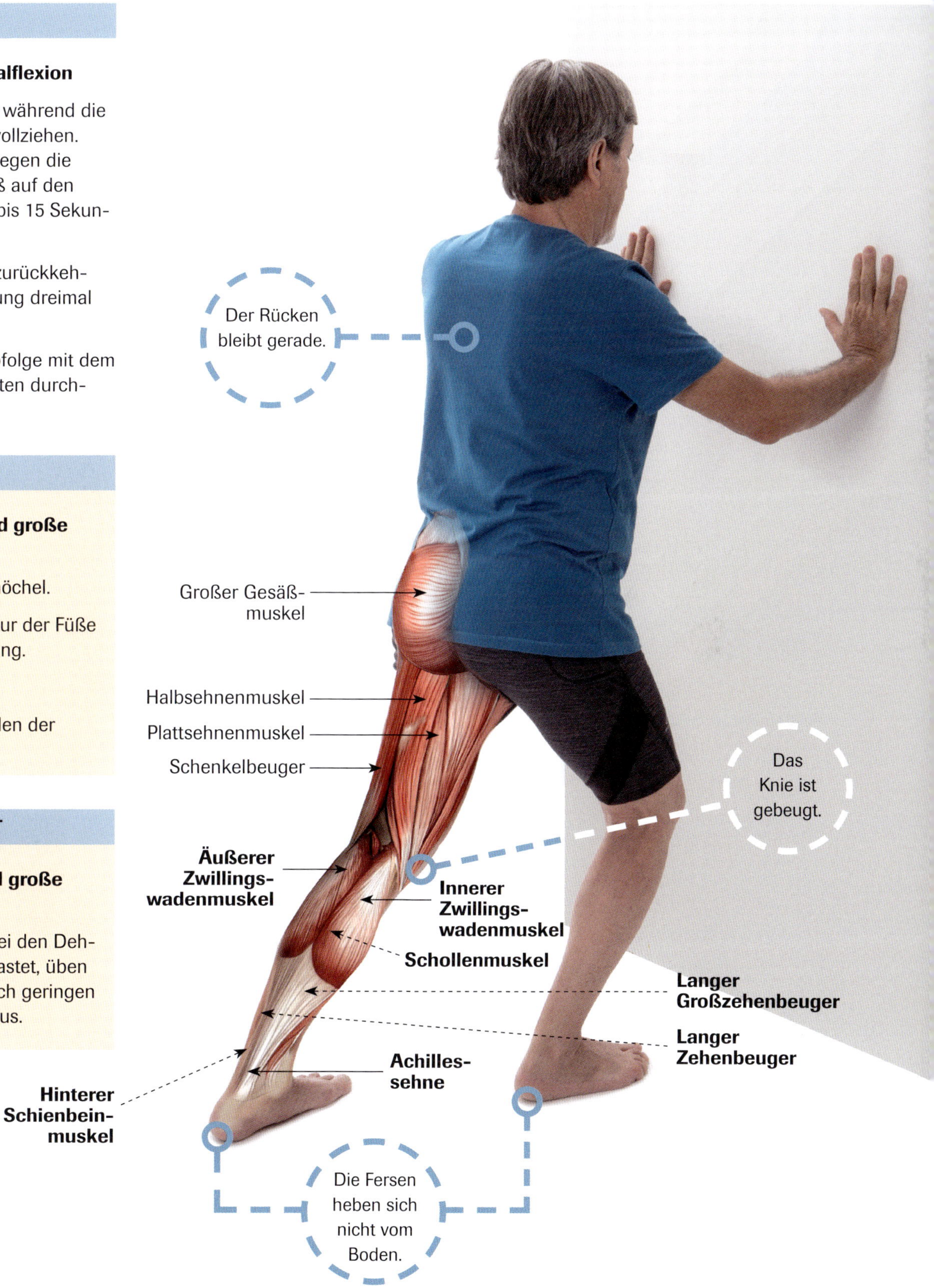

Statische Dehnungen der Zehen. Extension

AUSGANGSPOSITION

- Ausgangsposition 1 einnehmen.

TECHNIK

- Stützen Sie die Hände auf die Hüften.
- Beugen Sie das rechte Bein im Knie. Heben Sie die Ferse und die rechte Fußsohle vom Boden und lassen Sie nur noch die Zehen aufgestützt, sodass eine Extension entsteht. Drücken Sie die Zehen gegen den Boden und halten Sie die Dehnung 10 bis 15 Sekunden.
- Zur Ausgangsposition zurückkehren und die gesamte Übung dreimal wiederholen.
- Denselben Bewegungsablauf mit dem linken Fuß wiederholen.

NUTZEN

- Stärkt die Zehen und Fußknöchel.
- Verbessert Krallenzehen und Hallux valgus.
- Reduziert Krämpfe in den Füßen.

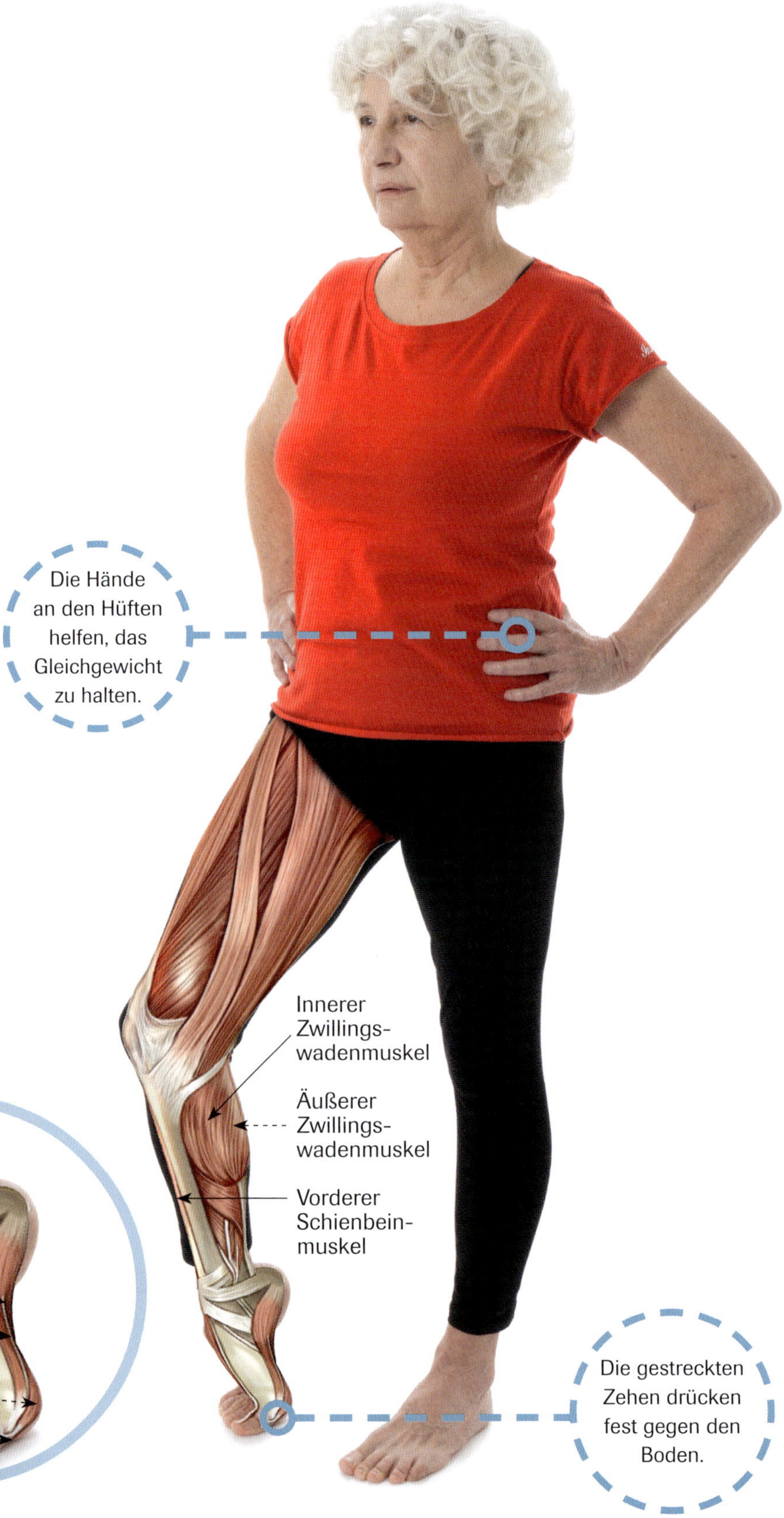

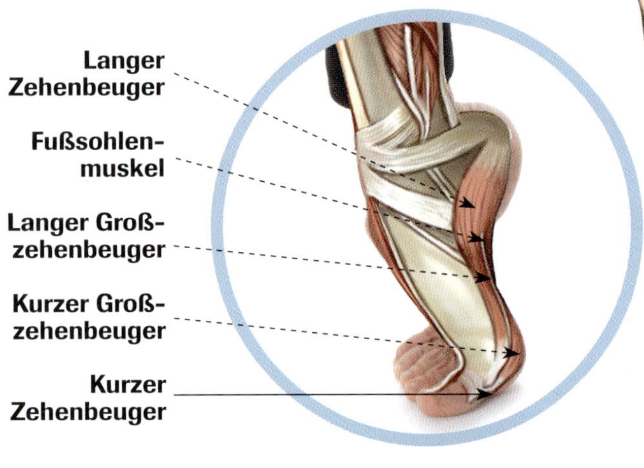

Statische Dehnungen der Zehen. Flexion

AUSGANGSPOSITION

- Ausgangsposition 1 einnehmen.

TECHNIK

- Stützen Sie die Hände auf die Hüften.
- Beugen Sie das rechte Bein im Knie. Heben Sie die rechte Ferse und Fußsohle vom Boden und stützen Sie nur noch die Zehen auf den Boden, sodass es zu einer Flexion der Zehen kommt. Drücken Sie die Zehen sanft gegen den Boden und halten Sie die Dehnung 5 bis 10 Sekunden.
- Zur Ausgangsposition zurückkehren und die gesamte Übung dreimal wiederholen.
- Führen Sie den gesamten Bewegungsablauf mit dem linken Fuß durch.

NUTZEN

- Löst Blockaden in den Zehen.
- Lindert Spannung in den Fußsohlen.
- Stärkt den Fußrücken.

VORSICHT

Gilt für Extension und Flexion

- Führen Sie die Dehnungen vorsichtig und gemäßigt durch, denn die Gelenke der Zehen sind klein und empfindlich.

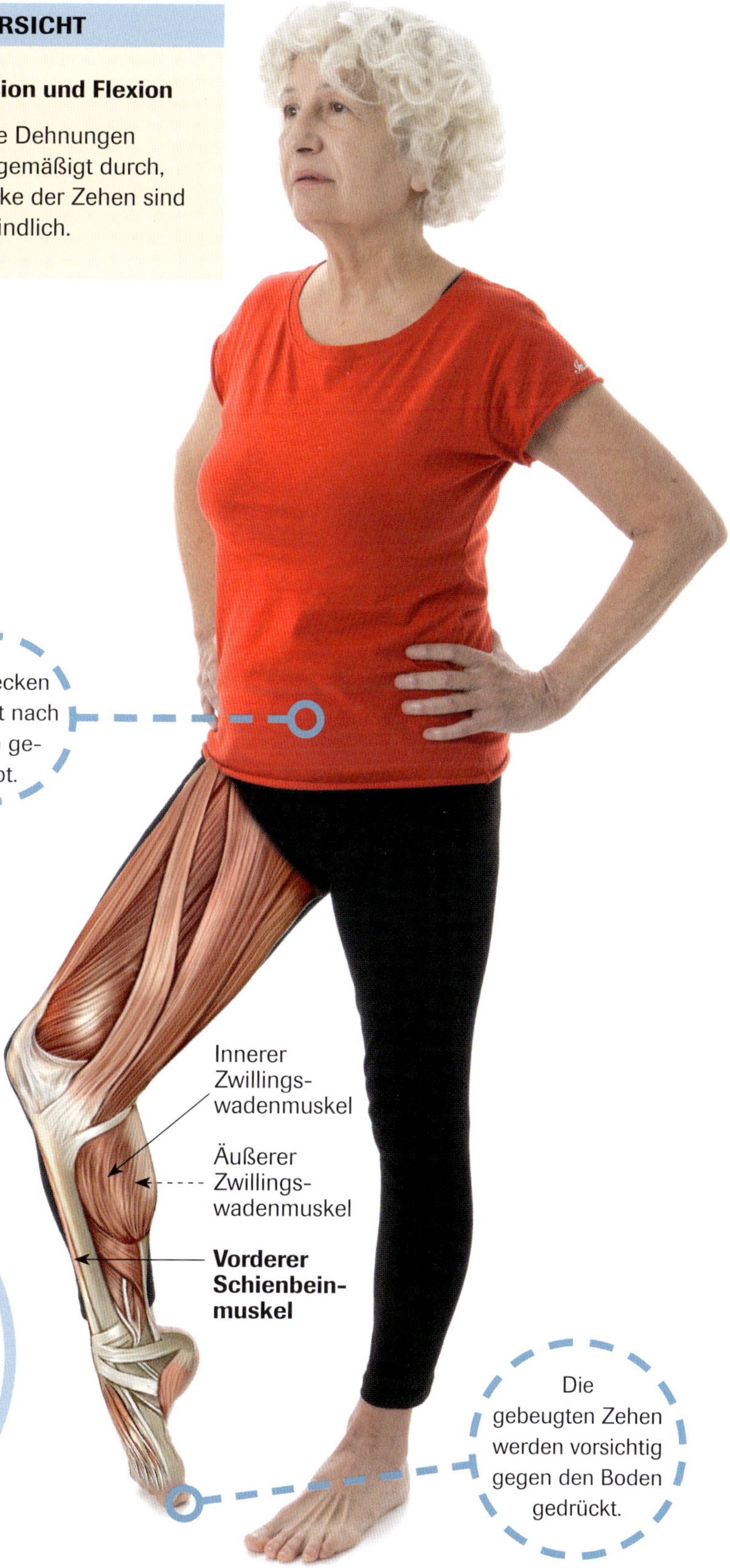

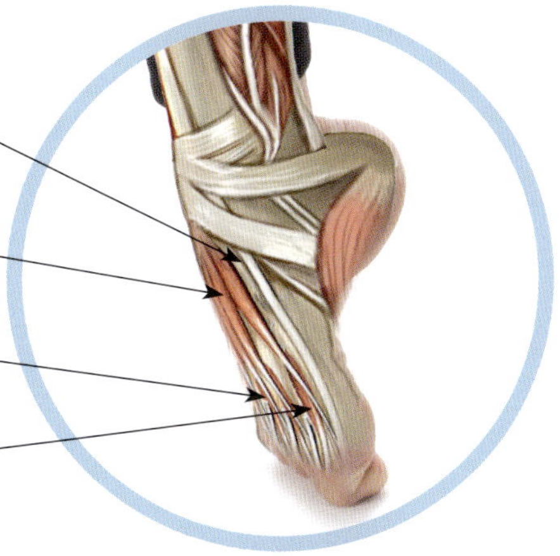

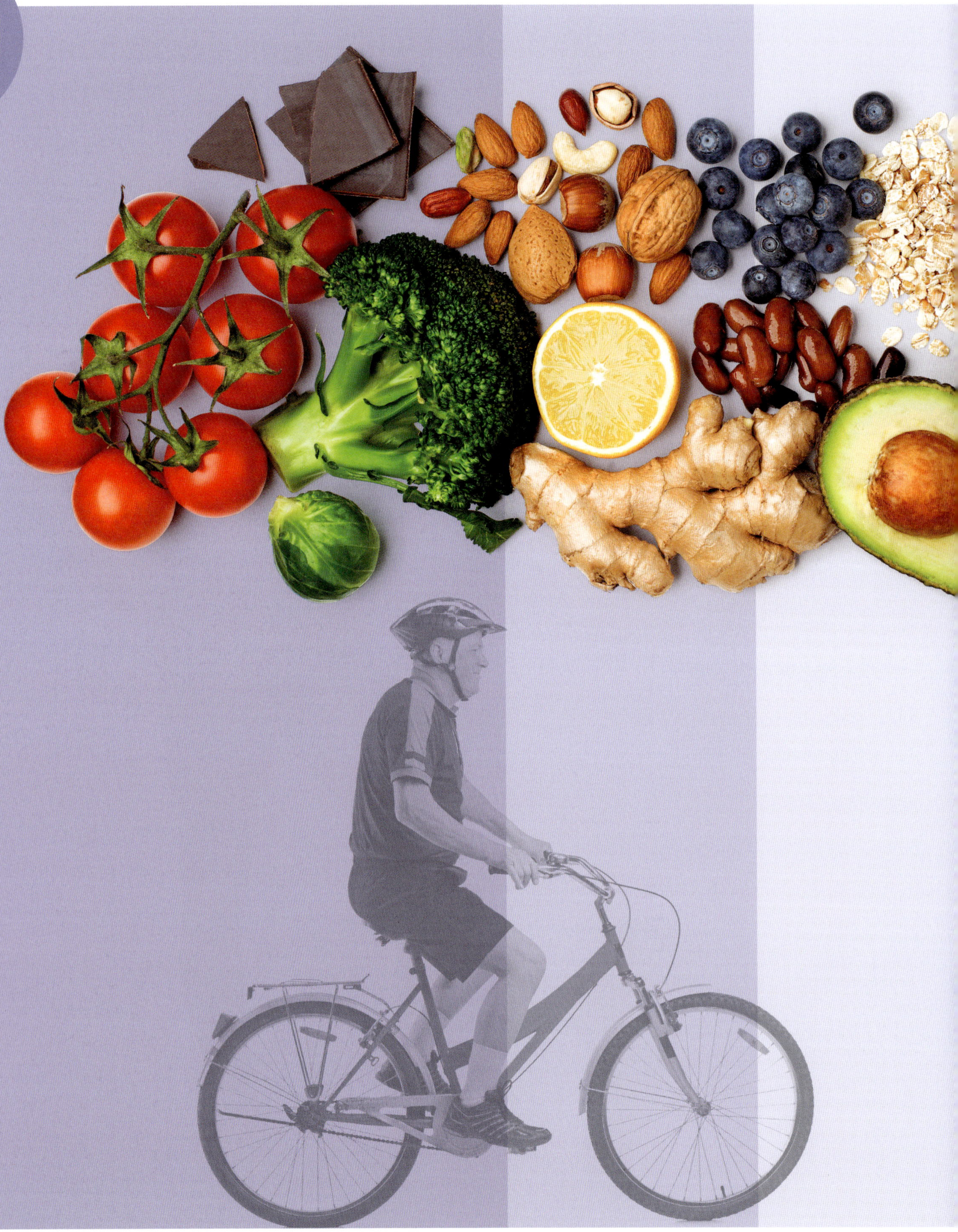

◀◀◀ Statische Dehnungen der Zehen. Extension und Flexion

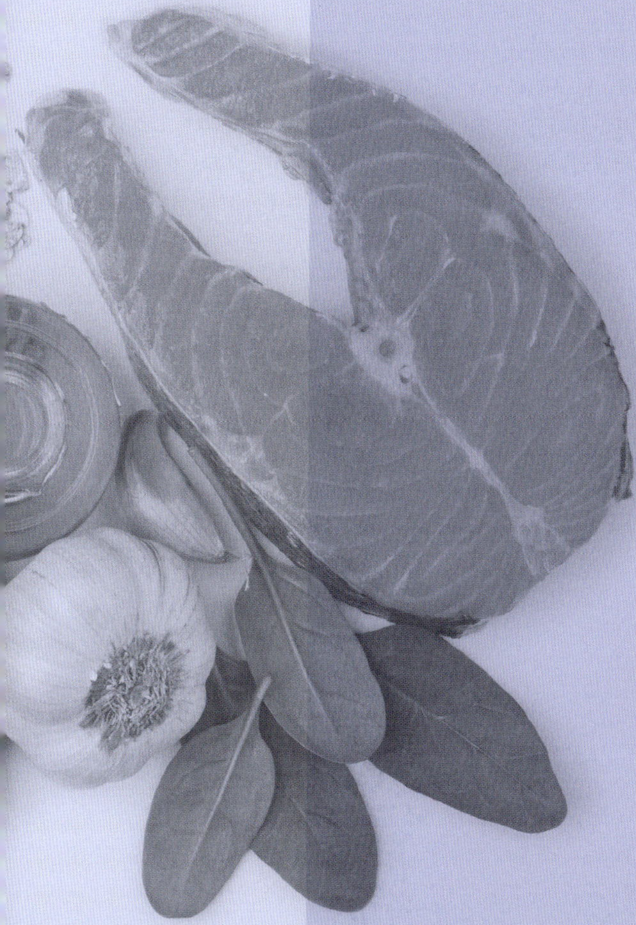

Gesunder Lebensstil

Dies ist ein weites Feld, das sich auf verschiedene Aspekte des Lebens erstreckt. Es geht um einen Lebensstil, der Körper und Geist zu Gesundheit und Wohlbefinden verhilft. Bewegung und insbesondere Dehnungen gehören zu diesem vorteilhaften Verhalten und sind besonders wichtig.

Doch es gibt noch eine ganze Reihe weiterer entscheidender Faktoren, die Sie berücksichtigen sollten, um sich einer guten Gesundheit zu erfreuen. In diesem Kapitel werden die wichtigsten behandelt: Ernährung, Entspannung, Schlaf, Kontakt mit der Natur, Freizeit und die persönlichen Beziehungen.

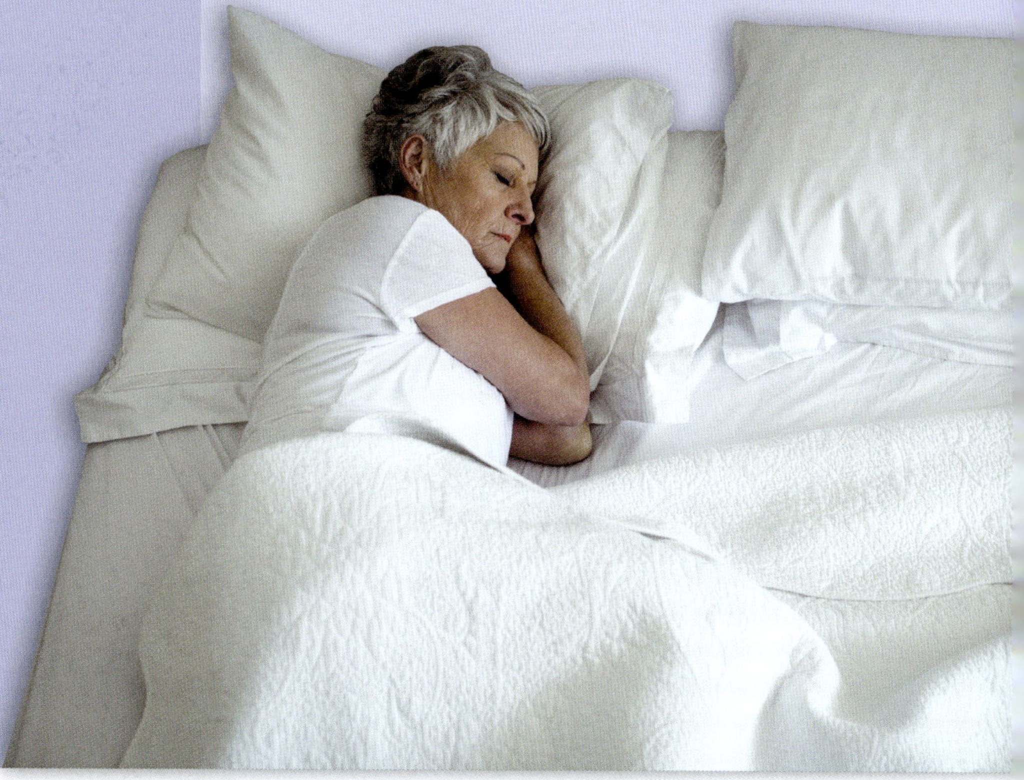

Ernährung ▶▶▶

Die Ernährung

Ebenso wie körperliche Betätigung kann eine gesunde Ernährung unerwünschte Auswirkungen der Alterung verzögern. Die Lebensmittel, die wir zu uns nehmen, sind entscheidend für unsere Gesundheit. Die Ernährung muss ausgewogen sein, damit sie uns guttut. Deshalb ist es wichtig, alle Arten von Lebensmitteln zu essen und sich nicht auf eine kleine Auswahl zu beschränken.

Jede Altersgruppe hat einen unterschiedlichen Nährstoffbedarf, doch grundsätzlich gelten für alle dieselben Prinzipien.

Im Laufe der Zeit hat sich die Ernährung gewandelt. Es existieren immer mehr unterschiedliche und vielfältigere Ernährungsweisen, so gibt es beispielsweise Ovo-Lacto-Vegetarier, Veganer und Menschen, die kein Fleisch, aber Fisch beziehungsweise ausschließlich helles Fleisch essen.

Auch die Anzahl der Personen, die empfindlich auf Gluten reagieren, ist gestiegen, und eine glutenfreie Diät findet immer mehr Anhänger.

Aus all diesen Gründen ist die Einteilung in Nahrungsmittelgruppen nicht sehr festgelegt, doch im Allgemeinen unterscheidet man fünf Gruppen. Allerdings gibt es immer mehr Menschen, die keine Lebensmittel aus der fünften Gruppe zu sich nehmen und sich trotzdem ausgewogen ernähren, indem sie die Produkte der anderen Gruppen miteinander kombinieren.

Lebensmittelgruppen und Nährstoffe	
◗ Gemüse, Obst, Kräuter und Gewürze	Liefern hauptsächlich Vitamine, Mineral- und Ballaststoffe
◗ Hülsenfrüchte, Trockenfrüchte, Körner und Öle	Liefern Eiweiß, Fett und Ballaststoffe
◗ Getreide und Pflanzendrinks	Liefern Kohlenhydrate und Ballaststoffe
◗ Milchprodukte tierischen Ursprungs	Liefern Eiweiß und Kalzium
◗ Fleisch, Fisch und Eier	Liefern Eiweiß

Eine ausgewogene Ernährung setzt sich aus verschiedenen Lebensmitteln der Hauptgruppen zusammen

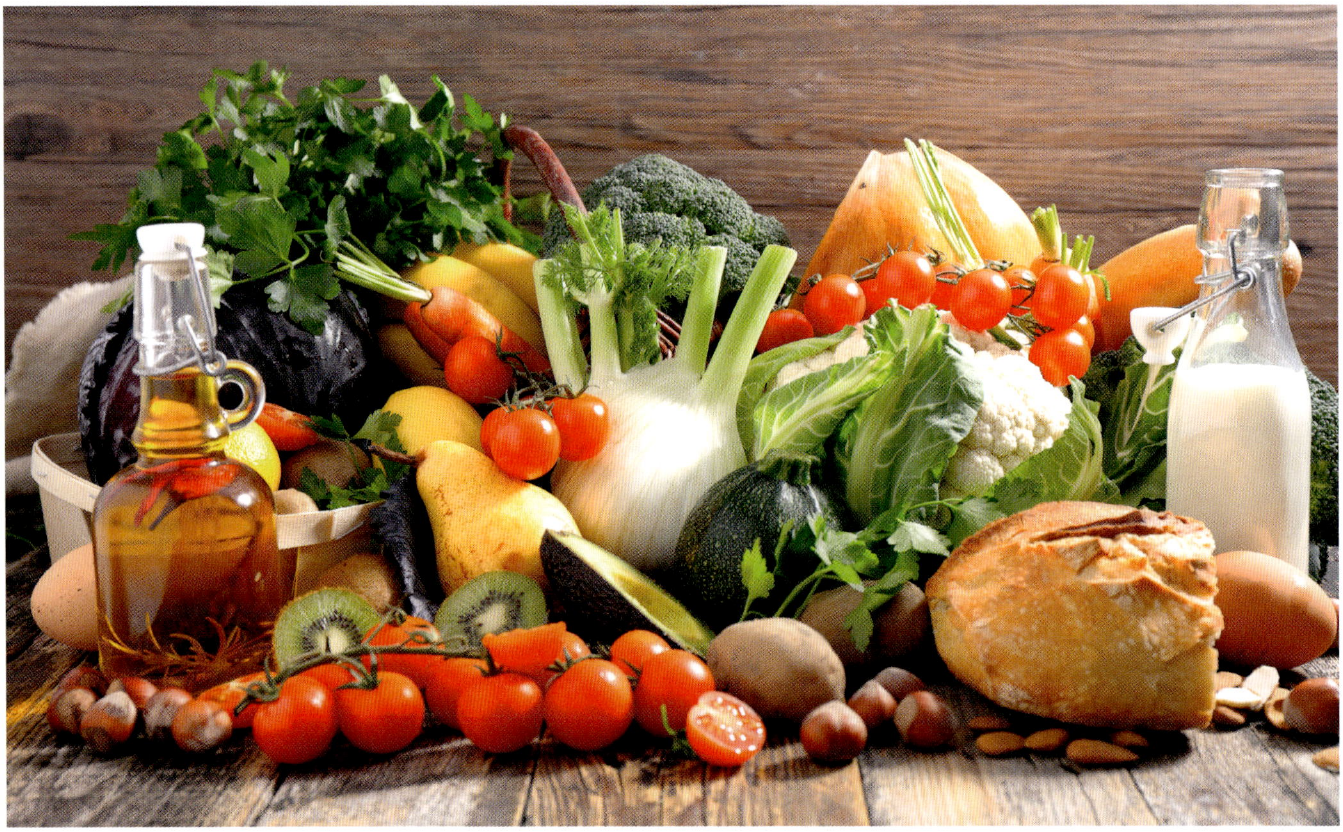

NÄHRSTOFFBEDARF IM SENIORENALTER

Im Laufe des Lebens kommt es zu Veränderungen des Organismus, die eine Anpassung der Ernährung erfordern, damit diese weiterhin ausgewogen ist und die erforderlichen Nährstoffe enthält. Ältere Menschen müssen weniger essen, da sie weniger Energie verbrauchen.

Außerdem beginnt sich die Verdauung zu verlangsamen, es werden weniger Magensäfte produziert, der Verdauungsprozess wird schwerfälliger und die Absorption durch den Darm wird eingeschränkt. Dadurch nimmt der Mensch geringere Mengen der wichtigen Nährstoffe auf. Deshalb muss der Konsum einiger Lebensmittel verstärkt werden, die diesen Mangel ausgleichen können. Die schonende Zubereitung der Nahrungsmittel und insbesondere der Gemüsesorten durch kurzes Kochen, Grillen, Braten oder Dampfgaren hilft sehr dabei, einen Großteil der Nährstoffe zu erhalten.

Ein weiterer guter Rat, um die Verdauung zu erleichtern, besteht darin, Giftstoffe zu reduzieren und den Körper mit Wasser zu versorgen: Das gelingt durch das Trinken von ausreichend Wasser im Laufe des Tages – bevorzugt außerhalb der Mahlzeiten und in kleinen Portionen. Der Genuss von Tees, Gemüse- und Fleischbrühen ist ebenfalls eine hervorragende Möglichkeit, für eine ausreichende Flüssigkeitszufuhr zu sorgen.

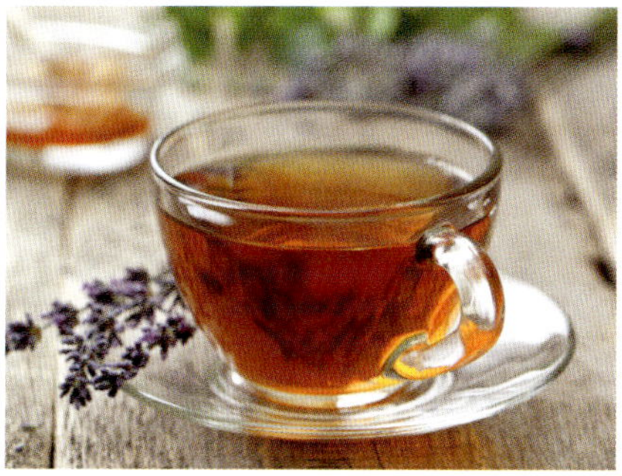

Dank des heißen Wassers und der Heilkräfte der Pflanzen tragen Tees dazu bei, den Organismus zu reinigen und Giftstoffe auszuscheiden

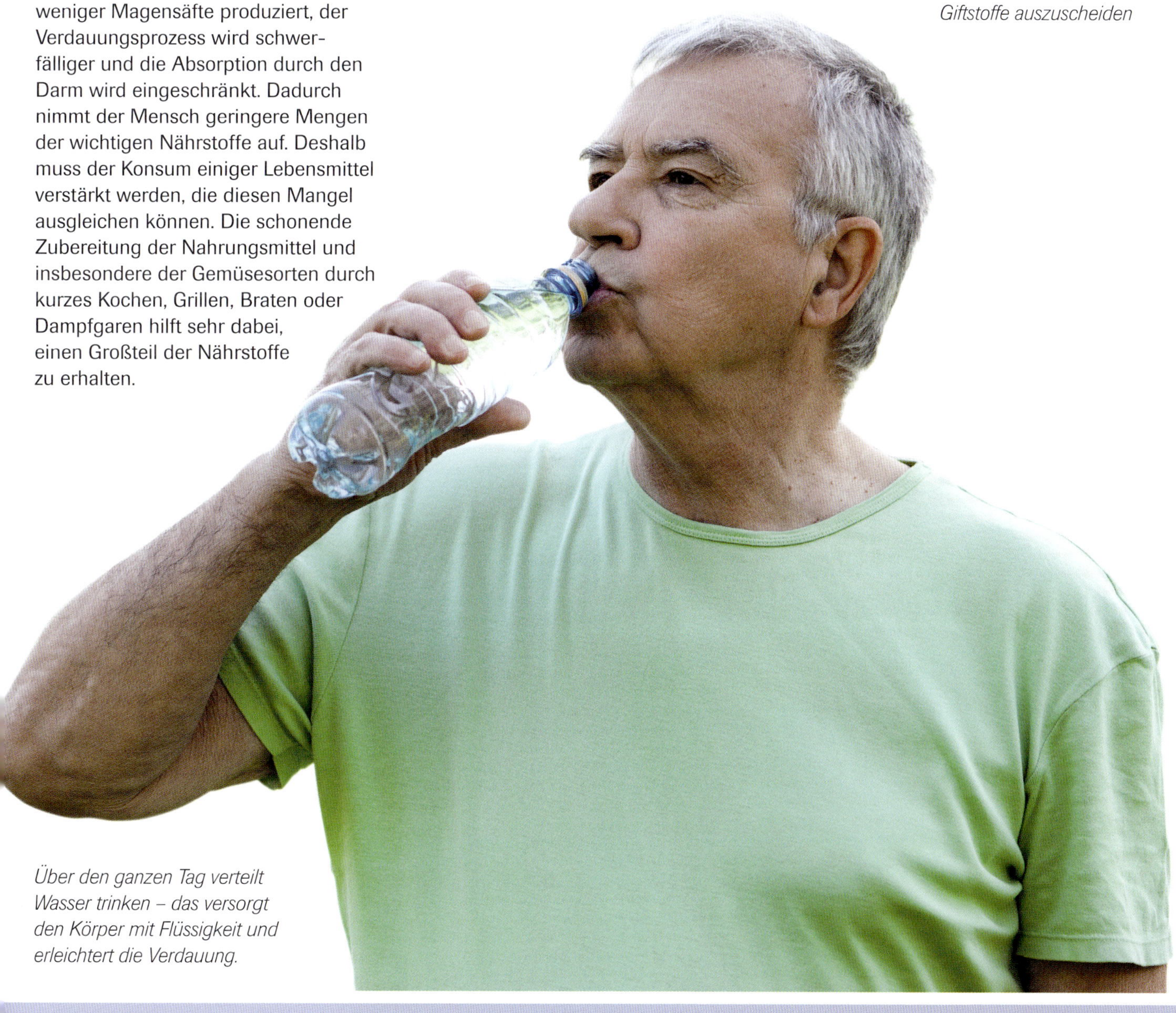

Über den ganzen Tag verteilt Wasser trinken – das versorgt den Körper mit Flüssigkeit und erleichtert die Verdauung.

GRUNDSÄTZLICHE ERNÄHRUNGSRATSCHLÄGE

- Mehr Obst, Gemüse und Hülsenfrüchte essen. Dadurch steigt einerseits die Versorgung mit wichtigen Mineralstoffen und Vitaminen und andererseits der Gehalt an Ballaststoffen in der Nahrung, die zur größeren Beweglichkeit des Darms beitragen.
- Mehr Kalzium aufnehmen. Dieser Mineralstoff ist nicht nur in Milch enthalten, sondern auch in grünem Blattgemüse. Bei den Milchprodukten sollten entrahmte oder teilentrahmte Lebensmittel bevorzugt werden, damit Sie nicht zu viel Fett aufnehmen.
- Falls Sie tierische Produkte essen, sollten Sie darauf achten, dass das Verhältnis zwischen tierischem und pflanzlichem Eiweiß ausgewogen ist.
- Reduzieren Sie die Aufnahme gesättigter Fette, die zum Beispiel in rotem Fleisch, Wurst und Butter enthalten sind.
- Nehmen Sie mehr ungesättigte Fette zu sich, wie sie beispielsweise in Olivenöl und Fisch vorkommen.
- Schränken Sie den Verzehr von Zucker so weit wie möglich ein, da er die Aufnahme von Kalzium behindert und den Körper vergiftet.
- Korrigieren Sie den Konsum von Salz und ersetzen Sie es, wann immer möglich, beim Kochen und Würzen durch aromatische Kräuter.
- Meiden Sie möglichst Kaffee und Alkohol.
- Reduzieren Sie den Verzehr von abgepackten Lebensmitteln und Fertiggerichten.
- Es empfiehlt sich, möglichst Bio-Produkte zu verwenden, um mit der Nahrung keine Insektizide, Pestizide, Antibiotika und ähnliches zu sich zu nehmen.

Bereiten Sie Gemüse auf dem Grill, im Backofen oder Dampfgarer zu, damit möglichst viele Nährstoffe erhalten bleiben.

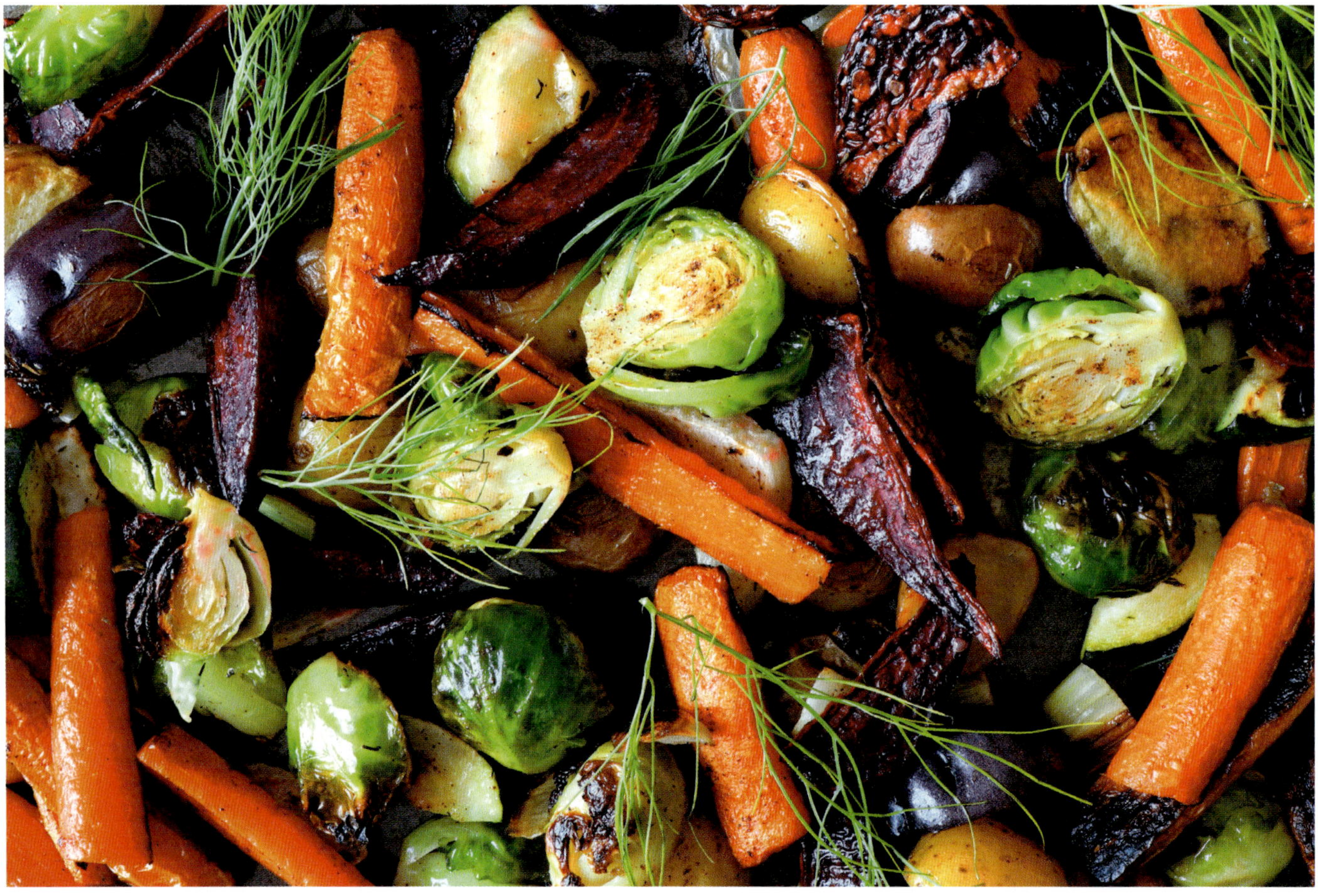

EMPFEHLUNGEN FÜR DIE MAHLZEITEN

- Nehmen Sie täglich drei oder vier Mahlzeiten zu sich und lassen Sie keine ausfallen. Das kann auch für einen geregelten Tagesablauf sorgen.
- Vermeiden Sie es, zwischen den Mahlzeiten zu essen.
- Nehmen Sie keine großen Portionen zu sich.
- Wählen Sie Speisen, die sich leicht auf dem Grill, im Backofen oder Dampfgarer zubereiten lassen.
- Achten Sie auf ein leichtes Abendessen, damit es nicht den Schlaf belastet.
- Nehmen Sie Ihre Mahlzeiten in entspannter Atmosphäre, wenn möglich, in Gesellschaft ein.
- Essen Sie ohne Eile und kauen Sie langsam und gründlich.
- Nach dem Essen empfiehlt es sich, einen kleinen Spaziergang zu machen oder sich ein wenig körperlich zu betätigen – das unterstützt die Verdauung.

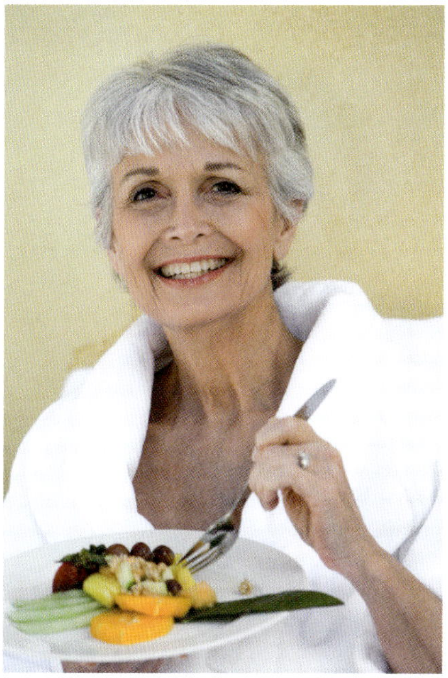

Langsames Kauen erleichtert die Verdauung der Nahrung.

Es empfiehlt sich, die Mahlzeiten in einer entspannten und angenehmen Umgebung einzunehmen.

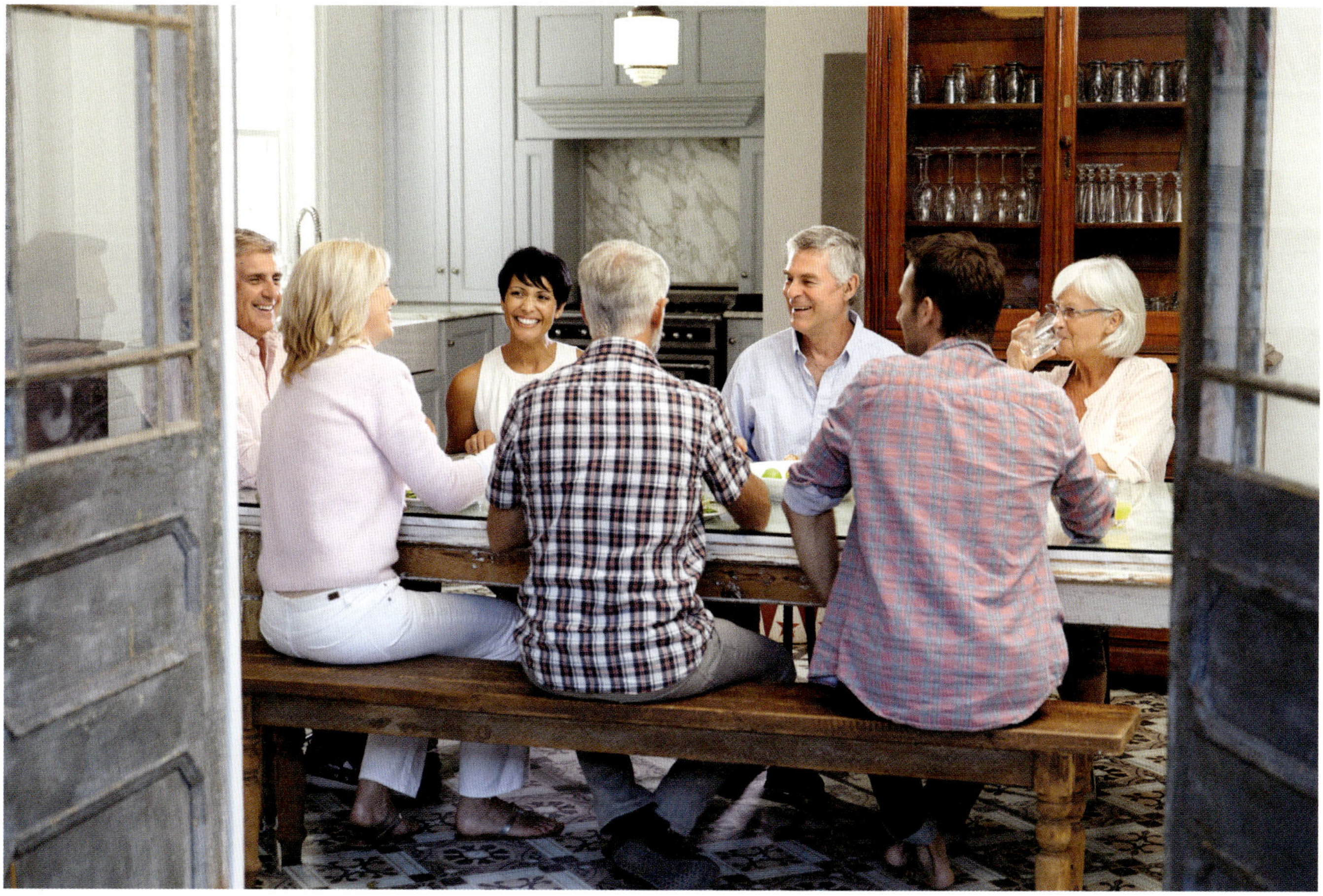

Die Entspannung

Entspannung ist wichtig für die Gesundheit. Ohne Momente der Ruhe und Erholung werden Geist und Körper krank. Es gibt verschiedene Möglichkeiten, die dabei helfen zu vermeiden, dass sich Spannungen aufbauen – beispielsweise ein guter Schlaf, Spaziergänge, Massagen, angenehme Treffen mit anderen Menschen, der Aufenthalt in der Natur, ruhige Musik und all die persönlichen Arten, mit denen jeder Einzelne Entlastung findet. Auch die in diesem Buch präsentierten sanften Dehnungen helfen, körperliche Verspannungen abzubauen und für einen ruhigeren Geist zu sorgen.

Darüber hinaus gibt es auch verschiedene Entspannungstechniken. Sich bewusst entspannen zu können, ist ein sehr einfaches und wertvolles Mittel, das zu einer tiefen Lockerung der Muskeln, einer umfassenden Erholung des Körpers und einem gelassenen Seelenzustand führen kann.

In diesem Abschnitt wird eine sehr einfache und wirkungsvolle Entspannungstechnik vorgestellt.

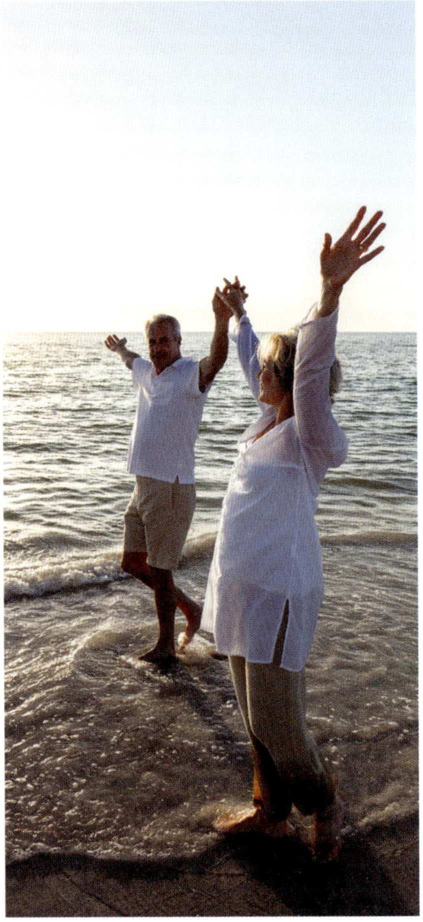

VORBEREITUNG

- Suchen Sie sich einen ruhigen Ort.
- Setzen Sie sich auf einen Stuhl oder legen Sie sich auf dem Boden auf eine Matte oder dicke Decke beziehungsweise auf ein Bett.
- Es kann hilfreich sein, wenn Sie ruhige und angenehme Musik auflegen.

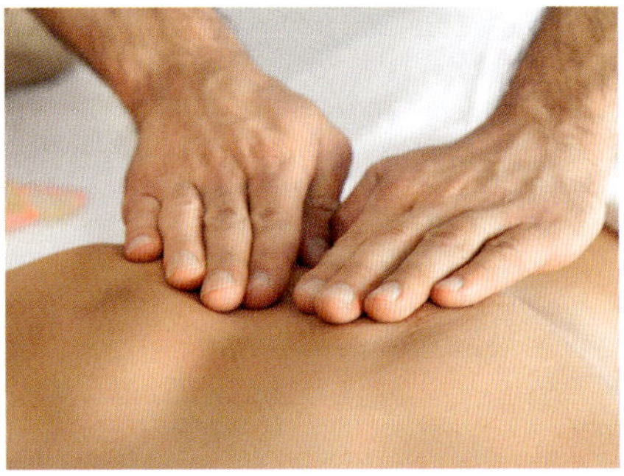

Eine Massage, ein Spaziergang mit nackten Füßen am Strand oder durch den Wald sind heilsame Möglichkeiten der Entspannung.

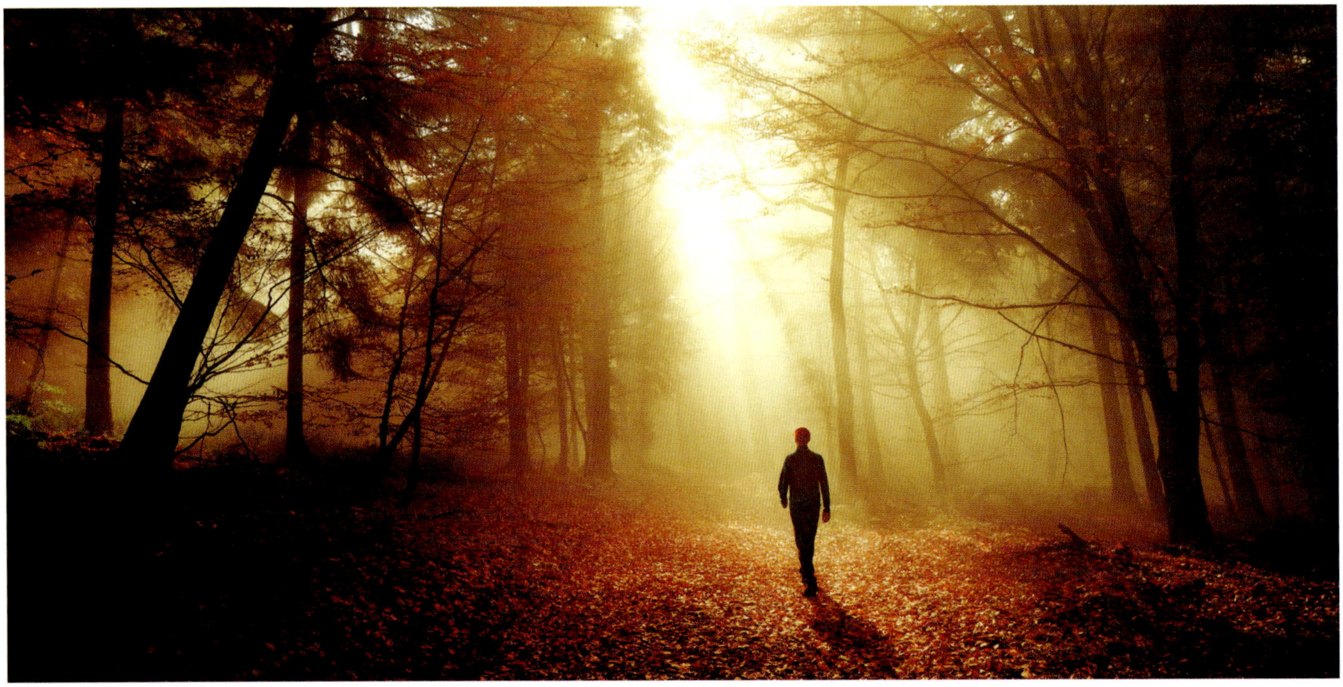

AUSGANGSPOSITION

1. Auf einem Stuhl

- Setzen Sie sich mit geradem Rücken auf einen Stuhl. Der Rücken ist angelehnt, das Becken leicht nach hinten gekippt und ruht auf dem Sitzbein.
- Der Kopf ist gerade nach vorne gerichtet und bildet eine Linie mit dem Oberkörper, das Kinn ist leicht nach unten geneigt.
- Die Füße zeigen nach vorne, parallel zueinander und leicht geöffnet. Falls sie den Boden nicht erreichen, empfiehlt es sich, einen Hocker, ein festes Kissen oder eine andere Stütze unter die Füße zu stellen.
- Die Hände ruhen auf den Oberschenkeln.
- Die Lippen sind leicht geöffnet, der Kiefer ist entspannt.

AUSGANGSPOSITION

2. In Rückenlage auf dem Boden oder dem Bett

- Legen Sie sich auf dem Boden in Rückenlage auf eine Matte oder Decke. Falls es Ihnen schwerfällt, sich auf den Boden zu legen, ist auch ein Bett in Ordnung.
- Die Arme bilden mit dem Oberkörper etwa einen 45-Grad-Winkel, die Handflächen sind leicht nach oben gedreht.
- Öffnen Sie die Beine leicht und lassen Sie die Füße entspannt zur Seite fallen.
- Es ist wichtig, dass der Bereich der Hals- und der Lendenwirbelsäule auf der Unterlage unterstützt werden. Legen Sie deshalb Decken, Kissen oder eine andere Stütze unter Kopf und Knie.
- Die Lippen sind leicht geöffnet, der Kiefer ist entspannt.

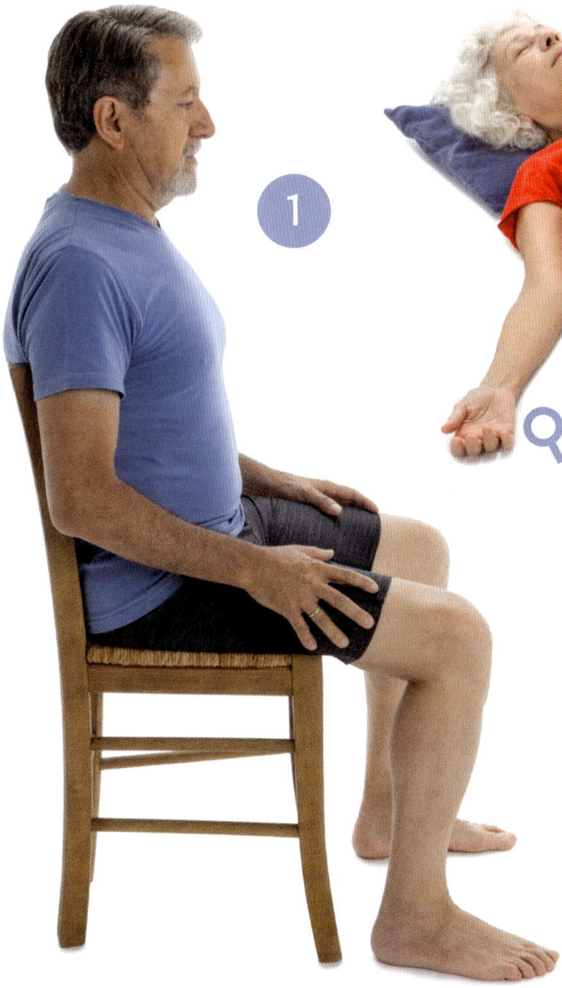

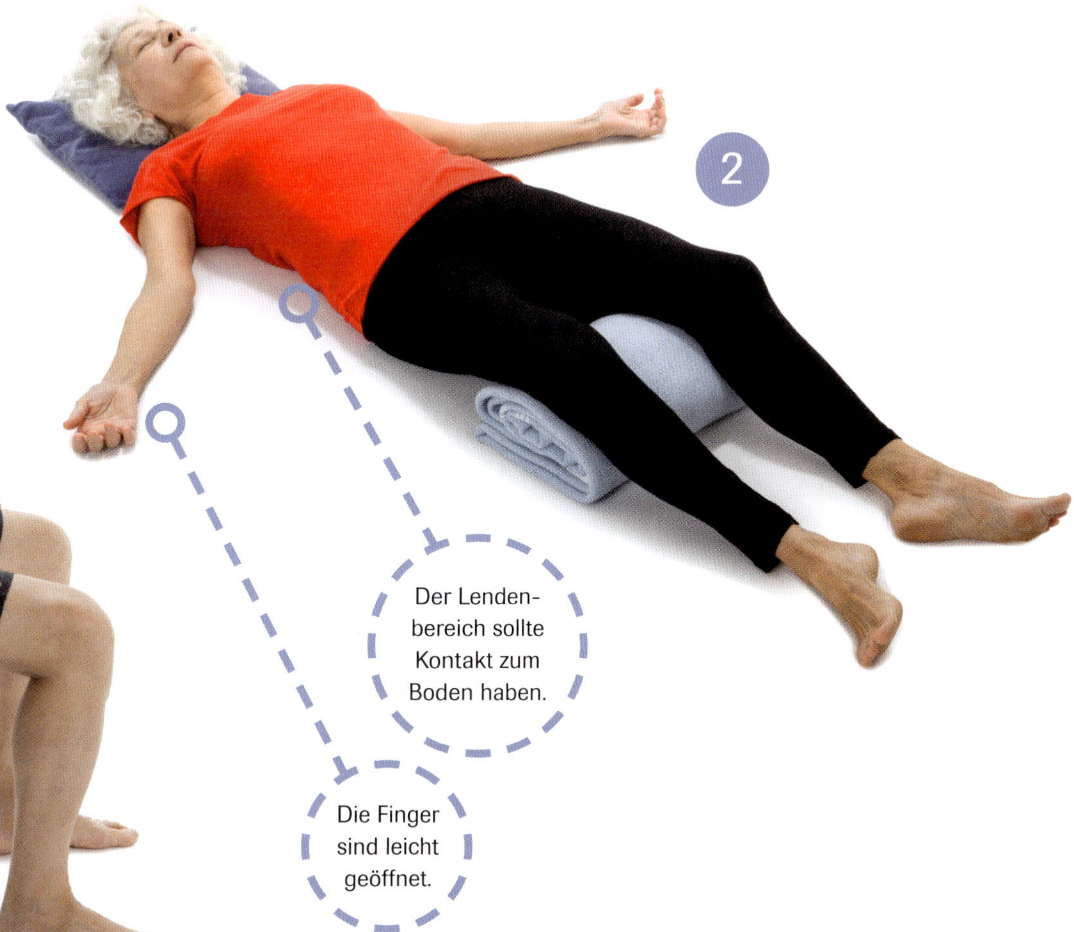

AUSGANGSPOSITION

3. Auf dem Boden mit Unterstützung durch einen Stuhl

Falls die Stütze unter den Knien nicht ausreicht, damit sich der Rücken entspannen kann, können Sie einen Stuhl zu Hilfe nehmen.

- Legen Sie sich auf dem Boden in Rückenlage auf eine Matte oder Decke.
- Beugen Sie die leicht geöffneten Beine in den Knien und legen Sie die Waden auf der Sitzfläche eines nicht zu hohen Stuhls oder auf einem Hocker ab.
- Die Arme sind ein wenig vom Oberkörper abgespreizt, die Handflächen sind nach oben gedreht.
- Legen Sie ein Kissen oder eine Decke unter den Kopf.

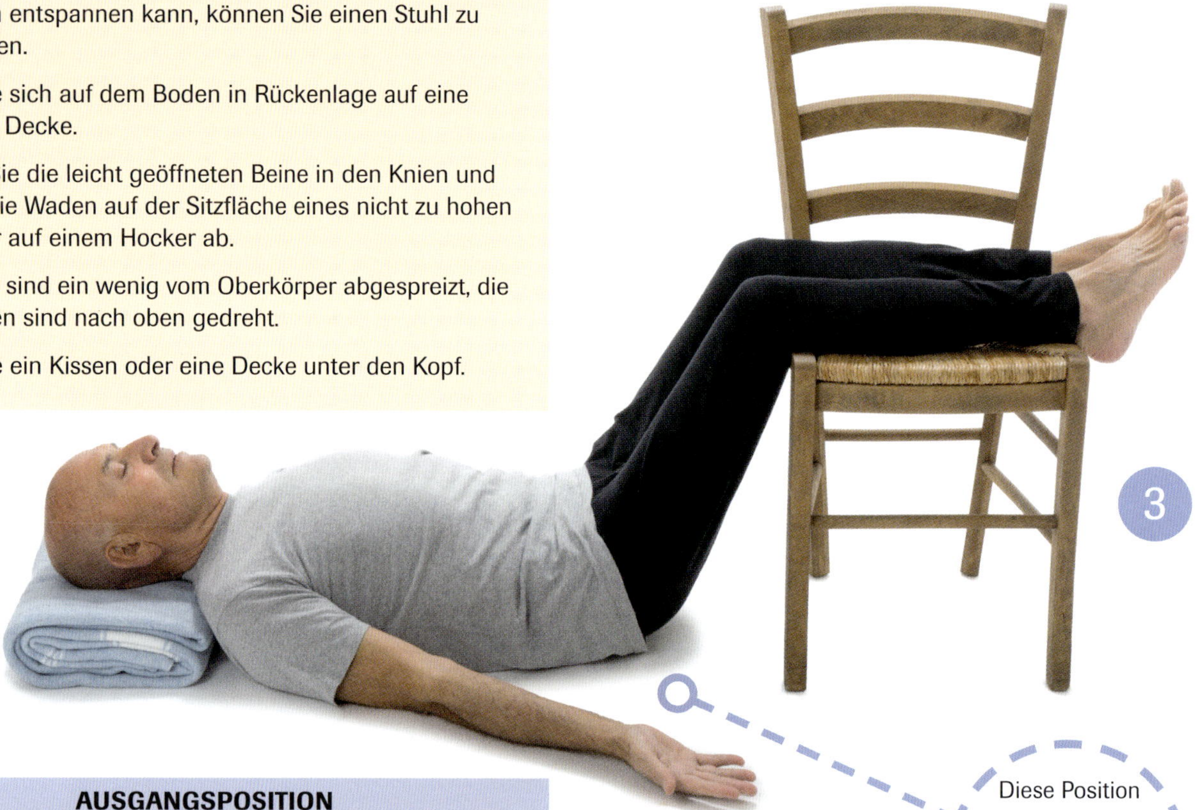

3

Diese Position stellt sicher, dass der Lendenbereich auf dem Boden ruht.

AUSGANGSPOSITION

4. In Seitenlage auf dem Boden oder im Bett

Falls Sie nicht ausgestreckt auf dem Rücken liegen können oder diese Position Ihnen nicht bequem ist, können Sie sich auch auf der Seite liegend entspannen.

- Legen Sie sich auf dem Boden in Seitenlage auf eine Matte oder Decke beziehungsweise auf ein Bett und winkeln Sie die Beine an.
- Legen Sie ein Kissen oder eine gefaltete Decke unter den Kopf.
- Legen Sie ein Kissen zwischen Ihre Knie.

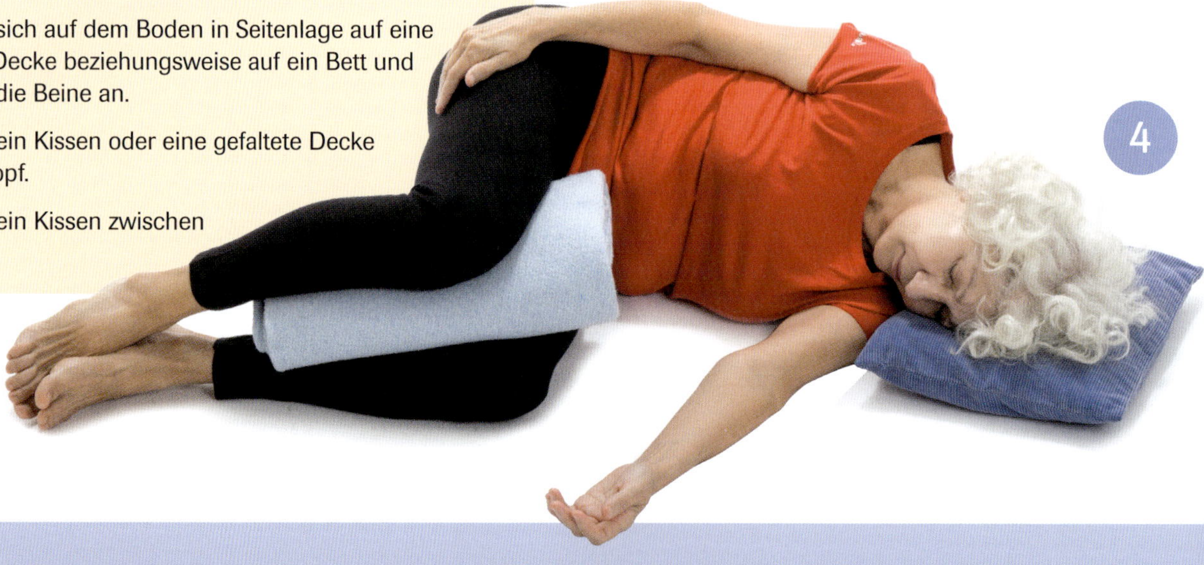

4

TECHNIK

- Schließen Sie die Augen.
- Beobachten Sie Ihre Atmung: die durch die Nasenlöcher ein- und ausströmende Luft und die rhythmische Bewegung des Bauches.
- Nehmen Sie bewusst den Augenblick, den Ort und Ihren eigenen Körper wahr.
- Reisen Sie im Geiste durch die verschiedenen Bereiche des Körpers – ohne Eile, einzeln nacheinander. Spüren Sie diese Bereiche und helfen Sie ihnen, sich zu entspannen:

  Konzentrieren Sie Ihre Aufmerksamkeit zuerst auf den rechten Fuß, nehmen Sie ihn wahr und lassen Sie ihn los. Dasselbe machen Sie danach mit ihrem rechten Fußknöchel, mit der Wade, dem Knie und dem Oberschenkelmuskel.

  Danach wiederholen Sie diese Vorgehensweise mit dem linken Bein und Fuß.

  Richten Sie anschließend Ihre Aufmerksamkeit auf die rechte Hand und helfen Sie ihr, die Finger und die Hand loszulassen und zu entspannen. Fahren Sie dann mit der Lockerung des Handgelenks fort, bevor Sie mit dem rechten Unterarm, dem Ellbogen, dem Oberarm und der Schulter weitermachen.

  Danach wiederholen Sie diese Vorgehensweise mit der linken Hand und dem linken Arm.

  Lassen Sie dann Ihre Aufmerksamkeit zum Oberkörper wandern und entspannen Sie den Beckenboden.

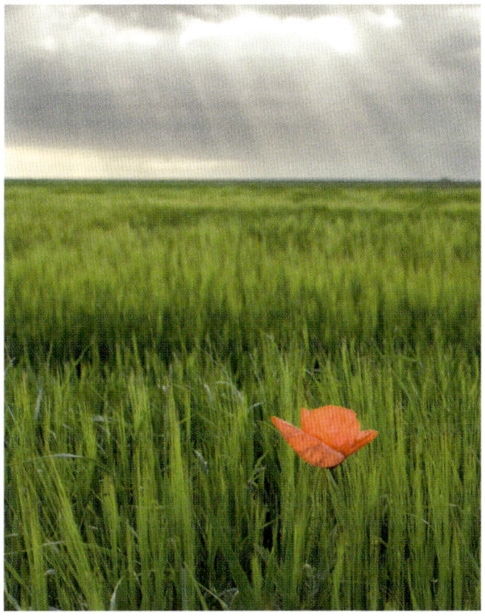

Stellen Sie sich mit geschlossenen Augen eine grüne Wiese oder die glatte Oberfläche eines Sees vor – das kann helfen, den Geist zu entspannen.

  Danach lassen Sie das Gesäß los, die Hüften, die Taille, den Bauch und den Brustkorb.

  Fahren Sie mit dem Rücken fort. Konzentrieren Sie Ihr Bewusstsein auf den Lendenbereich und entspannen Sie ihn. Dasselbe tun Sie anschließend mit dem mittleren und dem oberen Bereich Ihres Rückens.

  Zum Schluss lockern Sie den Kopf und das Gesicht: die Stirn, den Raum zwischen den Augenbrauen, die Augenlider, Nase, Jochbeine, Wangenknochen und Kinn. Die Lippen öffnen sich, und der Kiefer entspannt sich.

- Spüren Sie, wie sich der gesamte Körper entspannt.
- Bleiben Sie einige Minuten in der Stille und beobachten Sie Ihre langsame, ruhige Atmung.
- Stellen Sie sich einen ruhig daliegenden See vor, einen Sonnenuntergang oder irgendeine andere Szene, die beruhigend wirkt und zum Entspannen einlädt.
- Wenn Sie fertig sind, sollten Sie nicht abrupt aufstehen. Es empfiehlt sich, nach und nach Hände, Füße und Kopf zu bewegen und erst zum Schluss die Augen zu öffnen.

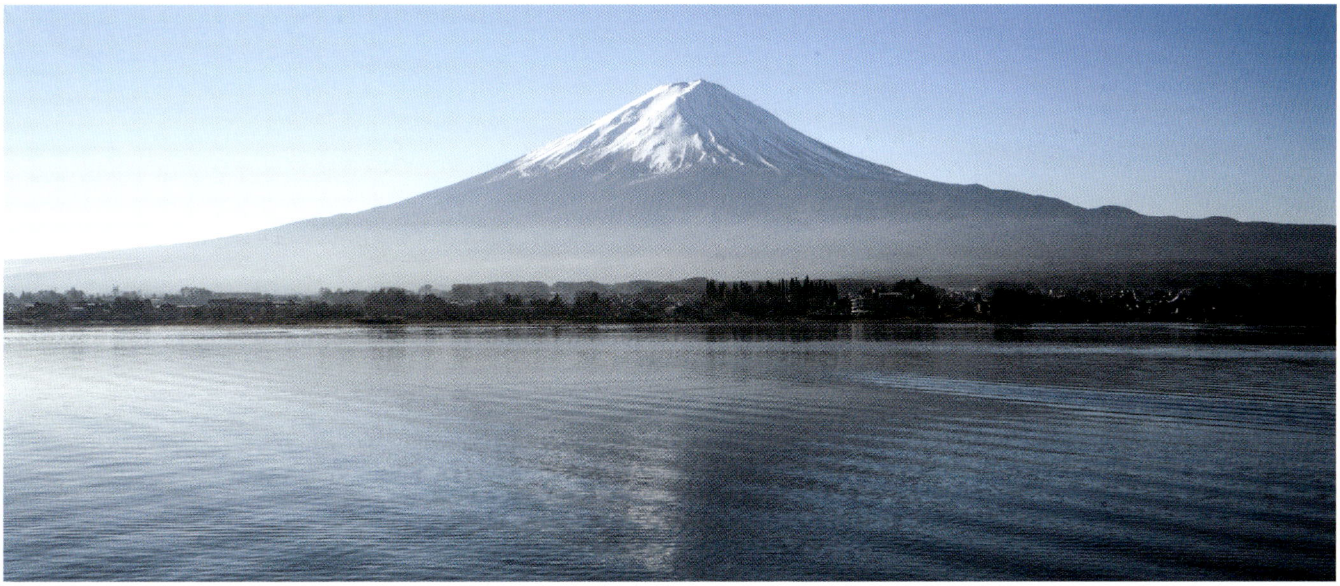

Der Schlaf

Schlaf ist ein Grundbedürfnis und für die Gesundheit von entscheidender Bedeutung. Der Mensch muss sich ausruhen und schlafen, um wieder Energie zu tanken und für das Wohlbefinden seines Organismus zu sorgen. Das Schlafbedürfnis ist individuell unterschiedlich: Manchen Menschen reichen sechs Stunden Schlaf pro Nacht, während andere bis zu zehn Stunden brauchen; doch im Allgemeinen garantieren acht Stunden täglich eine gute Erholung. Darüber hinaus gelten für jede Altersgruppe andere Regeln. Im Laufe des Lebens verändern sich auch die Schlafgewohnheiten. So brauchen ältere Menschen weniger Schlaf und wachen häufiger auf.

Der Schlaf besteht aus mehreren Phasen. Zu Beginn ist er leicht und wird allmählich tiefer, sodass die Hirnströme langsamer werden, bis die tiefste und erholsamste Schlafphase erreicht ist, aus der man nicht so leicht erwacht. Daran schließt sich eine Phase an, in der das Gehirn wieder aktiv ist: der REM-Schlaf, der durch schnelle Augenbewegungen gekennzeichnet ist, da in dieser Phase die meisten Träume stattfinden. Diese Phase dient dem Abbau von Spannungen und Alltagssorgen durch Traumbilder. Durch den Schlaf schickt das Unterbewusstsein uns Botschaften, die als Hinweise hilfreich sein können.

Ein älterer Mensch hat weniger REM- und tiefe Schlafphasen, die für die mentale Entspannung erforderlich sind. Diesen erholsameren Schlaf können Sie mithilfe einer Reihe von Empfehlungen begünstigen.

WIE SIE ERHOLSAMER SCHLAFEN

- Sorgen Sie für eine passende Umgebung: gelüftet, ruhig und dunkel.
- Verwenden Sie eine gute Matratze, die weder zu hart noch zu weich ist, und decken Sie sich mit einer Decke aus wärmendem, aber leichtem Material zu.
- Suchen Sie eine bequeme Position. Es ist nicht ratsam, in Bauchlage zu schlafen, da das insbesondere im Lenden- und Halsbereich Beschwerden verursachen kann. Auch die Rückenlage empfiehlt sich nur, wenn Sie sich eine Stütze unter die Knie legen. Ideal ist es, auf der Seite liegend zu schlafen, damit sich der Körper erholen kann.
- Nehmen Sie ein leichtes Abendessen zu sich, ohne Koffein und Reizmittel.
- Sorgen Sie dafür, dass die Momente vor dem Zubettgehen ruhig und angenehm sind. Lesen Sie ein inspirierendes Buch, hören Sie entspannende Musik oder machen Sie einige einfache Dehnübungen, um für Ruhe und Stille zu sorgen.

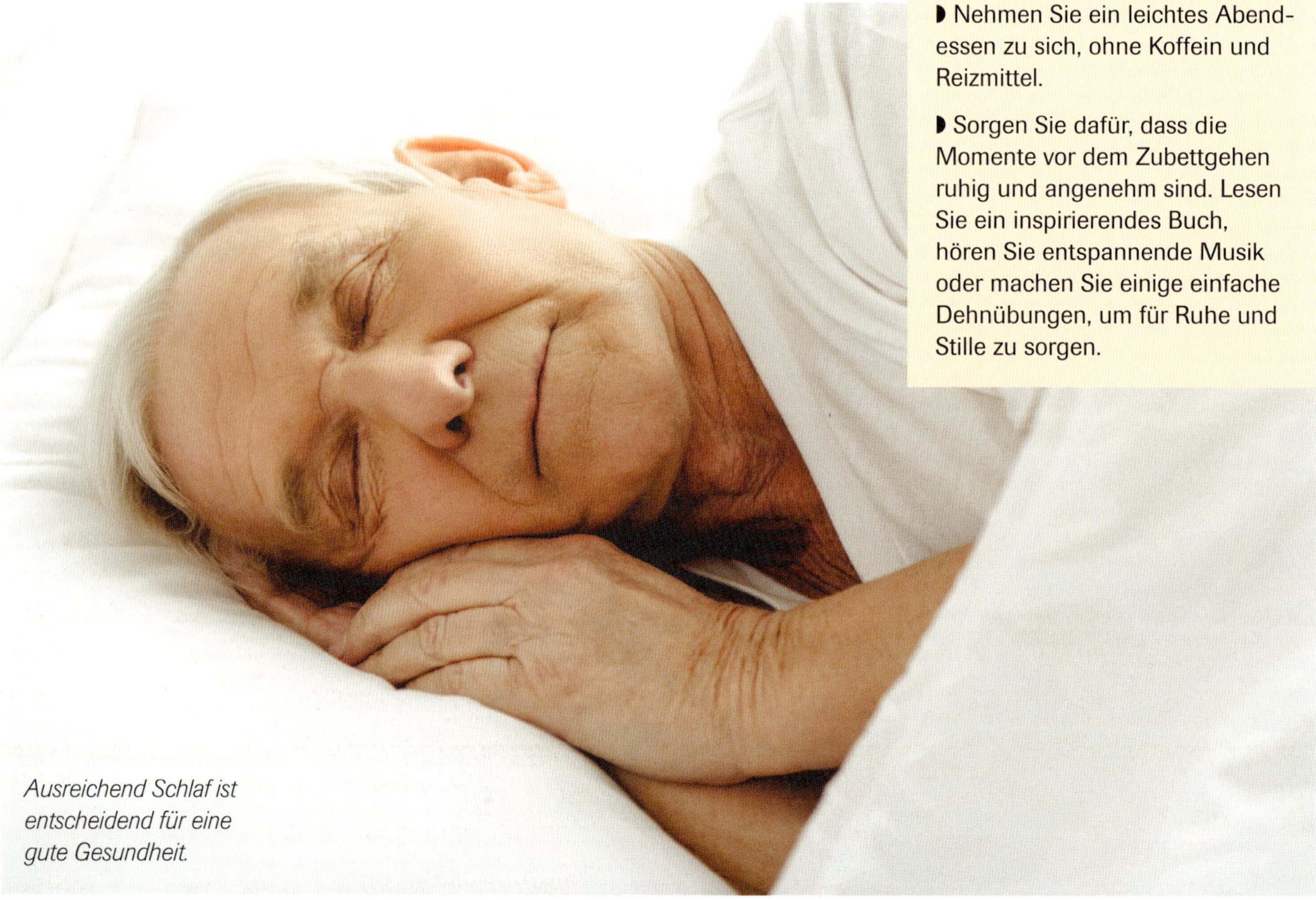

Ausreichend Schlaf ist entscheidend für eine gute Gesundheit.

Kontakt mit der Natur

Zeit unter freiem Himmel zu verbringen, ist wichtig für eine gute Gesundheit von Körper und Geist – insbesondere an Orten mit reiner Luft und direktem Kontakt mit der Natur. Besonders empfehlenswert ist das für Menschen, die in der Stadt leben.

Die Natur bietet eine Vielfalt an Elementen, um Energie zu tanken, das Immunsystem anzuregen, die Abwehrkräfte zu stärken und Glückshormone (Endorphine) freizusetzen.

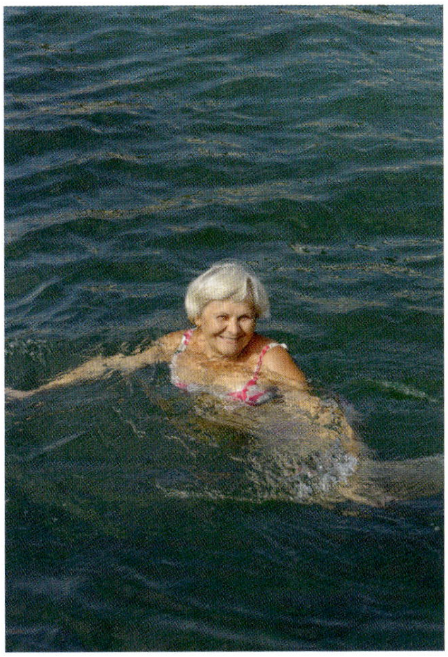

Ein Bad im Meer hat zahlreiche Vorteile, wirkt reinigend und beruhigend.

WOHLTUENDE AKTIVITÄTEN IN DER NATUR

- Barfuß-Spaziergänge im Sand, über Gras oder Erde
- Sonnenbäder
- Bäder im Meer, in Flüssen oder Seen
- Der Kontakt mit Bäumen, in ihrem Schatten ausruhen, im Wald spazieren gehen
- Den Sternenhimmel, den Horizont, Sonnenauf- und -untergänge oder die Landschaft beobachten
- Den Wind im Gesicht spüren
- Verschiedene Klänge hören
- Verschiedene Gerüche wahrnehmen
- Wanderungen und Bergtouren unternehmen
- Entspannt Ruhe und Stille genießen

Der Kontakt mit Bäumen ist gesund für Körper und Geist, entspannt und liefert Energie.

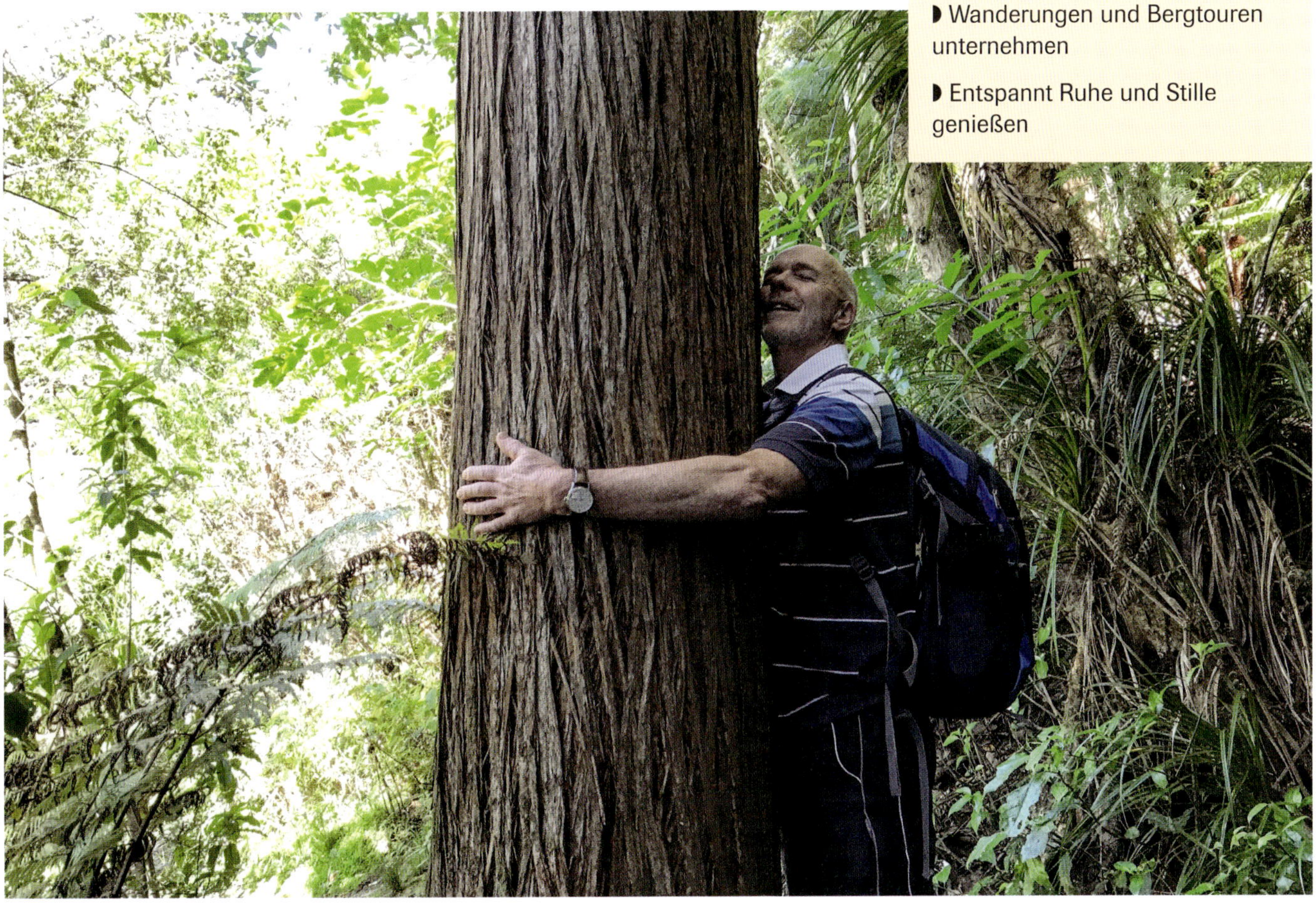

Freizeit und soziale Kontakte

Wenn Menschen ins Seniorenalter kommen, das Arbeitsleben beenden und weniger familiäre Verpflichtungen haben, verfügen sie über mehr freie Zeit. Damit kann man auf unterschiedliche Weise umgehen – je nach Gewohnheiten und persönlichem Lebensstil. Befriedigende Freizeitaktivitäten verhelfen zu mehr Optimismus und Freude als einfacher Zeitvertreib, der lediglich dazu dient, die Stunden zu füllen. Es gibt eine Vielzahl von Hobbys und Optionen, die an die Bedürfnisse und individuellen Vorlieben angepasst werden können. Und es ist nie zu spät, eine neue Freizeitbeschäftigung zu erlernen oder wiederaufzunehmen, falls man sie zwischenzeitlich eingestellt hatte.

Einige dieser Tätigkeiten können alleine durchgeführt werden, für andere braucht man eine Gruppe. Letzteres ist ein Vorteil, da es dadurch zu Treffen mit anderen Menschen kommt und die persönlichen Kontakte gepflegt werden.

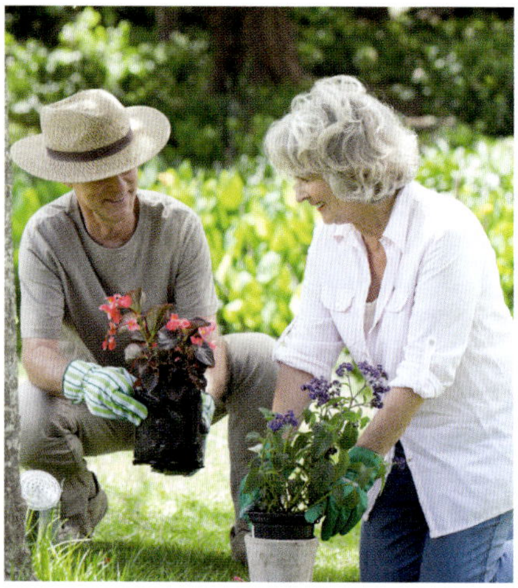

Gartenarbeit baut Spannungen und Stress ab und verbessert zugleich das körperliche Wohlbefinden.

BEISPIELE FÜR FREIZEITAKTIVITÄTEN

- Künstlerische Tätigkeiten: Malen, Zeichnen, Bildhauerei, Töpfern, Intarsienarbeiten, Drucktechniken, Nähen, Stricken und andere Handarbeiten; Musik, Gesang, Tanz, Theater
- Gymnastik, Yoga, Qigong, Tai-Chi, Massage
- Lesen, Schreiben
- Informatik, Fotografie
- Gartenarbeit, Gemüseanbau, Kochen
- Gesellschaftsspiele
- Sprachen
- Kulturveranstaltungen, Vorträge, Kino, Ausflüge, Reisen

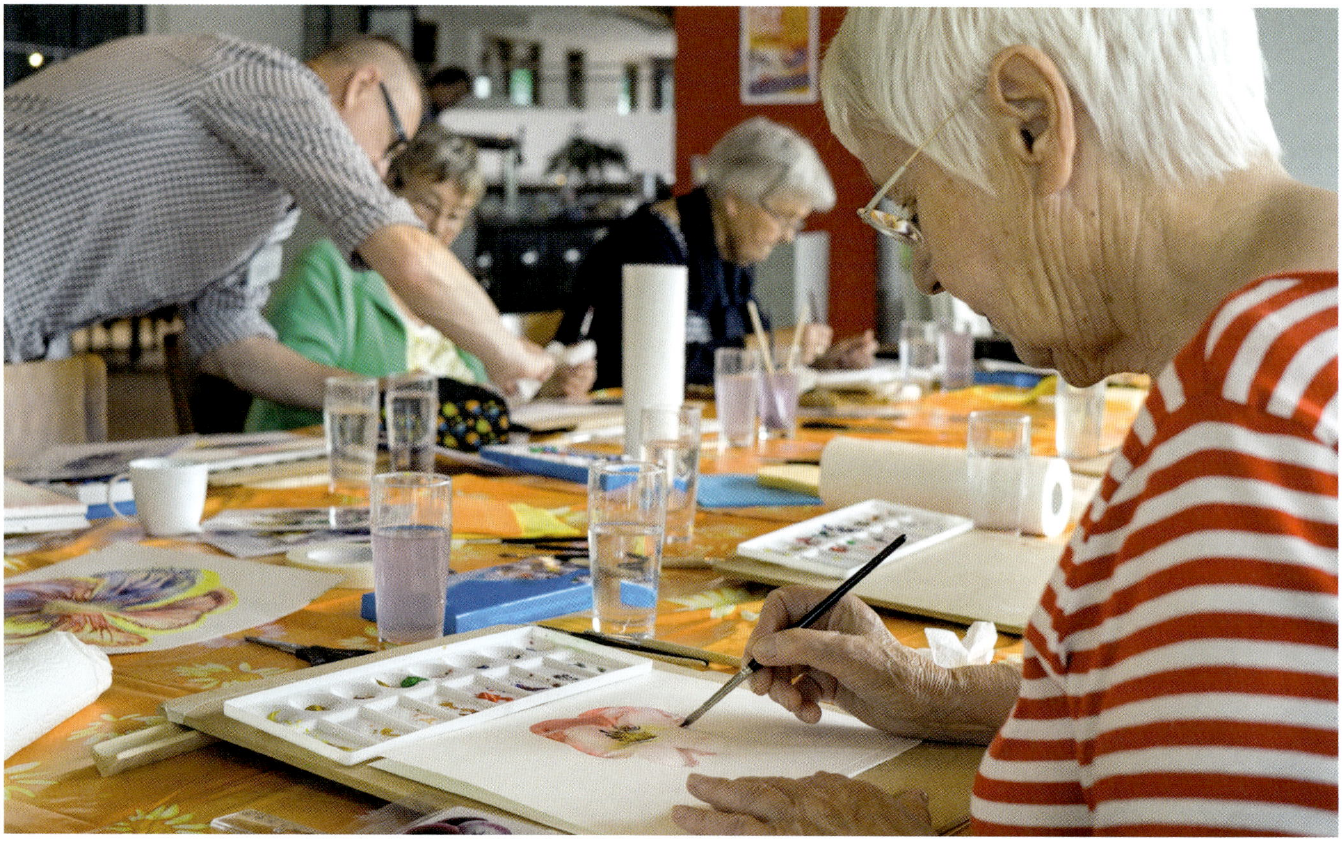

Es ist nie zu spät, mit dem Lernen zu beginnen.

Der Mensch ist ein soziales Wesen, der Austausch untereinander ist unerlässlich für eine gute Gesundheit. Ohne andere Menschen ist ein erfülltes Leben nicht möglich. Wer also seine persönlichen Beziehungen fördert, statt isoliert und einsam zu leben, beugt Freudlosigkeit, Ängsten und Depressionen vor.

Im höheren Alter können soziale Kontakte befriedigender sein als je zuvor. Wer das Glück hat, alte Freundschaften gepflegt zu haben, kann sich an tiefer Verbundenheit und Zuneigung erfreuen. Andernfalls ist dies der Augenblick, um neue Menschen kennenzulernen, ohne zu große Erwartungen oder Ansprüche, mit der Gelassenheit und Ruhe der Reife. Auf diese Weise werden authentische und erfüllende Begegnungen ermöglicht.

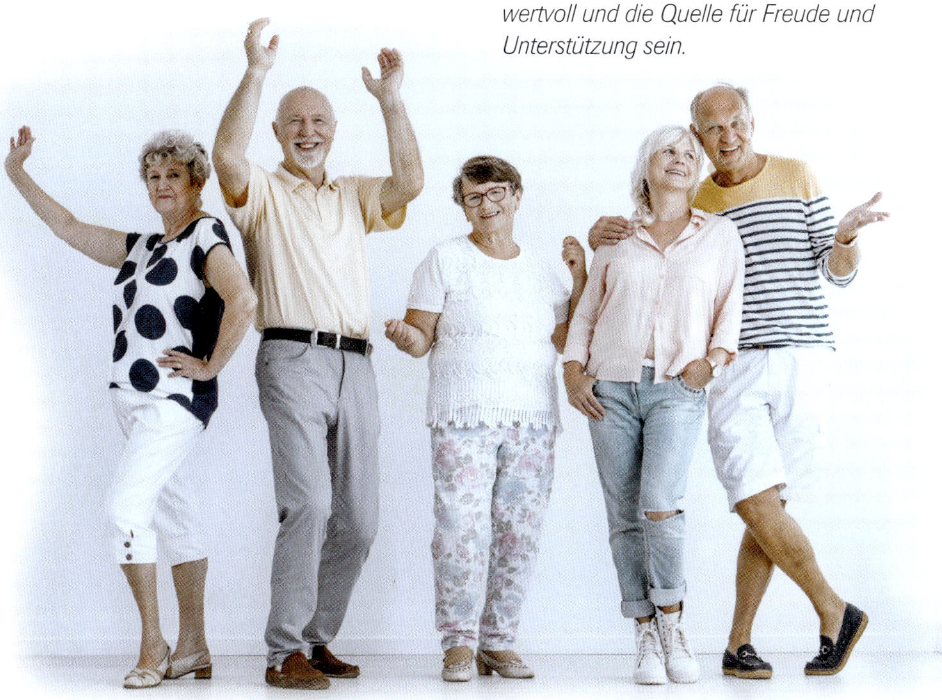

Persönliche Beziehungen können wertvoll und die Quelle für Freude und Unterstützung sein.

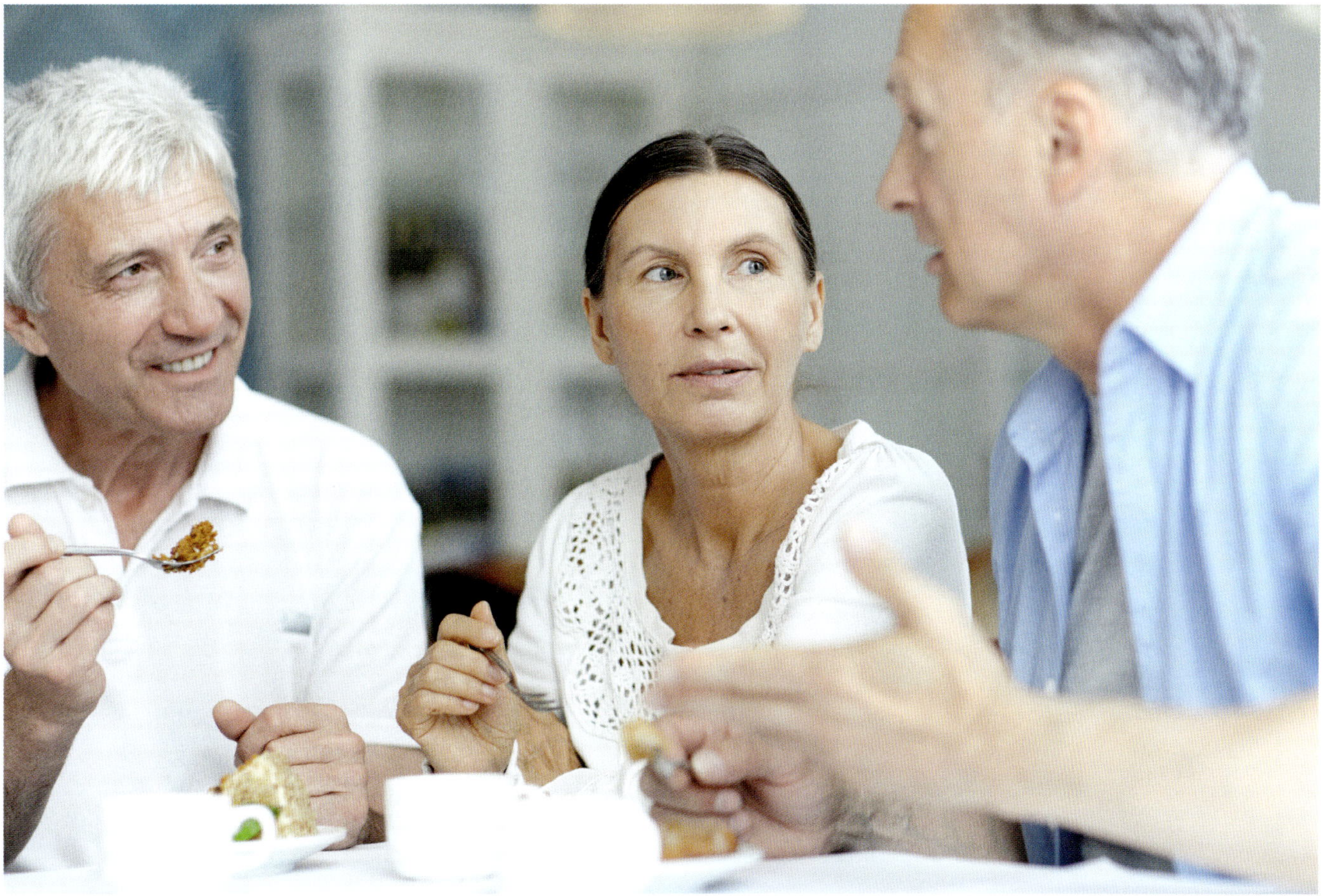

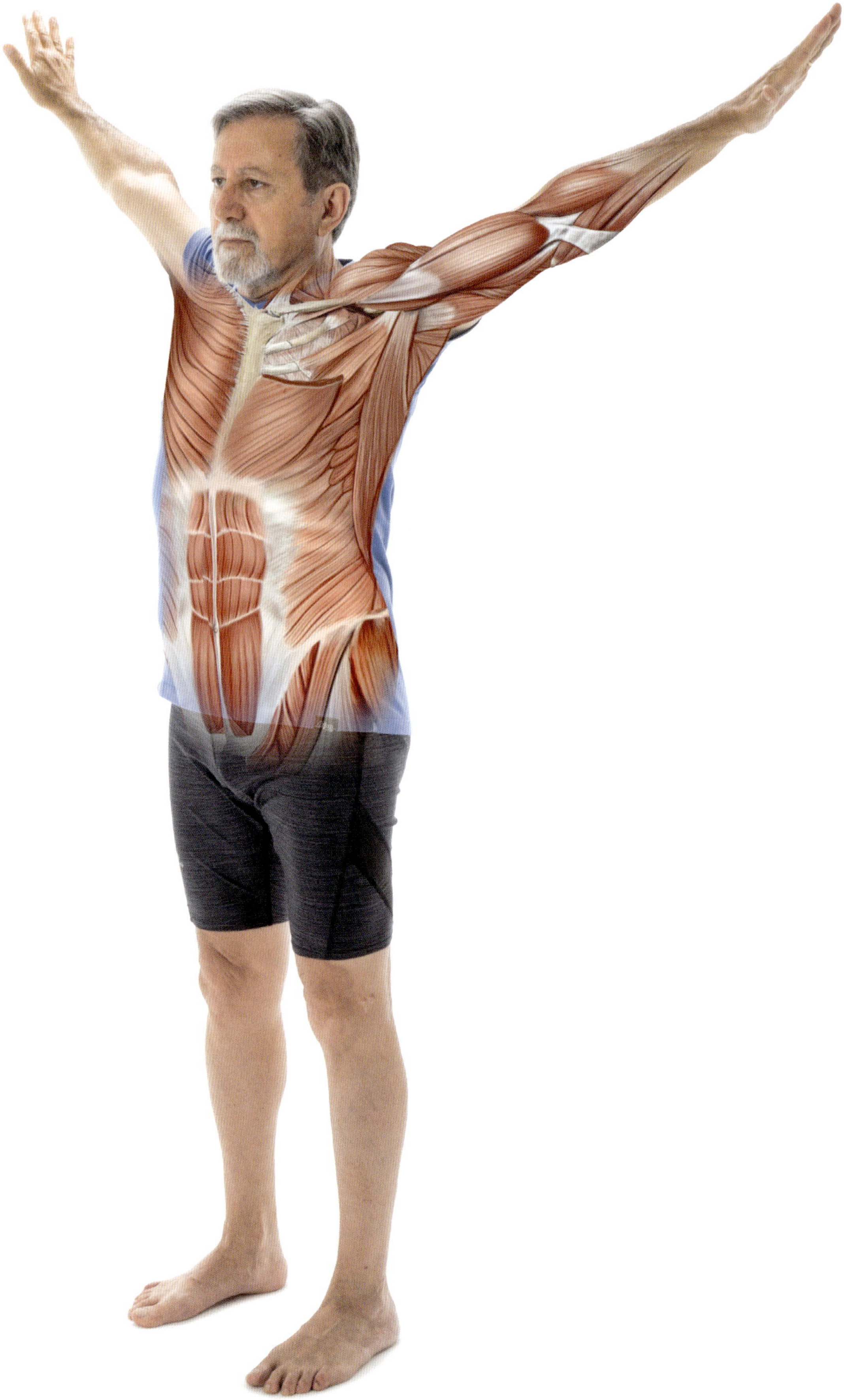

Danksagung

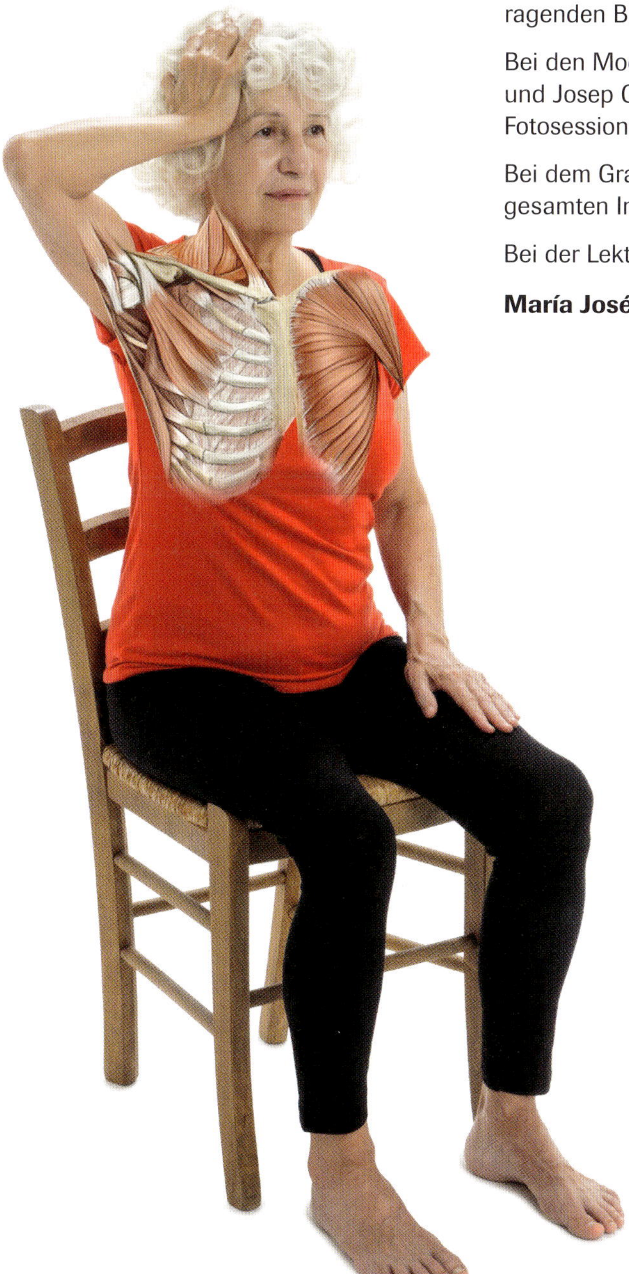

Ich bedanke mich bei allen Menschen, die dieses Buch ermöglicht haben:

Bei der Verlegerin María Fernanda Canal für ihre geduldige Koordination und ihre Ratschläge.

Bei der Physiotherapeutin Núria Coral Ferrer für ihre sorgfältige Arbeit im Anatomieteil.

Bei der Illustratorin Myriam Ferrón für ihre schönen Zeichnungen.

Bei den Fotografen Sergi Oriola und Joan Soto für ihre hervorragenden Bilder.

Bei den Modellen Andreu Muñiz, Victoria Morales, Lina Mariño und Josep Gallardo für ihre Beteiligung und Geduld bei den Fotosessions.

Bei dem Grafikdesigner Toni Inglès für sein Geschick, den gesamten Inhalt dieses Buches attraktiv darzustellen.

Bei der Lektorin Roser Pérez für das Aufpolieren des Inhalts.

María José Portal

Gesund und beweglich bis ins hohe Alter

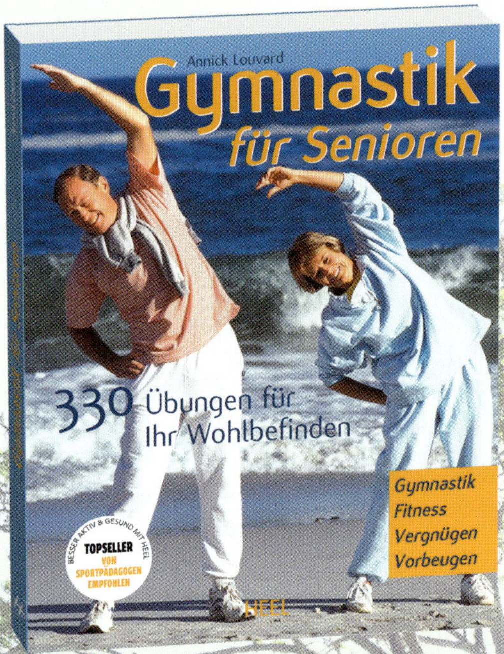

160 Seiten, 450 Abbildungen,
165 x 210 mm, Softcover
ISBN 978-389880-565-0
€ 18,00

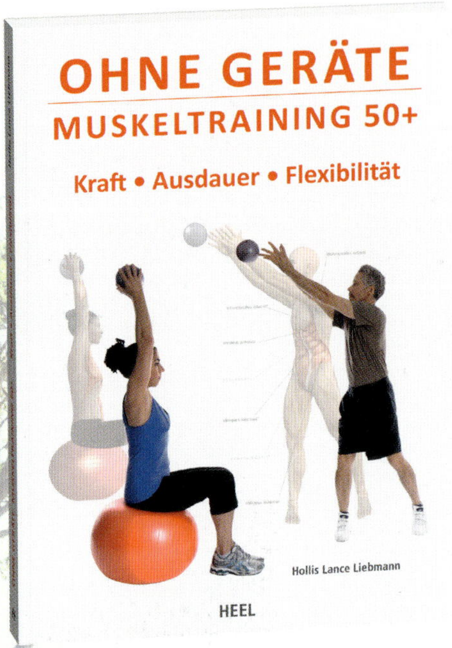

160 Seiten, zahlreiche Farbfotos und
Illustrationen, 215 x 270 mm, Softcover
ISBN 978-3-86852-920-3
€ 19,99

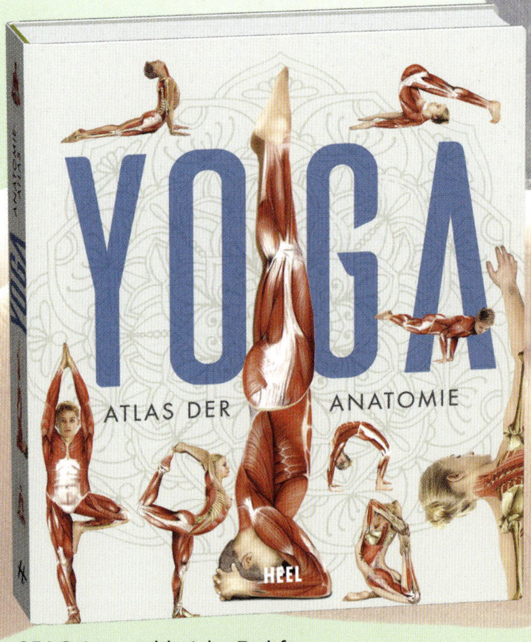

256 Seiten, zahlreiche Farbfotos,
225 x 260 mm, Hardcover,
ISBN: 978-3-96664-384-9
€ 24,99

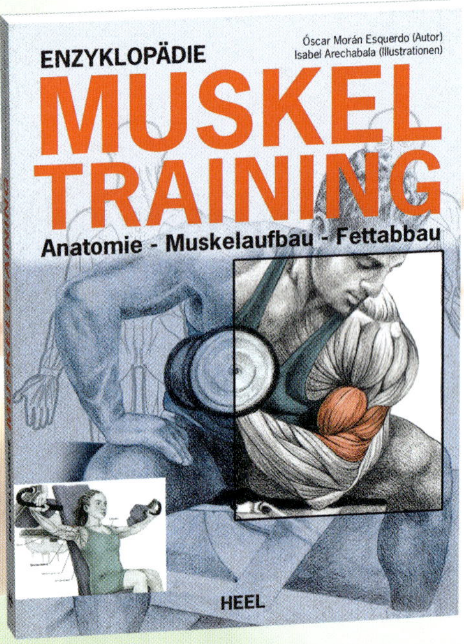

336 Seiten, zahlreiche farbige
Illustrationen, 210 x 295 mm, Softcover
ISBN 978-3-86852-123-8
€ 35,-

Unser komplettes Programm erhalten Sie in jeder Buchhandlung und im Internet unter www.heel-verlag.de